_____ 님께 드립니다.

빠른 쾌유를 기원합니다!

위암 수술 후 식사 가이드

위 절제 환자의 빠른 회복을 위한

위암 수술 후 식사 가이드

**연세 세브란스병원 위암클리닉,
연세 세브란스병원 영양팀,
CJ프레시웨이** 지음

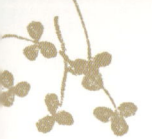

머리말

한국인의 암 통계자료를 보면 암 발생률 부동의 1위는 바로 위암입니다. 그만큼 위암은 한국인에게 있어 매우 위험한 질병입니다. 위는 우리 몸에서 음식물을 저장하고 소화시키는 매우 중요한 기관입니다. 사람이 생명을 유지하기 위해서는 반드시 음식을 먹어야 하고, 섭취한 음식을 잘 소화시키는 것만큼 건강에 있어 중요한 것도 없습니다. 이처럼 우리 몸에서 중요한 위에 암이 발생한다면 건강은 물론 생명에까지 큰 위협을 받을 수 있습니다. 그나마 다행인 점은 최근 들어 조기 검진의 영향으로 비교적 빠르게 위암을 발견할 수 있고, 의료의 발달로 완치율 또한 점점 높아지고 있다는 점입니다.

위암 치료의 가장 확실한 방법은 수술입니다. 즉, 암세포가 퍼져있는 위의 일부 또는 전체를 절제하고, 경우에 따라서는 항암 치료도 병행하게 됩니다. 그러나 이러한 과정을 거치면서 환자와 보호자분들은 먹는 것에 대한 두려움과 고통을 겪게 됩니다. 입원해 있는 동안에는 병원에서 식사를 제공받기 때문에 병원에 의지를 하지만, 막상 퇴원을 하고 가정으로 돌아간 후에는 먹는 것과의 전쟁이 시작됩니다. 어떤 음식을 먹어야 할지 말아야 할지, 어떻게 조리해서 먹어야 할지, 얼마큼 먹어야 할지 등 먹는 것 자체가 두려움이자 스트레스가 되는 경우가 허다합니다. 그러다 조금만 더 먹거나 잘못 먹으면 식후 이상 증상이 나타나면서 몸도 괴로워지고 먹은 것에 대해 후회하게 됩니다.

또 식욕은 왜 이렇게 없는지요. 수술 전 생각만 하면 충분히 먹을 수 있는 음식도 수술 후에는 도무지 입맛이 당기질 않습니다. 그러니 위암 수술을 받은 환자들의 가족들은 모두 죄인이 된 심정입니다. 물론 퇴원 전에 병원에서 올바른 식생활에 대해 충분히 교육을 받지만, 막상 일상으로 돌아가면 모든 것이 새롭고 고민이 된다고 합니다. 게다가 주변에서 이게 좋다, 저게 좋다 하면서 권유하는 건강보조식품들도 고민을 가중시킵니다. 그러다가 검증되지 않은 식품을 하나 둘씩 먹다 보면 정작 정상적인 식사는 못하게 되고, 결국 체중은 점점 더 빠지고 체력도 고갈되면서 암 때문이 아니라 굶어 죽을 것 같다고 호소하는 분들도 많습니다. 이러한 모든 문제들은 결국 퇴원 후 어떻게 생활할지에 대한 올바르고 신뢰할 만한 정보가 없기 때문에 비롯된 것입니다.

  이 책은 이러한 분들에게 도움을 드리고자 만들었습니다. 저희 위암클리닉에서 수술을 받고 입원 기간 동안에는 잘 적응했다가도, 퇴원 후 많은 고통을 겪는 환자분들을 수없이 봐왔습니다. 그럴 때마다 저희들의 마음도 편치 않았고, 그분들의 고통을 누구보다 잘 알기에 어떻게 하면 도움을 드릴 수 있을까 많은 고민을

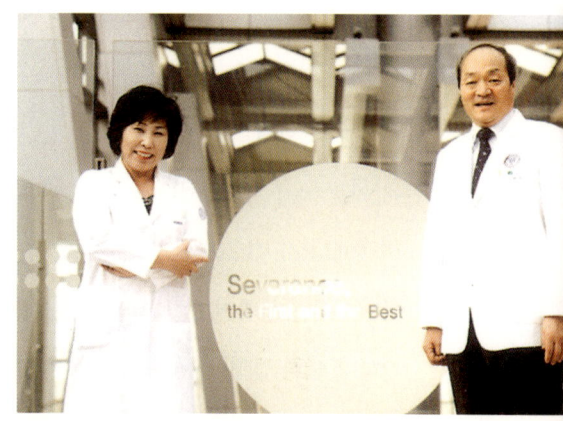

해왔습니다. 그러한 고민 끝에 세브란스병원 위암클리닉과 세브란스병원 영양팀 그리고 CJ 프레시웨이 메뉴팀이 합심하여 그 해결책을 마련하였습니다.

  이 책에는 위암 치료에 대한 의학적 정보와 수술 후에 겪게 되는 여러 가지 영양적 문제에 대한 적응 방법을 자세하게 다루었습니다. 특히 수술 후 회복 단계를 4단계로 구분하여 각 단계별로 환자의 상태에 따라 먹을 수 있는 음식을 소개하였습니다. 개개인별로 치료 범위나 회복 정도에 따라 차이가 있을 수는 있지만, 가급적 저희가 각 단계별로 제시한 음식을 조금씩 시도해 보시기 바랍니다. 그동안의 경험과 연구를 바탕으로 수술 후 환자에게 가장 적합한 메뉴들을 개발하였고, 의료진과 환자들을 대상으로 한 시연회를 통해 의학적 검증을 거치면서 여러 가지 문제점들을 보완하여 완성하였습니다.

  저희들이 이 책을 통해 제시하는 올바른 식생활 방법과 정보들이 환자분들과 가족들에게 조금이나마 힘이 되기를 희망합니다. 아울러 포기하거나 낙심하지 말고, 매 시간 좋아지고 있음을 믿으시길 바랍니다.

연세 세브란스병원 위암클리닉센터 소장 노성훈
연세 세브란스병원 영양팀장 김형미

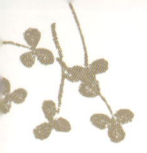

머리말

암 중에 가장 발병률이 높은 것이 위암이라고 합니다. 그리고 위암 환자 중 많은 분들이 치료를 위해 위절제술을 받습니다. 큰 고통을 감수한 선택이었고 잘 이겨냈지만, 아쉽게도 그것이 끝이 아닙니다. 큰 수술을 받아 많이 쇠약해진 몸을 하루빨리 추스르기 위해 여러모로 노력해야 하고 그 후에도 건강관리에 각별히 신경을 써야 합니다.

이때 가장 중요한 것이 바로 '식생활'입니다. 한 마디로 잘 먹어야 합니다. 그런데 여기서 아이러니한 상황이 발생합니다. 음식을 소화하는 데 결정적인 역할을 하는 위가 작아진 상태이다 보니 덤핑증후군이 자주 발생하고, 그 때문에 음식을 먹는 것 자체를 두려워해 회복은커녕 심각한 체중 감소와 영양실조에 걸려 건강의 악순환이 일어나는 것입니다.

하지만 위 절제 후 올바른 식생활에 대해 근본적으로 이해하고, 구체적인 정보를 바탕으로 실제 식생활에서 조금 더 유의하면, 그런 문제들은 어느 정도 해결할 수 있습니다. 예를 들어 위 절제 후 환자들이 평생 미음이나 죽만 먹어야 하는 것은 아닙니다. 반대로 아직 몸 안에서 준비가 되어 있지 않은 환자에게 일반 음식을 주었다가는 괜한 음식 거부감만 불러일으킬 수 있습니다. 따라서 위 절제 후 환자 식단은 수술 직후 2~3일 단계부터 평균 3개월 정도 걸리는 회복 후 단계까지 '미음→죽→된죽→진밥'으로 표현하는 총 4단계에 걸쳐 달리 제공하고, 그 이후에는 조심스레 일반 식사를 할 수 있도록 한다면 큰 문제가 없습니다.

이 책에서는 위 절제 후 환자들의 몸 상태와 그에 따른 구체적인 식생활에 대해 자세히 다루었습니다. 특히 수술 후 환자들의 회복 단계별로 올바른 식습관은 물론 실생활에서 쉽게 조리해 먹을 수 있는 요리 레시피도 수록해 놓았습니다. 본 메뉴는 세브란스병원 위암클리닉과 세브란스병원 영양팀 그리고 저희 CJ프레시웨이의 전문가들이 '위 절제 후 환자'들만을 위해 개발한 메뉴 중에서 총 80가지의 맞춤 메뉴를 엄선한 것입니다. 저희가 소개하는 이 메뉴가 충분한 영양소를 섭취하지 못할 뿐 아니라 환자의 식욕까지 떨어트려 문제가 될 수 있는 점들을 보완할 수 있는 좋은 팁이 될 것이라 생각합니다.

식품 및 음식과 관련된 일을 하면서 제대로 된 식생활이 인간의 신체적 건강뿐 아니라 정신적 건강에도 얼마나 중요한 것인가를 많이 깨닫게 됩니다. 특히 건강을 회복해야 하는 환자분들의 식단 가이드를 연구하면서 음식의 '가능성'에 대한 확신도 점점 커지고 있습니다. 아무쪼록 이 책이 위 절제 후 음식 때문에 고생하고 걱정하는 많은 환자분들과 보호자분들에게 듬직한 친구이자 실제로 도움과 희망을 주는 가이드라인이 되었으면 하는 바람입니다.

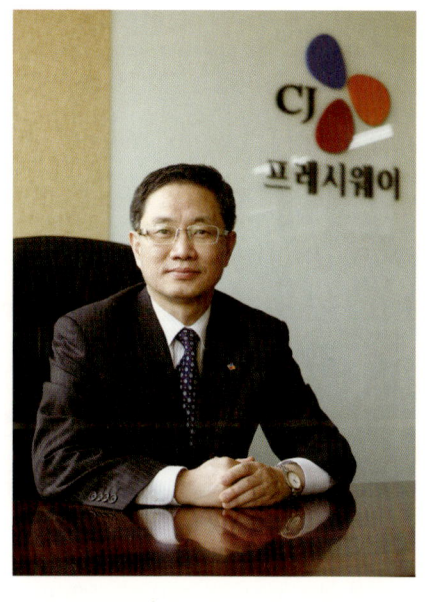

마지막으로 이 책의 출간을 위해 애써주신 세브란스병원 위암클리닉과 세브란스병원 영양팀에게 진심으로 감사의 말씀 드립니다. 이 분들의 노고가 환자분들에게는 희망으로 거듭나길 바랍니다. 그리고 지금 이 순간에도 열심히 병마와 싸우고 있는 인간 승리의 주인공인 환자분들과 이 세상에서 가장 큰 사랑을 보여주고 계신 보호자분들께 무한한 존경의 박수와 힘찬 응원을 보냅니다. 꼭 완쾌하십시오.

CJ프레시웨이 대표이사 박승환

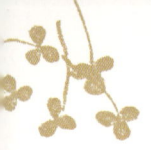

격려사

최근 세브란스병원은 국제의료기관 인증평가기관(JCI)으로부터 국내 최초로 모든 진료 과정이 국제적 표준이라는 인증을 받았습니다. 이러한 과정을 통하여 보다 더 '환자 중심의 병원'이 되기 위하여 모든 교직원이 노력을 다하고 있습니다.

세브란스병원 위암클리닉은 위암 치료 분야의 임상과 연구 부분에서 세계적 수준에 서 있습니다. 위암 수술에 로봇 수술 등 새로운 방법을 세계에 지도하고 있습니다. 또한 새로운 치료 방법을 개발하기 위하여 미국의 MD앤더슨 병원과도 서로 협력하여 연구를 하고 있고, 5년 생존율을 비롯한 치료 성적이 최고의 결과를 나타내고 있습니다. 뿐만 아니라 암 환자의 삶의 질을 향상시키기 위한 새로운 지평을 마련하고 있습니다.

이러한 노력의 일환으로 세브란스병원 위암클리닉에서 세브란스병원 영양팀의 실제적 전문 지식과 경험을 바탕으로 CJ프레시웨이와 협력하여 〈위암 수술 후 식사 가이드〉를 발간하게 됨을 진심으로 기쁘게 생각합니다.

위를 절제하게 되면 음식 섭취와 소화 기능에 문제가 발생하게 되고, 예전과 같은 식생활을 하기가 어려워집니다. 하지만 이럴 때일수록 잘 먹어야 빨리 회복될 수 있습니다. 물론 수술 전처럼 음식을 먹을 수는 없지만 회복 기간을 최대한 단축하기 위해서는 회복 초기 단계부터 계획적인 식사를 진행해야만 합니다. 그럼에도 대부분의 환자들이 퇴원 후 많은 시행착오를 겪습니다. 게다가 환자 본인은 물론 가족들까지 심적으로도 매우 힘들어하고 있습니다. 그러다 보면 절박한 심정으로 무분별한 비의학적 정보의 홍수 속에서 치료에 도움이 되지 않는 선택을 하기도 합니다.

병원에서는 위암 수술 입원 기간 동안에는 철저한 관리를 해드립니다. 그러나 환자분들은 퇴원 후 가정으로 돌아갔을 때의 식생활에 대해 많이 어려워하고 두려워합니다. 따라서 이러한 환자분들의 고통을 이해하고 치료 성과를 높이기 위해 위암 환자에게 적용할 수 있는 식사메뉴를 개발하고 책으로 발간하여, 환자분들이 퇴원 후에도 지속적으로 관리할 수 있도록 한 것은 진정으로 환자를 사랑하는 좋은 배려입니다.

위암 환자분들과 가족들이 암 치료 여정에서 겪게 되는 식사와 관련한 문제들을 이 책을 통하여 극복해 나가시길 바랍니다. 그러다 보면 어느 순간에 여러분은 '치유'라는 항구에 도착하게 될 것이고, '치유'의 여정에 이 책은 여러분에게 좋은 동반자가 되어 줄 것입니다. 여러분의 빠른 쾌유를 진심으로 하나님께 기원합니다.

바쁜 진료 및 업무 일정에도 책이 출간되기까지 애쓰신 세브란스병원 위암클리닉과 영양팀 그리고 CJ프레시웨이와 출판사에 진심으로 감사를 전합니다.

연세대학교 의료원장 이철

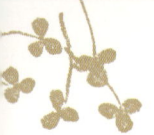

축사

먼저 위암으로 고통 받는 수많은 환자분들과 가족들을 위한 〈위암 수술 후 식사 가이드〉 출간을 축하드립니다. 아울러 그동안 수고하신 세브란스병원 위암클리닉과 세브란스병원 영양팀 그리고 CJ프레시웨이의 노고에 감사드립니다. 이 책의 출간 소식을 듣는 순간 환자분들과 가족들에게 정말 필요한 정보들이었는데 드디어 그분들께 내놓게 되었구나 하는 생각에 기쁨과 안도의 마음이 교차했습니다.

감기몸살 같은 비교적 가벼운 병만 앓아도 대부분의 사람들은 매우 고통스러워합니다. 더군다나 암을 진단받고 연이어 큰 수술을 받으면 육체적·정신적 고통은 이루 말할 수 없을 정도입니다. 특히 위암 환자분들의 경우 음식 섭취도 마음대로 되지 않아 삶에 대한 희망의 끈조차 놓고 싶은 절박한 심정을 경험하게 됩니다.

그동안 위암 환자분들의 경우 올바른 영양 섭취가 최대 문제였습니다. 대부분의 위암 환자분들이 위절제술을 고려하게 되고, 수술 후 빨리 회복하기 위해서는 충분한 식사가 무엇보다 중요한데도 말입니다. 하지만 혹시 탈이 날까 하는 두려움에 식사를 제대로 못하게 되고, 그 결과 식욕은 감퇴하고 몸무게가 줄어드는 등 여러 가지 문제에 시달리게 된 것입니다. 그리고 결국에는 영양 불량의 위험은 더욱 커지게 됩니다.

위암 환자분들의 이러한 문제에 대해 국내 어떤 의료 기관도 명쾌한 해답을 제시하지 못하고 있던 찰나에 세브란스병원 위암클리닉과 영양팀 그리고 CJ프레시웨이가 참으로 의미 있는 일을 해낸 것 같아 가슴이 뿌듯합니다.

부디 이 책이 위암 환자분들과 가족들에게 희망의 메시지를 전달해주기를 기원합니다. 아울러 이 책의 지침을 성실히 이행하여 하루 빨리 건강을 되찾길 진심으로 기도드립니다. 그리고 마지막으로 이 책이 출간되기까지 열과 성의를 다해 노력하신 세브란스병원 위암클리닉과 영양팀, CJ프레시웨이 여러분께 다시 한 번 감사의 말씀 드립니다.

세브란스병원 박용원

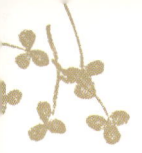

축사

우리나라 역사에서 오늘날과 같이 풍요로운 식단과 윤택한 생활을 즐길 수 있는 시기는 거의 없었습니다. 더구나 전 국민이 비만을 걱정하면서 다이어트와 운동을 하는 경우는 선례를 찾기 힘든 상황입니다. 그러나 이러한 풍요로움 속에서도 영양 불량을 진단받는 경우가 우리 주변에 매우 많다는 사실은 쉽게 이해가 가지 않을 것입니다.

현재 우리나라의 암 발생률은 급속도로 증가하여 인구 4명 중 1명이 암을 겪게 되고, 이들 중 상당수가 영양 불량으로 고생하게 됩니다. 특히 우리나라에서 가장 많이 발생하는 위암의 경우, 퇴원 후에도 지속적인 식사 관리가 필요합니다. 따라서 환자분들과 가족들은 퇴원 후에 더 불편하고 불안해합니다. 그러던 중에 위암 환자분들을 대상으로 식단을 안내하는 〈위암 수술 후 식사가이드〉가 출간된 것을 다행스럽게 생각합니다.

위암 환자분들은 부분적이든 전체적이든 위절제술을 받기도 하고 항암제 치료를 받기도 하므로, 식사를 제대로 하기란 여간 어려운 일이 아닙니다. 따라서 이분들에게는 식생활이 특히 더 중요합니다. 그러나 우리나라의 환자분들은 암 치료 중의 식단과 치료 종료 후 재발을 막기 위한 식단을 혼동할 뿐만 아니라 거꾸로 이행하기도 합니다. 또한 무조건 많은 양의 식사는 오히려 역효과를 유발할 수도 있음을 간과하는 경우가 많습니다.

이와 같이 정확한 정보가 부족한 시점에서 위암 환자분들의 회복 상태별로 맞춤식단을 소개하는 책이 출간됨은 시의적절하다고 생각합니다. 아무쪼록 이 책이 위암 환자분들의 위암 치료율을 높이고 부작용 발생을 감소시켜 국민건강의 발전에 공헌할 수 있기를 기대합니다.

마지막으로 이 책의 출간을 위해 많은 시간과 노력을 아낌없이 보내주신 세브란스병원 위암클리닉과 영양팀 그리고 CJ프레시웨이와 출판사에 진심으로 감사드립니다.

연세암센터 원장 정현철

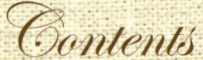

머리말 ····· 4
격려사 ····· 8
축사 ····· 10

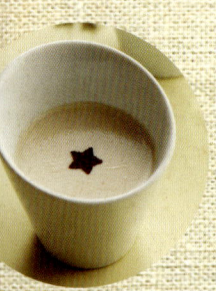

Part 1 위암을 진단받다

고통을 견디는 예민한 위 ····· 21
위암의 증상과 진단 ····· 26
위암의 발생 원인 ····· 28

Part 2 위암 치료를 시작하다

수술: 위절제술 ····· 35
항암약물치료 ····· 38
위 절제 후 발생하는 증상들 ····· 39

Part 3 위암 수술 후 식사 원칙을 배우다

위 절제 후 식사 원칙 ····· 49
식품의 올바른 선택과 섭취 방법 ····· 64

Part 4 회복 단계별 요리를 만들다

퇴원 전 가정에서 미리 준비해야 할 사항 ····· 82

STEP 1 미음 단계
수술 후 장 운동이 시작된 첫 1~2일 …… 90

흑임자미음 …… 93
사과당근미음 …… 95
소고기배추미음 …… 97
두부감자미음 …… 99
새우살호박미음 …… 101
STEP 1 권장 식단 …… 102

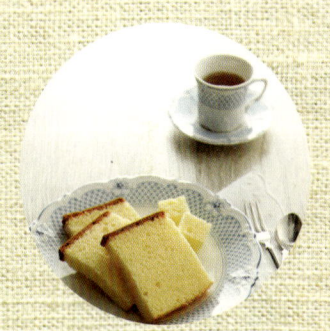

STEP 2 죽 단계
퇴원 후 1주째 …… 104

애호박죽 …… 107
대구미소죽 …… 109
적양배추죽 …… 111
가지죽 …… 113
단호박죽 …… 115
대추죽 …… 117
컬리플라워치즈수프 …… 119
연두부맑은국 …… 121
무된장국 …… 123
섭산적 …… 125
닭살무침 …… 127
연어완자 …… 129
게살토핑연두부찜 …… 131
새우가지조림 …… 133
무나물 …… 135
애호박조림 …… 137
물김치 …… 139
카스텔라 …… 141
두유젤리 …… 143
황도요거트 …… 145
STEP 2 권장 식단 …… 146

STEP 3 된죽 단계
퇴원 후 2주째 …… 148

시금치닭죽 …… 151
표고버섯연두부죽 …… 153
소고기야채죽 …… 155
전복죽 …… 157
밤죽 …… 159
호두죽 …… 161
흑미타락죽 …… 163
양배추감자수프 …… 165
토마토크림수프 …… 167
배추국 …… 169
오이된장국 …… 171
딤섬(샤오마이) …… 173
가자미유자간장구이 …… 175
도미소양념조림 …… 177
백김치닭가슴살전 …… 179
두부굴소스볶음 …… 181
두유계란찜 …… 183
메밀묵오이무침 …… 185
양송이볶음 …… 187
배사과주스 …… 189
복분자단호박편 …… 191
토마토우유 …… 193
검은깨푸딩 …… 195
블루베리크레이프 …… 197
STEP 3 권장 식단 …… 198

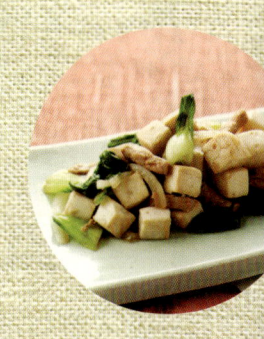

STEP 4 밥 단계
퇴원 후 3주 이후 …… 200

시금치계살덮밥 …… 203	닭고기발사믹조림 …… 231
오리고기비빔밥 …… 205	버섯어선 …… 233
소고기덮밥 …… 207	두부잡채 …… 235
양송이리조또 …… 209	두부된장초무침 …… 237
한방오리탕 …… 211	감자계란그라탕 …… 239
추어탕 …… 213	중국식계란구이 …… 241
닭곰탕 …… 215	단호박조림 …… 243
브로콜리아몬드수프 …… 217	양배추간장무침 …… 245
가리비만두국 …… 219	오픈샌드위치 …… 247
된장찌개 …… 221	토마토올리브유무침 …… 249
대구맑은찌개 …… 223	당근머핀 …… 251
샤브샤브무침 …… 225	딸기무스 …… 253
소고기장조림 …… 227	**STEP 4 권장 식단** …… 254
오리가슴살구이 …… 229	

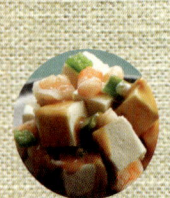
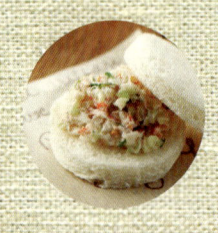
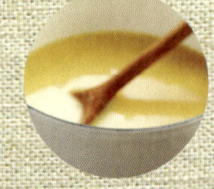

영양 간식
영양 보충제로 영양 밀도 높이기 …… 257

고구마경단 + 메디푸드(영양 보충제) 257
감자우유죽 + 엔슈어(영양 보충제) 259
블루베리요거트 + 맥시줄(열량 보충제) 261
옥수수죽 + 폴리코즈(열량 보충제) 263
딸기셰이크 + 프로맥스(단백질 보충제) 265

Part 5 수술 후 부작용을 예방하다

덤핑증후군 271
식욕 저하 274
체중 감소 280
설사 283
변비 284
빈혈 288
골다공증 290

Part 6 상황별 식사 요령을 배우다

항암약물치료를 병행할 경우 295
외식이나 가공 식품의 경우 298
영양음료나 영양보충식품을 활용할 경우 300
건강보조식품과 민간요법의 경우 302

Part 7 위암 재발을 예방하다

표준 체중을 유지하며 건강 균형식을 실천하라 307
음식의 간은 싱겁게 하라 308
신선한 채소와 과일을 매일 섭취하라 309
직화에 검게 탄 육류는 피하라 310
가급적 소박하게 그리고 자연식으로 식사하라 311
항암 습관은 플러스시키고 발암 습관은 마이너스시켜라 312
술담배를 멀리하라 314

에필로그 316

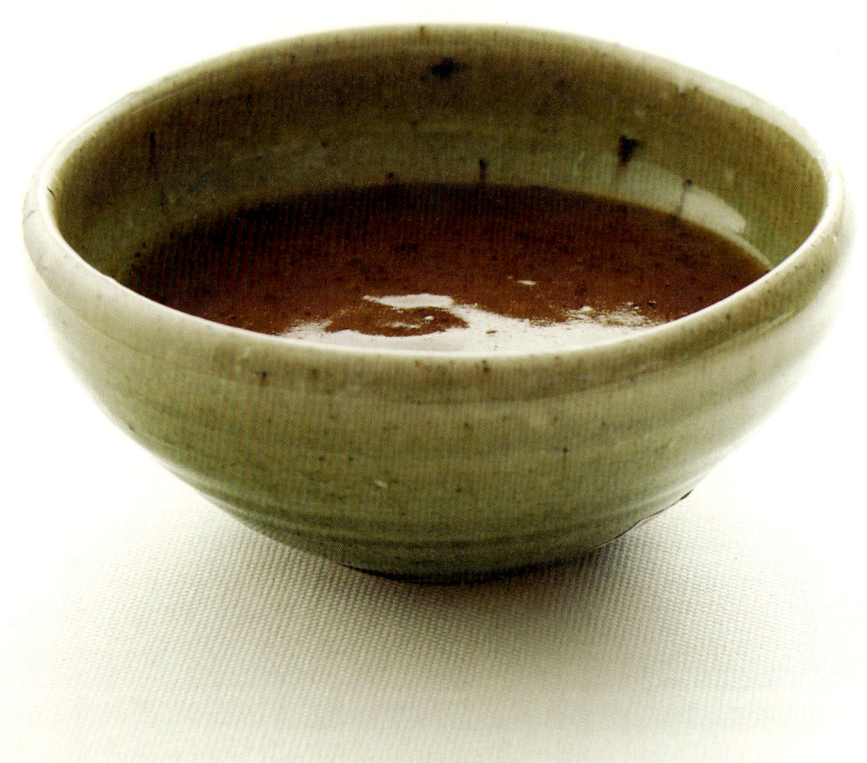

Part 1
위암을 진단받다

chapter 1 고통을 견디는 예민한 위

chapter 2 위암의 증상과 진단

chapter 3 위암의 발생 원인

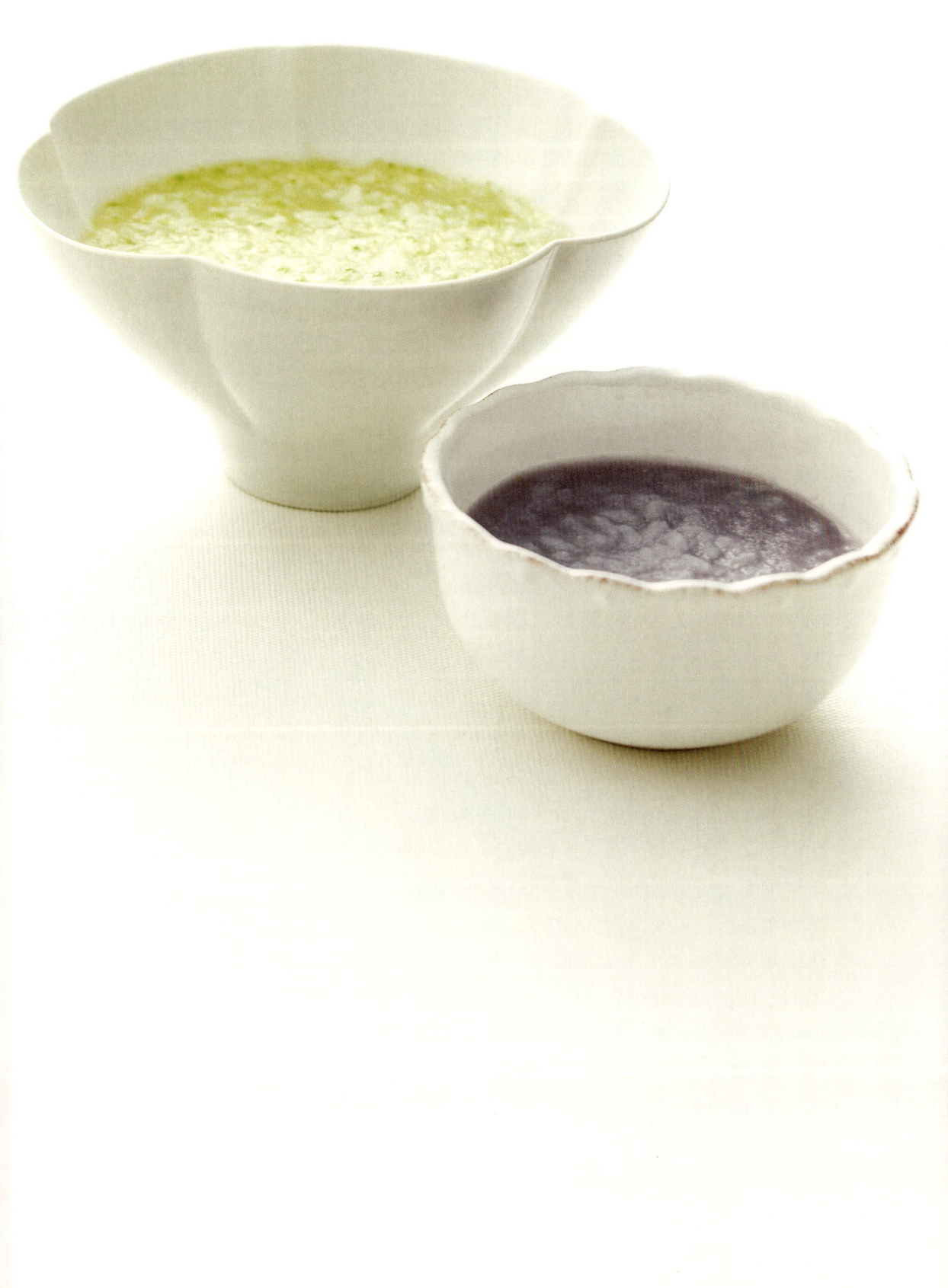

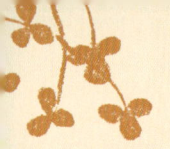

Intro

위암은 우리나라에서 가장 흔하게 진단되는 암입니다. 국가암정보센터 자료에 의하면, 2007년 가장 많이 발생한 암이 위암으로 나타났으며, 그 다음으로 갑상선암, 대장암, 폐암, 간암, 유방암, 전립선암의 순이었습니다. 성별로 살펴보면, 남성의 위암 발생률은 1위, 여성의 위암 발생률은 3위로 남성의 발생률이 훨씬 높습니다.

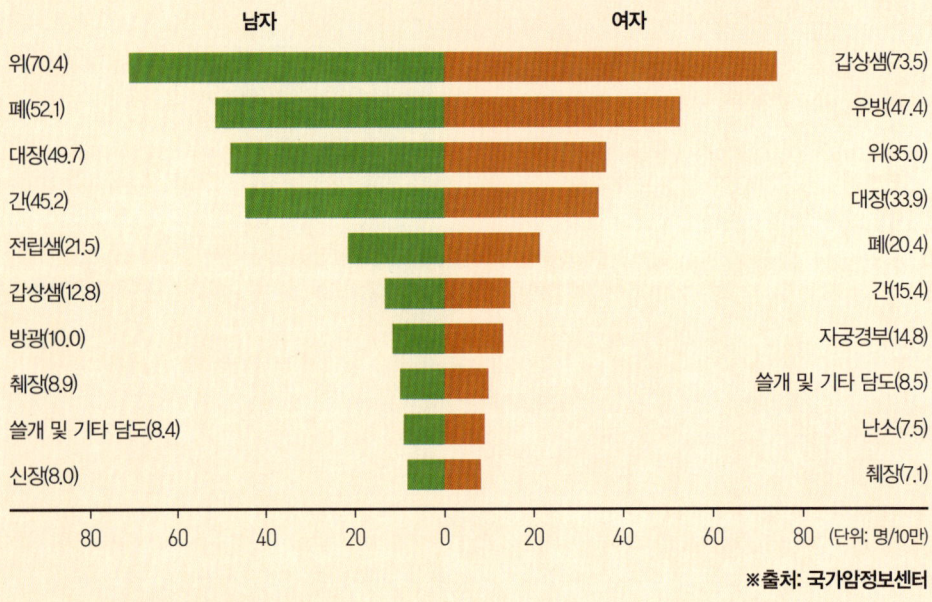

※출처: 국가암정보센터

한편 연령별 발생률을 살펴보면, 40대 이후부터 급격히 증가하기 시작하여 50~60대에 최고조에 달하고, 70대 이후부터는 감소하는 경향을 보입니다. 즉, 환자의 절반 이상이 50~60대에 발생하는데, 더 심각한 문제는 인생의 황금기라 할 수 있는 30~40대의 위암 환자도 전체 환자의 30%에 달할 뿐 아니라 점점 증가 추세에 있다는 사실입니다. 결론적으로 위암은 남녀를 불문하고 인생의 가장 중요한 시기에 가장 많이 발생되는 암이라 할 수 있습니다.

그렇다면 위암의 생존율은 어떨까요? 다행히 우리나라의 위암 5년 생존율은 61.2%로 미국의 25.7%에 비해 더 높습니다. 이는 아마도 우리나라의 조기 검진 경향 덕분에 암의 초기 진단율이 높아지고, 의학의 발달로 생존율도 점점 좋아지기 때문일 것입니다.

그러므로 이제 위암 진단을 받았다고 해서 걱정이나 절망부터 하지 않기 바랍니다. 우리나라 의료진들의 치료 능력을 믿고, 여러분과 가족들은 치료에 적극적이고 긍정적으로 참여하면서 일상생활도 조화롭게 유지하길 바랍니다.

대한암협회에서 암 환자와 가족에게 권하는 7가지 수칙 _ 암 진단 시

01 암이 죽음을 의미하지는 않습니다

안타깝게도 아직까지 대부분의 사람들은 암을 사형선고로 받아들이고 있습니다. 그러나 예전보다 더 많은 사람들이 암을 진단받고 있지만, 많은 환자가 치료를 통해 암을 이겨내고 있습니다. 또한 암을 치료하는 새로운 방법들도 계속 개발되고 있습니다.

현대의학에서 암은 난치병이긴 하지만, 더 이상 불치병이 아닙니다. 암 진단 후 가장 먼저 해야 할 일은 '절망이 아닌 희망을 선택하는 것'입니다. 말기 암 환자라도 100% 사망하는 것은 아닙니다. 아무리 비관적인 경우라도 살아남는 사람이 있습니다. 이것은 매우 중요한 희망의 증거입니다. **내가 생존하는 사람들 속에 포함되기 위해 최선을 다하겠다는 각오를 다지십시오.**

02 암은 전염되지 않습니다

암은 수두나 독감과는 달리 전염되지 않습니다. 즉, 암 환자가 이용하는 물잔을 함께 이용한다고 해서 암이 생기는 것이 아닙니다. 하지만 암이 전염되지 않는다는 사실을 안다고 할지라도, 가족 중 누군가 암을 앓게 된다면 나 역시 암에 걸릴지도 모른다고 걱정할 수 있습니다. 이때는 걱정 대신 이러한 불안감에 대해 의료진에게 이야기하십시오. 의료진들은 암이 가족 사이에 전염되지 않는다는 사실에 대해 설명해 줄 것입니다.

03 암 진단 직후 환자가 겪는 심리를 이해하십시오

암을 진단받으면 대부분의 환자는 다음과 같은 심리 상태를 차례로 겪게 됩니다.

- **❶부정** 의사의 진단이 잘못됐을 것이라 생각하며 이 병원 저 병원을 찾아 다닙니다.
- **❷분노** "왜 하필 나에게 이런 병이 생겼느냐"고 생각하게 됩니다.
- **❸타협** "내 자식이 결혼할 때까지만…"하고 제한적이나마 수용하게 됩니다.
- **❹우울** 슬픔과 침묵에 젖어 아무하고도 말을 하지 않는 상태가 됩니다.
- **❺수용** 상황을 받아들이고 치료를 시작하게 됩니다.

중요한 것은 자신의 상황을 받아들인 후에야 진정한 치료가 시작된다는 점입니다. 따라서 이 5단계의 과정을 겪는 시간이 짧으면 짧을수록 치료를 빨리 시작할 수 있고, 예후 또한 좋다는 사실을 기억하십시오. 가족은 환자의 심리를 충분히 이해하려고 노력해야 하며 적극적으로 도와주어야 합니다.

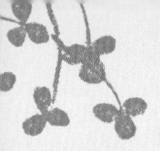

04 나의 행동이 가족을 암에 걸리게 한 것은 아닙니다

가족 중 누군가 암 진단을 받게 되면, 사람들은 예전에 잘못했던 여러 가지 일들을 떠올리며 자신의 잘못으로 인해 가족이 암에 걸린 것이 아닌가 하는 죄책감을 갖게 됩니다. 그러나 나의 행동으로 인해 우리 가족이 암에 걸리지는 않습니다. 또한 가족이 암에 걸리는 것을 내가 막을 수도 없습니다. 스스로를 책망하는 태도는 환자나 환자를 돌봐야 할 가족에게 전혀 도움이 되지 않습니다. **죄책감을 느끼지 말고 환자의 가장 강력한 후원자가 되십시오.**

05 중요한 질문은 담당 의료진에게 하십시오

처음 암 진단을 받았을 때 나와 가족이 느끼는 혼란과 궁금증에 대해 가장 많은 답을 알고 있는 사람은 담당 의료진입니다. 암의 상태, 치료 방법 및 전망 등에 대한 질문에는 담당 의료진만이 정확히 답할 수 있습니다. 환자가 의료진을 신뢰하지 못하면 좋은 치료 효과를 기대하기 어렵습니다. 이러한 질문을 통해 의사교환을 충분히 하는 것은 의료진과 신뢰를 쌓는 첫 걸음입니다.

06 올바른 암 지식을 갖도록 노력하십시오

암에 대해 자세히 알고 있다가 암 진단을 받는 사람은 거의 없습니다. 그러므로 **암에 대해 열심히 공부하십시오.** 암의 정체와 치료법에 대해 정확히 알면 두려움은 훨씬 가벼워질 수 있고, 잘못된 정보에 쉽게 현혹되지도 않습니다. 그리고 암에 대한 기사나 책은 반드시 가장 최신 내용을 선택하십시오. 암 치료법은 매우 빠르게 발전하기 때문입니다. 또한 인터넷 등의 과학적으로 증명되지 않았거나 상업적 목적의 정보들을 주의하십시오.

우선 외과적·내과적 방법 등 교과서적인 암 치료 방법을 알아보는 것이 중요합니다. 많은 환자들은 수술이 불가능하다는 말을 들으면 어찌할 바를 몰라 합니다. 이런 말을 듣더라도 절대로 절망하지 마십시오. 수술이 불가능하다는 것이 치료 자체가 불가능하다는 것을 의미하지는 않습니다. 항암화학요법 또는 방사선요법을 결정하기 전에 의료진과 치료 효과에 대해 충분히 논의하십시오.

07 가족 가운데 선장을 정하십시오

암과 싸우는 여정은 크고 작은 망설임의 연속입니다. 그때마다 환자와 가족은 중요한 선택을 해야 합니다. 우선 가족 중에 선장을 정하십시오. 암을 진단받으면 주변에서 엄청난 정보가 쏟아지고, 온갖 사람들이 몰려들어 훈수를 둘 것입니다. **투병기간 또한 짧지 않습니다.** 이럴 때 엄정하고 현명한 판단을 내리며 방향을 잡아갈 선장이 필요합니다. 중요한 결정을 내리기 전에는 충분한 시간을 갖고 깊이 고민하십시오. 주변에서 아무리 결정을 재촉한다 해도 서두르지 마십시오.

그러나 가장 중요한 사람은 바로 나 자신임을 잊지 마십시오. 암에 걸린 사람은 바로 나 자신이며, 건강을 되찾기 위해 노력해야 할 사람도 나 자신입니다.

chapter 1
고통을 견디는 예민한 위

위를 영어로 스토마크(stomach)라고 하는데, 이 단어에는 '갖은 고통과 모욕을 견디다'라는 뜻도 있다고 합니다. 우리가 먹는 독한 술부터 맵고, 짜고, 쓰고 신 성분들과 쓴 약까지 온갖 것을 담았다가 소화시키는 위의 심정을 표현한 것은 아닐까요? 우리말에 위를 비유하는 단어로 '밥통'이라는 말이 있습니다. 말 그대로 위는 우리가 먹는 음식을 저장하는 기능을 하므로 틀린 비유는 아니라는 생각이 듭니다.

위는 우리가 일반적으로 알고 있는 음식물의 저장과 소화 기능 외에도 여러 가지 중요한 기능을 하고 있으며, 주위에 많은 혈관과 림프관이 존재하고, 신경망이 분포되어 있는 매우 복잡하고 예민한 기관입니다. 이제 위암과 그 치료법을 이해하기 위해서 그동안 잘 모르고 지냈던 위에 대해 알아보고자 합니다.

위의 모양

위는 식도와 십이지장 사이에 위치한 자루 모양의 소화기관으로, 횡격막 아래 복부 왼쪽에 약간 치우쳐 있습니다. 평소에는 바람 빠진 풍선처럼 밑으로 처져 있다가, 음식을 먹으면 그 음식물이 모여 점점 볼록해지게 됩니다. 위를 둘러싸고 있는 근육은 신축성이 좋아 보통 1,500cc의 음식물을 저장할 수 있습니다. 한국인의 경우, 여성은 이보다 15% 정도 용량이 작습니다.

위는 위쪽에서부터 분문부, 위저부, 위체부 및 유문부 등 4부분으로 나누어집니다. 분문부는 식도가 끝나고 위장이 시작되는 좁은 부위를 말하고, 위저부는 위장의 상부 오른쪽의 볼록한 부분입니다. 위체부는 위의 가

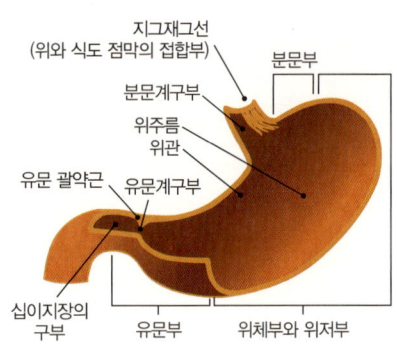

장 큰 부분으로 위의 중앙 부위이며, 유문부는 위장의 하부로 십이지장으로 넘어가는 유문까지를 말합니다. 이중 분문부와 유문부는 괄약근으로 되어 있으며, 특히 유문은 음식물이 위장에서 십이지장으로 급속히 내려가는 것을 방지하면서 소화 속도를 적절히 조절하는 기능을 합니다. 위에 음식물이 들어오면 보통은 3~4시간, 짧게는 2~3시간(탄수화물이 많은 음식인 경우)동안 머물면서 15~20초에 한 번씩 일어나는 연동 운동으로 위액과 섞이고, 특히 맷돌에 음식물이 갈리듯 음식물 덩어리가 1mm 이하의 작은 입자로 갈려 거의 묽은 죽 형태로 된 후 작은 창자로 내려갑니다.

4층으로 이루어진 두꺼운 위

위벽은 안쪽으로부터 점막층, 점막하층, 근육층, 장막층 등 총 4층으로 이루어져 있습니다. 점막층을 현미경으로 보면 약 3,500만 개의 분비세포들이 분포하고 있는데, 이 세포들이 위산, 가스트린, 펩신노겐 등 여러 소화액과 호르몬을 분비하여 저장 및 소화 기능을 돕고, 외부로부터 들어온 유해 인자를 방어하는 역할을 하고 있습니다. 위암은 바로 이 점막층에서 주로 발생하는데, 내시경을 통해 초기에 위암을 발견할 수 있습니다. 점막하층은 바깥쪽의 근육층과 점막층 사이를 이어주는 부드러운 조직으로 림프관과 혈관이 분포하고 있습니다. 근육층은 사근, 윤주근, 종주근으로 나누어지며, 위를 움직이게 하여 음식물을 섞고 작은 입자로 쪼개

는 기능을 합니다. 가장 바깥층인 장막층은 위의 표면을 싸고 있으며 큰 혈관과 림프관이 분포하고 있습니다.

소화액과 호르몬을 분비하는 위

위는 자루처럼 단순하게 생겼지만 점막층에 분포되어 있는 무수히 많은 분비세포들이 식사를 할 때마다 대략 1L 정도의 위액을 분비합니다. 1.5L짜리 페트병을 상상해 보면 그 양을 대략 짐작할 수 있습니다. 위액에는 위산, 점액, 가스트린, 펩시노겐, 내인성 인자 등의 소화액과 여러 호르몬 등이 함께 분비됩니다. 좀 더 자세히 설명해보면, 위산은 매우 강한 산성으로 음식물 속에 있는 세균을 제거하며, 음식이 머무르는 동안 부패를 방지하는 효과도 있습니다. 또한 가스트린은 위의 아래쪽 유문 근처의 전정부에서 분비되는데, 이 호르몬은 위산 분비를 조절하는 역할을 합니다. 따라서 가스트린이 과다 분비되면 위산 분비가 증가하여 점막을 손상시키고 결국 소화성 궤양이 발생하기도 합니다. 이 외에도 펩시노겐은 음식물에 함유된 단백질을 분해하는 단백질 전문 소화 효소이고, 위체부에서 분비되는 내인성 인자는 비타민 B_{12}의 흡수를 돕는 역할을 합니다. 따라서 위를 절제하게 되면 위체부에서 분비되는 내인성 인자가 부족하게 되어 비타민 B_{12}의 흡수 장애가 발생하면서 빈혈이 생기게 됩니다.

혈관과 림프관이 많이 존재하는 위

위는 우리 몸에서 5개 이상의 큰 동맥으로부터 혈액을 공급받는 장기이기 때문에 혈류량이 많습니다. 따라서 조그만 궤양이 생기더라도 많은 출혈이 있을 수 있지만 반대로 혈류량이 많아 위염이나 궤양이 빠르게 치유되기도 합니다. 따라서 위 수술 후에도 비교적 상처가 빠르게 아물 수 있습니다.

림프관은 정맥과 비슷한 제2순환계로서, 혈액으로부터 유출된 액체를 되돌리고,

림프절을 비롯한 림프기관들의 림프구 생산에 의한 신체방어작용, 장에서 흡수한 지방 성분의 운반 통로, 단백질의 회수 통로로서의 역할 등을 합니다. 또한 림프관에는 곳곳에 림프절이 있어서 정화작용, 림프구 생성, 항체 형성 등의 역할을 합니다. 위장에는 혈관을 따라 림프관 및 림프절이 매우 발달되어 있습니다. 이와 같이 위에는 많은 혈관과 림프관이 존재하기 때문에 위암의 진행 단계에서 다른 장기로의 전이나 임파선 전이가 쉽게 이루어지게 됩니다.

신경덩어리 그래서 예민한 위

우리나라에서 가장 많이 팔리는 약이 위장약이라는 사실, 알고 계십니까? 옛말에 '밥은 굶어도 속이 편해야 산다'라는 말도 있습니다. 위는 스트레스나 감정에 반응하는 신경성 기관입니다. 즉, 위를 움직이는 근육은 자율 신경에 의해 조절됩니다. 자율 신경은 교감 신경과 부교감 신경으로 이루어져 있는데, 교감 신경은 소화 기능을 억제하는 기능을, 부교감 신경은 소화 기능을 촉진시키는 기능을 합니다.

스트레스를 받거나 기분이 나빠지면 교감 신경이 긴장하면서 위액이 잘 분비되지 못하고 위의 연동 운동이 제대로 되지 않아 소화가 잘 안되게 됩니다. 특히 예민한 사람들은 소화 장애를 많이 호소합니다. 또한 부교감 신경계의 미주 신경은 위장으로 음식이 들어오면 수축 운동을 촉진시키고, 유문부에 있는 괄약근을 이완시켜 음식을 십이지장으로 원활하게 내려보내는 역할을 합니다. 따라서 위절제술을 받았다면 미주 신경이 수술 과정에서 절단되므로 이런 조절 과정에 장애를 초래하게 되어 소화력이 떨어지게 됩니다.

따르릉~ 영양상담실입니다

암 스토리

암을 영어로 캔서(cancer)라고 하는데, 이 단어는 그리스어 'karknos'에서 유래된 이름으로 게(crab)의 의미를 갖고 있습니다. 게가 집게발로 먹이를 잡으면 그 먹이가 죽을 때까지 움켜잡고 놓지 않는 것이 암의 속성과 유사합니다. 게다가 표면이 거칠고 딱딱하며, 울퉁불퉁하고, 똑바로 걷지 않고 옆으로 걷는 게처럼 암의 모양이나 성장 역시 정상적이지 않다는 점도 비슷합니다. 현재 의료계에서도 암의 속성이 이러한 게의 속성인 단단함과 끈질김과 같다 하여 많은 암연구기관이나 학회에서는 게를 학회 로고로 이용하고 있습니다.

반면에 동양에서 '암(癌)'이란 글자를 풀어보면 '잘못된 입이 산처럼 많아서 생긴 병'이라는 뜻입니다. 그러면 잘못된 입이란 무엇일까요? 아마도 입과 관련된 과음, 과식, 술, 담배, 너무 탄 것, 쓴 것, 매운 것, 뜨거운 것, 불규칙한 식사 습관 등일 것입니다.

결론적으로 동서양을 막론하고 암은 인간의 일상생활과 관련이 깊은 질병으로 인간의 역사와 같이 하고 있습니다.

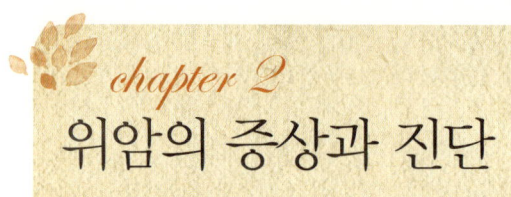

chapter 2
위암의 증상과 진단

병의 증상이라는 것은 신체의 손상을 알려 우리로 하여금 적극적인 치료를 하게 하는 방어 신호입니다. 예를 들어, 감기의 경우 우리 몸에 침입한 바이러스와 싸우는 과정에서 열이 나거나, 춥거나, 두통이나 근육통 등의 증상을 통해 감기약을 먹게 하거나, 휴식을 취하게 합니다. 그러나 암은 암세포가 어느 정도 자라서 장기의 기능을 방해할 때까지 자각 증상을 느낄 수 없습니다. 그래서 암은 고혈압과 같이 침묵의 살인자라고도 합니다.

위암도 전형적인 자각 증상이 없기는 마찬가지입니다. 그러나 일반적으로 환자들이 많이 호소하는 증상에는 소화 불량, 식후 상복부 불쾌감, 식욕 감퇴, 메스꺼움, 구역질, 구토, 피로감 등이 있으며, 위암이 많이 진행되면 위출혈로 인한 혈토, 혈변 및 검은색 대변 등이 발생하기도 합니다. 그러나 위암 환자의 약 10% 정도는 위암이 발견될 때까지 아무런 증상이 없을 수 있다는 것이 안타까운 현실입니다. 따라서 위암의 조기 발견을 위해서는 증상이 없더라도 정기검진을 받는 것이 가장 중요합니다.

위암 진단은 어떻게 이루어지나요?

위암을 진단하는 데 가장 중요한 검사는 위내시경입니다. 위내시경은 손가락 굵기 만한 카메라가 달린

관을 입을 통해 위장으로 집어 넣어 화면을 통해 직접 위점막에 이상이 있는지 볼 수 있으며, 위암이 의심되는 병변이 발견되면 바로 조직검사를 하게 됩니다. 하지만 위내시경은 검사를 하는 동안 구토 및 통증이 동반되기 때문에 요즘에는 수면 내시경을 많이 시행하고 있습니다.

다른 방법으로는 위장조영술이 있는데, 하얗게 보이는 약물을 먹고 위점막에 이상이 있는지를 X-레이로 검사하는 방법이다. 검사를 하는 동안 구토 및 통증은 없지만 아주 작은 병변은 보이지 않을 수 있으며, 위궤양이나 위암이 의심되는 병변이 보이면 위내시경을 통해 다시 확인해야 하는 단점이 있습니다. 위내시경 검사를 통해 위암이 있다는 것을 알았다면 원격 전이는 없는지, 위 주변 임파절로 퍼져있는지, 주변 장기 침범은 없는지 등을 확인하기 위해 복부컴퓨터단층촬영(CT)을 시행합니다. 그 외에도 경우에 따라서 MRI, PET 등이 추가 검사로 이루어지기도 합니다.

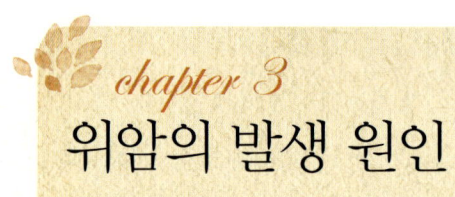

chapter 3
위암의 발생 원인

대부분의 암은 한 가지 원인에 의해서만 일어나지 않고 여러 가지 원인이 복합적으로 작용하여 발생합니다. 위암도 예외는 아닙니다. 그 중 가장 중요한 원인은 우리가 매일 먹는 음식에 있습니다. 과거에는 미국이나 유럽에서도 위암 환자가 많았지만 1900년대 초에 냉장고가 보급되던 시기와 맞물려 위암 발생률이 급격히 줄어들었습니다. 냉장고가 보급되기 전에는 음식물의 부패를 방지하고 보존기간을 늘이기 위해 보존제의 역할을 하는 소금을 많이 첨가한 염장식품들이 만연했습니다. 그러나 냉장고의 보급으로 인해 신선 식품의 섭취가 가능해지면서 자연스럽게 소금 섭취가 감소했기 때문인 것으로 보입니다.

한편 우리나라에도 냉장고가 널리 사용되고 있지만 위암 발생률이 서구처럼 빠르게 감소하지는 않고 있습니다. 그 이유는 한국인이 즐겨먹는 음식에 차이가 있기 때문으로 추정됩니다. 한국인이 매일 먹는 음식의 대부분은 짜고 매운데, 오랫동안 이런 음식을 섭취하면 위점막의 손상을 일으키게 되고 발암물질과의 접촉이 쉬워지게 됩니다. 또한 한국인이 즐겨 먹는 숯불 등에 구워 먹는 육류와 생선에는 숯불이 연소하면서 생긴 발암물질이 포함되어 위암의 원인이 되고 있습니다.

뿐만 아니라 한국인은 헬리코박터 파일로리균에 감염된 비율이 50~60%로, 서구의 20%에 비해 매우 높습니다. 이는 아마도 찌개나 탕처럼 한 그릇에 놓고 같이 먹는 식습관과 술잔을 돌려 먹는 문화로 인해 가족이나 주변 사람들에게 쉽게 감염되기 때문이라고 생각됩니다. 헬리코박터 파일로리균은 강한 산성 환경인 위점막에서도 알칼리 물질을 생성하여 죽지 않고 살 수 있으며, 위점막에 손상을 일으켜 역시 위암의 주범으로 지목되고 있습니다.

그리고 위암 환자 중의 약 10% 정도는 부모나 형제 등 가까운 친척 중에 위암 환자가 있는데, 아직 확실히 밝혀지지는 않았지만 유전적인 요인도 위암 발생에 영향을 미치는 것으로 알려져 있습니다. 이 외에 위궤양 등으로 위절제술을 받았던 분, 만성 위축성 위염이 있는 분들도 위암 발생률이 높습니다.

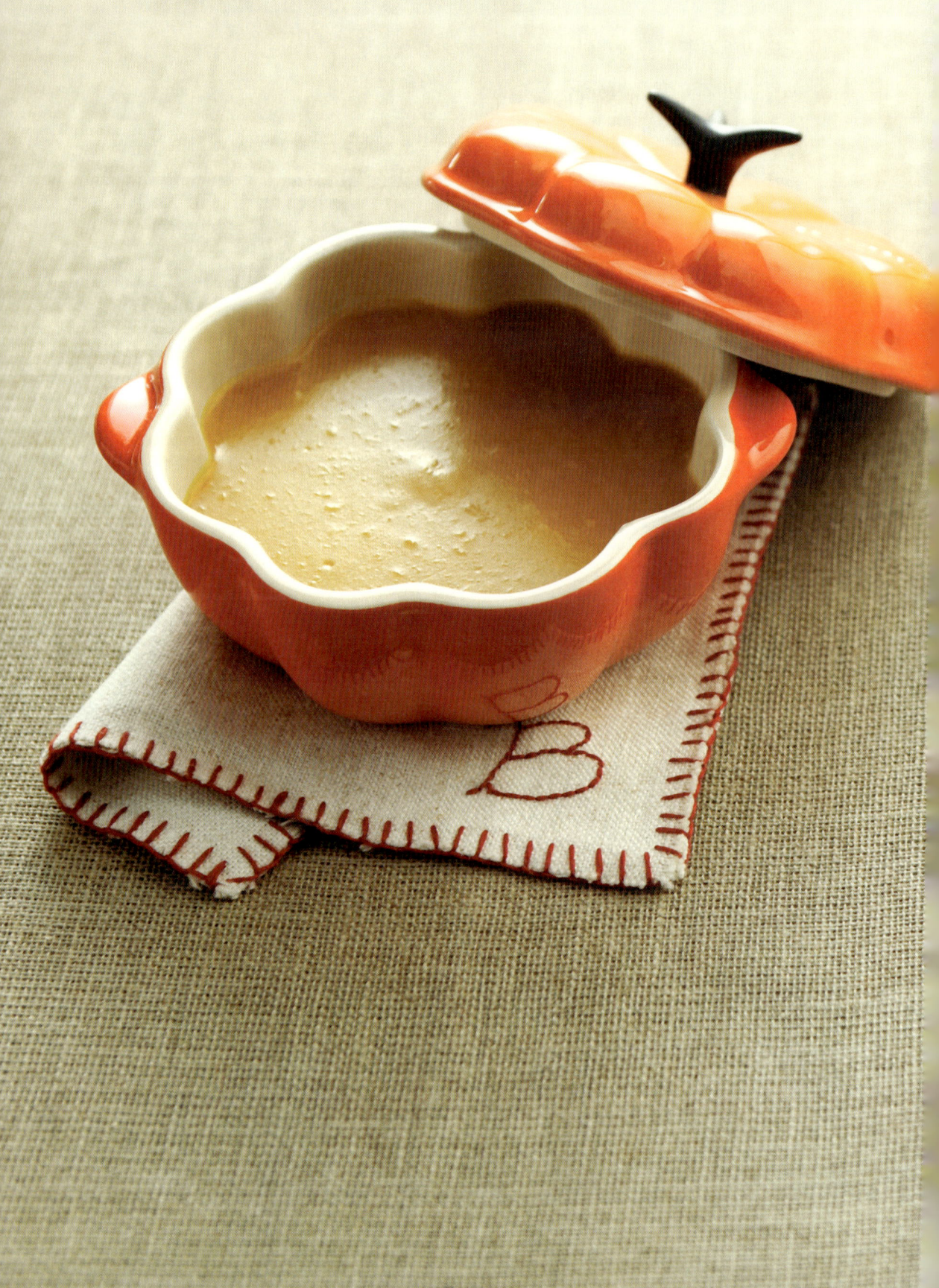

Part 2
위암 치료를 시작하다

chapter 1 수술: 위절제술

chapter 2 항암약물치료

chapter 3 위 절제 후 발생하는 증상들

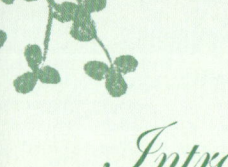

Intro

암 치료는 암 발생 부위와 범위, 전이 여부 등에 따라 치료 방법이 다를 수 있습니다. 그렇지만 치료의 궁극적인 목표는 우리 몸에 발생한 모든 암세포를 하나도 남기지 않고 제거하는 것입니다.

위암의 경우 수술만이 완치를 기대할 수 있는 가장 확실하고 유일한 치료 방법입니다. 즉, 암이 발생한 위와 위 주변에 있는 림프절까지 절제하는 것입니다. 그러나 최근에는 환자의 상태나 암의 진행 정도 등을 고려하여 각 개인별로 적합한 치료 범위를 결정하여 수술하기도 하고, 항암 치료와 병행하여 다양한 치료 방법을 선택할 수 있습니다. 뿐만 아니라 수술 방법 또한 현대화되면서 위의 절제 부위도 많이 축소되고 수술 후 회복도 빨라지고 있습니다.

대한암협회에서 암 환자와 가족에게 권하는 7가지 수칙 _ 암 치료 시

01 나을 수 있다는 확신은 정말로 낫게 합니다

치료를 통해 나을 수 있다고 확신하면 치료 효과가 극대화됩니다. 이러한 현상을 현대과학이 완벽하게 설명할 수는 없지만, 신념과 치료 효과의 상관관계는 실제 치료 현장에서 어렵지 않게 확인할 수 있습니다. **신중하게 치료 방법을 선택했다면, 그 치료를 통해 나을 수 있다고 굳게 믿으십시오.** 그리고 조금씩 건강해지는 자신의 모습을 상상하십시오. 내가 머리 속에 그리는 모습대로 변해가는 자신의 모습을 발견할 수 있을 것입니다.

02 부작용을 두려워하지 마십시오

항암제는 암세포의 특징인 빠르게 성장하는 세포를 공격합니다. 따라서 암세포 말고도 빨리 자라는 세포, 즉 머리카락 세포, 구강이나 식도 세포, 장 점막 세포, 골수의 조혈모세포 등이 항암제의 공격을 받게 되고, 이로 인해 탈모, 점막염, 설사, 골수기능저하 등의 부작용이 나타나게 됩니다. 그러나 부작용을 줄이기 위해 다른 약을 함께 처방받을 수 있습니다.

의료진은 부작용을 줄이기 위한 방법도 강구할 것입니다. 부작용은 환자의 몸이 암과 열심히 싸우고 있다는 증거이기도 합니다. 빠진 머리는 6개월 후면 다시 자라납니다. 피부색이 변한다고 해도 시간이 지나면 원래 상태로 돌아옵니다.

너무 힘들 때는 주변 사람들에게 도움을 청하십시오. 건강을 회복한 후에 두 배로 갚으면 됩니다.

03 치료 중에는 열심히 먹는 것이 중요합니다

암세포는 우리 몸의 많은 영양분을 빼앗습니다. 또한 항암 치료는 체력이 많이 소모됩니다. 체중이 감소하면 치료를 중단해야 될 수도 있습니다. 어떤 환자들은 "암세포를 굶겨 죽이겠다"며 식사량을 줄이기도 하는데, 이는 빈대 잡으려다 초가삼간 태우는 꼴입니다. 항암 치료는 우리 몸의 정상 세포를 손상시키기도 하는데, 손상된 세포들은 스스로를 복구하기 위해 아낌없는 영양분의 지원을 필요로 합니다. 비록 항암 치료가 식욕을 떨어뜨린다고 해도 많이 먹도록 노력해야 합니다.

첫째, 정상 체중을 유지하십시오.
충분한 칼로리가 포함된 식사를 하십시오. 치료를 시작하기 전에는 몸무게를 2~4kg 정도 늘리기 위해 노력하십시오. 그래야 치료 후 정상 체중을 유지할 수 있습니다.

둘째, 질 좋은 단백질을 섭취하십시오.
단백질이 풍부한 음식을 드십시오. 가장 좋은 단백질 음식은 살코기나 생선, 두부, 계란, 콩류 등입니다.

셋째, 비타민과 무기질을 충분히 섭취하십시오.
비타민과 무기질은 신선한 과일과 채소에 많이 들었으므로 다양한 색깔의 과일과 채소를 끼니마다 섭취하는 것이 좋습니다.

04 새로운 삶의 방식을 설계하십시오

지금 나에게 가장 중요한 일은 건강을 되찾는 일입니다. 불필요한 곳에 에너지를 낭비하지 말고 회복을 위해 모든 에너지를 집중해야 합니다. 암은 어느 날 갑자기 발생한 것이 아니라 긴 세월에 걸쳐 이루어진 것입니다. **병을 부른 나쁜 습관을 버리고, 식생활과 규칙적인 운동 등 좋은 습관으로 바꾸는 것부터 시작하십시오.**

스트레스를 유발하는 일은 최대한 줄이십시오. 흡연자라면 지금 당장 담배를 끊어야 합니다. 담배연기에는 암을 유발하는 화학물질이 무수히 많이 포함되어 있습니다. 누군가 내 옆에서 담배를 피우면 내가 암 환자임을 밝히고 정중하게 꺼줄 것을 요청하십시오.

05 의료진을 만날 때는 항상 질문할 목록을 준비하십시오

환자는 병의 진행과정에 대한 정보를 지속적으로 알아야 합니다. 의료진이 알려줄 때까지 기다리지

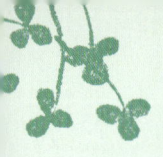

말고 먼저 요청하십시오. 지혜로운 환자와 가족들은 진료를 받으러 갈 때 항상 질문할 목록을 준비합니다. 이를 위해서는 평소 환자에게 계속되는 증상과 새롭게 나타난 증상, 책을 통해 얻은 정보나 다른 환자들과의 대화를 통해서 알게 된 것들을 꼼꼼하게 기록하십시오.

마지막으로 상담이 끝나면 의료진에게 감사하는 마음을 보여주십시오. 의료진에게 나의 따뜻한 마음이 그대로 전달될 것입니다.

06 경험자의 체험담을 귀담아 듣고, 담당 의료진과 상의하십시오

암을 치료 중인 사람이나 치료를 도와주는 환자 가족들의 체험담을 많이 듣게 되면 투병 의지를 북돋우는 데 큰 도움이 될 것입니다. 그들은 나보다 암을 먼저 경험한 선배들이므로 나에게 보탬이 될만한 것들을 알려줄 것입니다.

하지만 그들 중 아무도 나의 미래에 무슨 일이 생길지에 대해 정확히 말해줄 수는 없다는 점도 알고 있어야 합니다. 담당 의료진만이 현재 나에게 무슨 일이 일어나고 있는지에 대해 알려줄 수 있습니다. 암 치료에 실패한 사람들의 이야기도 귀담아 들으십시오. 그것은 최선의 치료 방법을 선택하는 데 있어 매우 소중한 자료가 될 것입니다.

07 소중한 '지금 이순간'을 낭비하지 마십시오

힘겨운 투병과정을 통해 삶이 더 행복해졌다고 말하는 사람들이 있습니다. 씩씩하게 병을 이겨내고 있는 자신이 자랑스러워 행복하다고 하고, 그 동안 미처 깨닫지 못한 가족의 사랑을 확인해서 행복하다고도 합니다. **이처럼 암과의 투병은 정신세계를 한 차원 높은 단계로 끌어올릴 수도 있습니다.**

과거에 대한 후회나 미래에 대한 막연한 불안감에 사로잡혀 소중한 '지금 이순간'을 낭비하지 마십시오. 나는 암 환자이지만 바로 지금 내가 사랑하는 사람들과 함께할 수 있는 이순간의 삶이 있다는 사실에 감사하십시오. 살아있으면서 후회와 불안감으로 이 세상과 단절한다면, 그것이야말로 죽어버린 삶입니다.

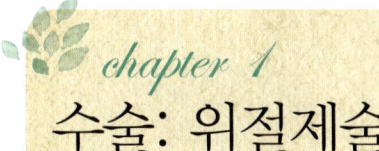

chapter 1
수술: 위절제술

위절제술은 단순히 위만 절제하는 것이 아닙니다. 위절제술은 크게 위 절제, 위 주변 림프절 절제, 위 절제 후 소화관 재건술로 이루어지며, 절제 범위와 재건 방식은 병변의 위치, 나이 등 환자의 특성에 따라 가장 적합한 방법을 결정하게 됩니다. 또한 위 주변 장기에 암세포의 침범이 있을 경우에는 합병 절제를 시행하기도 합니다. 암 수술에서 중요한 것은 안전거리를 확보하여 절제 범위를 결정하는 것인데, 위만 절제할 경우 암세포가 위벽을 따라 주위로 퍼져나간 후 잠복해 있다가 재발을 일으킬 수 있기 때문입니다.

진행성 위암인 경우에는 종양 아래쪽으로 2cm 정도, 위쪽으로 5cm 정도의 안전거리가 필요합니다. 반면에 조기 위암인 경우에는 종양 위쪽으로 2cm 정도, 아래쪽으로는 진행성 위암과 마찬가지로 2cm 정도의 안전거리가 필요합니다.

암이 위의 아래쪽이나 중앙에 위치하면 아래쪽 위의 2/3 정도를 절제하는 위부분절제술을 시행합니다. 반대로 암이 위 상부에 위치하거나 중상부에 걸쳐 있으면 위 전체를 절제하는 위전절제술을 시행하게 됩니다. 최근에는 암이 위 상부에만 국한되어 있는 경우, 위쪽 2/3 가량을 절제하고 아래쪽 1/3 정도를 남기는 근위부 위절제술을 시행하기도 합니다. 그러나 이 방법은 수술이 복잡하고, 하부의 남은 위와 식도 간의 연결이 어려워 수술시간이 오래 걸리며, 합병증 발생률도 높다는 단점이 있습니다.

또한 위 절제는 위만 절제하는 것이 아니라 위 주변에 있는 림프절까지 절제가 이루어집니다. 앞에서 언급했듯이 혈관을 따라 분포하고 있는 림프관과 림프절을 따라 암세포가 확산될 수 있으므로 위 절제 시 임파선 절제술을 시행합니다.

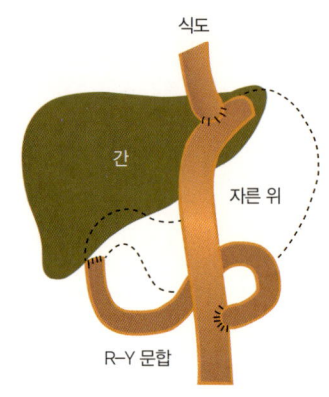

〈위전절제술 후 위공장문합술〉

마지막 단계로 위 절제 후에는 섭취한 음식물이 내려갈 수 있는 새로운 통로를 다시 만들어 주어야 합니다. 위부분절제술 후 재건술에는 절제 범위에 따라 2가지 방법이 있습니다. 첫 번째 방법은 남은 위와 원래 음식물의 통로인 십이지장을 다시 연결해주는 위십이지장문합술(Billroth I)로, 절제된 범위가 작고, 남게 되는 위장의 크기가 비교적 커서 십이지장이 위치한 곳까지 당겨질 경우 시행됩니다. 두 번째 방법은 위 절제 후 남게 되는 위장이 작아 십이지장까지 당겨지지 않을 경우 십이지장 하부의 공장을 끌어서 남은 위와 문합을 하는데, 이러한 재건술을 위공장문합술(Billroth II)이라고 합니다.

반면에 위전절제술은 위를 모두 잘라내기 때문에 소장을 식도에 바로 연결합니다. 식도는 위와 소장이 4층으로 이루어진 것과는 달리 가장 바깥층 안쪽에 장막이 없고, 위장이나 소장보다 조직이 약하기 때문에 문합술을 할 때 손상되기 쉬우므로 세심한 주의가 필요합니다.

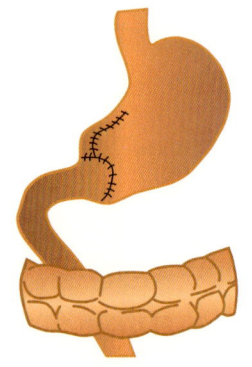

〈위부분절제술 후 위십이지장문합술〉

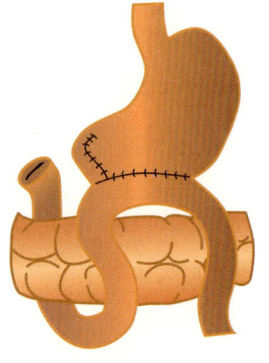

〈위부분절제술 후 위공장문합술〉

따르릉~ 영양상담실입니다

수술 후 시간이 지나면 위가 자랄까요?

결론부터 말씀드리면 위는 간과는 달리 절제 후에 다시 자라지 않습니다. 대신 시간이 지나면서 상처가 회복되고 환경의 변화에 적응함에 따라 식사량이 점차 증가하게 됩니다. 식사량은 천천히 증가하게 되며, 한 끼 식사가 수술 전과 비슷하게 될 때까지는 간식을 통해 영양보충을 꾸준히 해주어야 합니다. 대부분의 환자들이 늦어도 수술 후 1년 정도 지나면 특별히 먹지 못하는 음식은 없으며, 식사량도 충분하여 수술 전과 비슷한 식사 섭취가 가능해집니다.

그러나 한 가지 명심할 것은 섭취량이 증가하고 음식 섭취에도 문제는 없지만 절제한 부분은 다시 생겨나지 않는다는 점입니다. 위가 자라나지 않는 것과 마찬가지로 위의 하부괄약근도 다시 생기지 않기 때문에 덩어리를 형성하여 장폐쇄를 일으킬 수 있는 음식은 주의해야 하고, 항상 적당량의 식사를 하면서 과식은 피해야 합니다. 또한 음식을 빨리 먹게 되면 위장 통과 속도가 빨라지기 때문에 소화흡수가 저해될 수 있고, 큰 덩어리가 그대도 내려가 문제를 발생시킬 수 있으므로 천천히 꼭꼭 씹어먹는 식습관을 유지하는 것이 좋습니다.

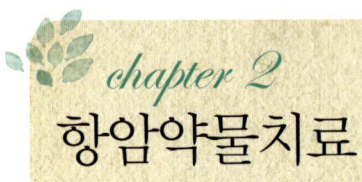

chapter 2
항암약물치료

조기 위암인 경우에는 수술로 위암의 완전 절제가 가능하여 대개는 수술 후 항암 치료가 필요 없습니다. 그러나 진행성 위암 중 2기와 3기의 일부 환자들은 수술 후 눈에 보이지는 않지만 남아 있는 암세포에 의해 다시 재발하는 경우가 있으며, 3기인 경우에는 50%, 2기인 경우에는 20% 정도 됩니다. 따라서 이런 재발을 막기 위해 수술 후 보조항암약물치료가 필요합니다. 약제로는 탁산(Taxane), CPT-11, 옥살로플라틴(Oxaloplatin), TS-1 등 새로운 항암제가 개발되어 사용되고 있으며, 약제의 선택은 환자의 건강 상태나 나이, 병기 및 약제의 부작용 등을 고려하여 주사제 또는 경구용제제 중 선택하여 투여하게 됩니다.

최근에는 암세포가 주변 장기로 침범하거나 원격 전이가 되어 수술로 암조직의 완전절제가 불가능한 경우, 수술 전에 항암 치료를 시행하여 암덩어리의 크기를 줄인 다음 수술을 시행하는 선행항암요법을 시행하여 좋은 치료 성과를 거두고 있습니다.

chapter 3
위 절제 후 발생하는 증상들

모든 수술에는 항상 합병증의 위험이 있습니다. 합병증 발생 가능성은 수술 전 환자의 건강 상태에 따라 좌우되는 경우가 많지만, 예상치 못한 경우도 발생할 수 있습니다. 환자나 보호자들은 수술 전에 수술 동의서를 쓰면서 의료진으로부터 이러한 합병증에 대해 설명을 듣게 될 것입니다. 그러나 그때는 두려움에 경황이 없고, 의학적 지식이 부족하여 제대로 이해하지 못하고 넘어가는 경우가 많습니다. 물론 수술 후 합병증은 개인차가 많이 작용합니다. 따라서 모든 환자에게 동일하게 발생하지 않을 수 있으며, 합병증의 정도 또한 다를 수 있습니다.

본서에서는 주로 음식과 관련한 부작용들에 대해 설명하겠습니다.

덤핑증후군

위의 주요 기능으로는 음식물을 섭취한 후 위의 크기를 크게 만들어 음식물을 저장하는 창고 기능과 저장된 음식물을 잘게 부숴 위액과 혼합하여 걸쭉한 형태로 만든 후 영양소의 소화 흡수 기관인 십이지장으로 조금씩 내려보내는 기능이 있습니다. 따라서 위절제술을 받게 되면 수술 방법에 따라 정도의 차이는 있으나, 대체로 위의 용량이 작아져서 음식물의 저장공간이 줄어들고, 음식물을 잘게 부수고 서로 혼합하여 걸쭉한 형태로 만들지도 못하기 때문에 음식물이 소장으로 빠르게 내려갑니다. 수술 직후 식사를 하면서 경험하게 되는 이러한 부작용이 바로 덤핑증후군입니다.

덤핑증후군에는 식후 30분 이내에 나타나는 조기 덤핑증후군과 식후 2시간 경에 나타나는 후기 덤핑증후군이 있습니다. 조기 덤핑증후군이란 섭취한 음식물이 곧바로 소장으로 내려가면서 음식물에 함유된 물질들의 농도를 희석시키기 위해 혈액 속의 수분이 장내로 다량 유입되고, 이때 혈류량이 갑자기 줄어들게 되어 나타나는 현상입니다. 주요 증상으로는 메스꺼움, 트림, 상복부 팽만 및 복통, 설사 등이 있습니다.

반면에 단순당이 많이 함유된 음식물이 소장으로 내려가면 곧바로 흡수되면서 혈당이 빠르게 상승하고, 혈당이 상승하면 췌장에서 인슐린이 분비되면서 혈당을 빠르게 정상 수준으로 낮추게 됩니다. 그러나 문제는 그 후에 발생합니다. 정작 우리 몸의 생체 시계는 식후 2시간까지 인슐린 호르몬이 작용하도록 되어 있는데, 이미 초반에 혈당을 정상으로 떨어뜨렸기 때문에 시간이 경과할수록 혈당치는 정상 이하로 떨어지게 됩니다. 이러한 현상을 후기 덤핑증후군이라고 합니다. 주요 증상으로는 저혈당으로 인한 무력감, 식은 땀, 집중력 저하, 손발 떨림 등이 나타나게 됩니다.

결국 덤핑증후군은 음식물의 소화흡수 속도가 빨라지는 것에 대해 우리 몸이 적응하지 못해서 일어나는 반응입니다. 그렇다고 해서 너무 예민해질 필요는 없습니다. 정작 불편함을 느낄 정도의 심한 증상은 환자의 15% 정도에서만 나타나기 때문입니다. 또한 재건술 부위에 따라 위십이지장문합술의 경우 10~30%, 위공장문합술의 경우 15~40%로 위공장문합술에서의 발생률이 약간 높습니다.

덤핑증후군 증상을 줄이기 위해서는 저탄수화물 식사와 마른 음식을 소량씩 섭취하고, 식후에 액상 식품 섭취를 제한하는 것이 좋습니다. 이 부분은 3장의 식사원칙 편에서 좀 더 자세히 다루도록 하겠습니다. 음식 조절로 증상이 사라지지 않으면 수술적 치료가 필요한 경우도 있지만 대개는 대증요법을 하면 호전될 수 있으므로 안심해도 됩니다.

철결핍성 빈혈

위절제술 후에 위의 산도 저하, 철분의 흡수 장소인 십이지장의 우회, 철분 섭취 부족, 음식물의 빠른 소장 통과로 인한 흡수 부족 등으로 인해 철결핍성 빈혈이 발생합니다. 발생 빈도는 위절제술 환자의 5~15% 정도에서 나타나며, 수술 후에는 정기적인 혈액검사가 필요하고 만약 철결핍성 빈혈이 생기면 철분제제를 지속적으로 투여하여 치료합니다.

거대적아구성 빈혈

인체에 필요한 비타민 B_{12}를 흡수하기 위해서는 내인성 인자가 위에서 만들어져야 합니다. 그러나 위절제술을 받으면 내인성 인자가 부족하게 되어 비타민 B_{12}의 흡수 장애가 발생하고, 결국 비타민 B_{12} 결핍증이 나타납니다. 수술 후 초기에는 인체 내에 저장되어 있는 비타민 B_{12}를 사용하기 때문에 크게 문제되지 않지만, 시간이 지날수록 비타민 B_{12}의 흡수가 부족해지고, 수술 후 3~5년 후에는 비타민 B_{12}의 결핍 증상인 거대적아구성 빈혈이 발생하게 됩니다.

거대적아구성 빈혈의 주요 증상으로는 어지러움, 손발 저림, 전신 무력감 등이 있고, 치료를 위해서는 정기적으로 비타민 B_{12}의 혈중 노도와 헤모글로빈 수치를 측정하고, 수술 2년 후부터는 비타민 B_{12}를 피하되 근육 주사로 정기적으로 공급받아야 합니다. 이 증상은 대개 위부분절제술보다는 위전절제술을 받은 환자에게서 많이 발생한다고 알려져 있습니다.

알칼리 역류성 위염

위절제술 후에는 담즙과 췌장액이 포함된 십이지장 내용물이 위 안으로 거꾸로 넘어와 위염을 일으킬 수 있습니다. 담즙과 췌장액은 알칼리성으로, 이로 인한 염증성 변화를 알칼리 역류성 위염이라고 합니다. 주요 증상으로는 속쓰림과 심한 심와부 통증을 동반한 쓴 물 구토가 있으며, 특히 우유나 유제품을 먹은 후에 식사를 하면 증상이 악화되는 특징이 있습니다. 알칼리 역류성 위염은 위절제술을 받은 환자의 5~35% 정도에서 발생하며, 약물 치료로는 담즙산염과 결합하는 콜레스티라민을 복용하는 방법이 있고, 수술적 치료로는 담즙의 경로를 다른 곳으로 우회시키는 방법이 있습니다.

역류성 식도염

위식도 괄약근 기능의 저하로 섭취한 음식물이 식도로 역류하여 식도에 염증과 통증을 야기시키는 합병증을 역류성 식도염이라고 합니다. 이는 위절제술을 받은 환자에게 생기는 합병증으로, 쓴 물이 올라오면서 가슴 부위의 뻐근함, 속쓰림, 명치 부위의 통증 등을 동반합니다. 보통 환자의 10% 정도가 이러한 역류 증상을 겪게 되는데, 대개 수술 후 1개월 전후에 발생하여 2~3년 후에는 완화되는 것으로 알려져 있습니다.

역류성 식도염은 환자가 이 증상이 발생할까 봐 불안해하거나 심리적으로 불안정할 경우 더욱 심해지는 것으로 알려져 있습니다. 그러나 대개의 경우 시간이 지나면 발생 빈도 및 증상이 감소하기 때문에, 이러한 사실을 인지하고 심리적으로 안정을 취하는 것이 매우 중요합니다. 또한 식사량을 조금씩 나누어 자주 먹고, 천천히 오래 씹어 삼키는 것이 증상 완화에 도움이 됩니다. 특히 식사 직후에 곧바로 누우면 역류가 발생할 수 있으므로 취침 2시간 전에는 음식을 먹지 않도록 하는 것이 좋고, 누울 때도 상체를 15도 가량 높이는 것이 좋습니다. 대개 수술 후 6개월까지 심하다가 2~3년 이후부터는 발생 빈도가 감소하고, 증상의 정도가 약해지기도 합니다.

위 절제 후 담석증

위절제술을 받은 환자는 정상인보다 담석증 발생률이 높은데, 환자의 약 15~30% 정도는 담석증을 겪게 됩니다. 대부분 수술 후 1~3년 사이에 발생하며, 위전절제술을 받은 경우에는 발생률이 더 높아집니다. 수술 시 미주신경을 절단하게 되면 담낭의 운동 기능 장애에 의해 결석성 담즙이 생산되거나 이미 있었던 담석이 더 커지게 됩니다. 따라서 수술 전 검사를 통해 담석증이 있을 경우에는 추후 급성 담낭염 등의 발생을 막기 위해 위절제술을 하면서 동시에 담낭절제술을 같이 시행하기도 합니다.

영양 결핍과 체중 감소

대개 위 수술 직후에는 수술 전 체중의 10~30% 정도 감소했다가 차츰 회복됩니다. 수술 후 1년이 경과하면 거의 수술 전 상태로 돌아오는 환자도 있지만, 대개의 경우 수술 전 체중의 5~10% 정도 감소된 상태로 유지됩니다. 위부분절제에 비해 위전절제술 환자가 체중 감소의 폭이 크고, 회복도 어렵습니다. 게다가 수술 후 항암 요법을 받는 경우에는 항암제 투여 기간 동안 항암 요법의 부작용으로 인한 구토, 식욕감퇴, 설사 등으로 체중이 더 감소하게 됩니다. 이러한 체중 감소는 수술 후 식사량 감소, 식사 패턴의 변화, 입맛이나 식욕 저하, 위 절제에 따른 영양소 흡수의 변화 등 여러 요인이 복합적으로 작용하여 발생할 수 있습니다.

그렇다고 체중 감소가 직접적인 영양 결핍을 의미하는 것은 아닙니다. 다만 수술 후 두려움으로 인해 정상적인 식사를 하지 못하거나, 수술 후 부작용으로 인해 식사 섭취 상황이 어려운 경우 또는 식사량이 일정한데도 특별한 이유 없이 체중이 지속적으로 감소하는 경우에는 의사나 임상영양사와의 상담이 필요합니다.

골다공증

위절제술 후 오랜 시간이 지나면 칼슘 흡수 불량으로 인해 칼슘 부족이나 골다공증 및 골연화증이 나타날 수 있습니다. 이러한 칼슘 흡수 불량은 수술 후 나타나는 다양한 변화로 인해 발생하는데, 가장 큰 원인은 소장에서의 흡수가 감소하기 때문입니다. 칼슘을 비롯한 다양한 영양소는 대개 소장에서 흡수가 이루어지는데, 수술로 인해 괄약근이 소실되면 음식물의 소장 통과 속도가 빨라져 영양소의 흡수가 저하됩니다.

뿐만 아니라 비타민 D는 소장에서 칼슘의 흡수와 신장에서의 칼슘 재흡수를 촉진시킴으로써 칼슘의 체내 이용률을 높이는데, 비타민 D의 흡수가 감소하면서 칼슘의 흡수율도 감소하게 되는 것입니다. 이밖에도 칼슘은 산성 환경에서 흡수율이 증가하는데, 위절제술 후 위산 분비가 감소하여 칼슘의 흡수율에 영향을 미치게 됩니다. 보통 수술 후 10~20년이 지난 환자의 30% 정도에서 골연화증이 나타나며, 방사선 검사를 해보면 골밀도가 감소하고 혈액 내 칼슘 농도가 떨어져 있습니다. 그러나 대개는 별 악화 없이 지내는데, 일부 환자의 경우 뼈의 통증을 호소하며 비타민 D나 칼슘의 보충이 필요할 수 있습니다.

골다공증은 뼈의 구성성분인 칼슘이 부족하여 뼈에 구멍이 생기고 뼈 사이의 구조가 엉성해지면서 상태가 많이 약해지기 때문에, 작은 자극에도 쉽게 부러지고 요통이나 관절통을 일으킵니다. 따라서 골다공증을 예방하기 위해서는 골질량을 늘리기 위해 충분한 칼슘 섭취와 적절한 운동을 해야 합니다.

따르릉~ 영양상담실입니다

위절제술 후에 칼슘 흡수율이 감소된다고 했는데, 칼슘 보충제를 먹어야 하나요?

위절제술 후 칼슘 흡수율이 감소하는 원인은 앞서 설명했듯이 여러 가지가 있는데, 흡수율이 감소했다고 해서 음식을 통해 칼슘이 전혀 흡수되지 않는 것은 아닙니다. 따라서 무조건 칼슘 보충제를 복용할 필요는 없습니다. 대개 우유를 비롯한 유제품이나 두부 등과 같은 칼슘 급원 식품을 충분히 활용하면 우리 몸에서 필요로 하는 칼슘량을 섭취하는 데 무리가 없습니다.

만약 우유나 유제품을 좋아하지 않아 섭취하는 데 어려움이 있는 환자나 유당불내증으로 유제품을 먹으면 설사를 하는 환자의 경우에는 약제를 통해 칼슘을 보충하는 방법도 있습니다. 단, 칼슘의 장내 흡수율은 500mg 정도를 섭취했을 때 가장 높으므로 이를 고려하여 제품을 선택하도록 하고, 위의 기능 저하로 위산 분비가 부족하므로 흡수율을 증가시키기 위해 음식물과 함께 복용하는 것이 좋습니다. 하지만 약제마다 차이가 있을 수 있으며, 칼슘 보충제 자체가 철분과 같은 다른 무기질의 흡수를 저해할 수 있습니다. 따라서 칼슘 보충제의 복용 여부는 반드시 주치의와 상의한 후 결정하고, 가급적이면 식품으로 칼슘을 섭취할 것을 권장합니다. 또한 뼛가루를 칼슘 보충제로 이용하는 경우가 있는데, 납이 축적된 뼛가루를 섭취했을 경우 납중독증이 발생할 수 있으므로 주의해야 합니다.

Part 3
위암 수술 후
식사 원칙을 배우다

chapter 1 위 절제 후 식사 원칙

chapter 2 식품의 올바른 선택과 섭취 방법

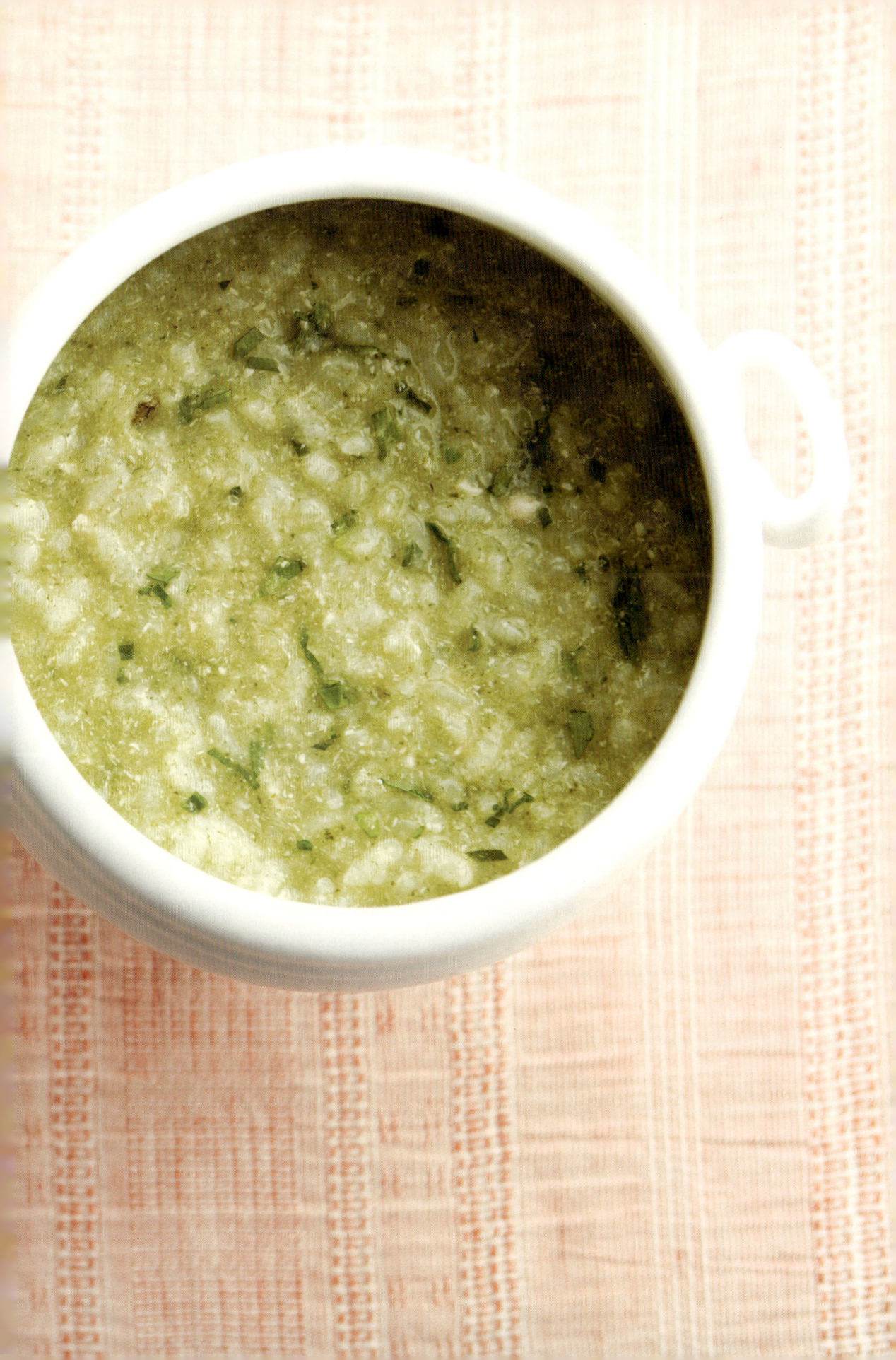

Intro

앞 장에서 위가 어떤 기능을 하고, 위암의 원인은 무엇이며, 치료 방법에는 어떤 것들이 있는지, 그리고 치료 후에 발생할 수 있는 문제점은 무엇인지에 대해 설명해 드렸습니다. 의학적 치료는 의료진을 믿고 병원을 정하여 입원하게 되면 치료 계획에 따라 진행될 것입니다. 그러나 정작 위절제술을 받은 환자들이 가장 많이 호소하는 현실적인 두려움은 먹는 문제입니다. 없어진 위에 대한 걱정과 부작용의 두려움으로 인해 정상적인 식사를 하지 못하는 경우가 많습니다. 특히 수술 후 어느 정도 회복이 되어 퇴원이 결정되면, 환자와 보호자들은 일상으로 돌아간 후의 식생활에 대한 두려움을 가장 많이 호소합니다.

수술 후에는 몸을 회복하기 위해 오히려 수술 전보다 더 잘 먹어야 한다는 것은 상식적인 이야기입니다. 예로부터 아프거나 큰 수술 후에는 심신을 회복하고 몸을 보신한다 하여 평소에는 먹기 힘들었던 고기를 챙겨 먹는 등 음식 섭취에 더 신경을 썼습니다. 이와 마찬가지로 위절제술 후에는 수술과 마취약 사용 등으로 인해 저하된 면역력과 신체 기능을 회복하고 상처를 빨리 낫게 하기 위해 영양가 높은 식품을 선택하여 양질의 식사 섭취를 하는 것이 중요합니다.

그렇지만 위는 음식물의 저장 기능과 소화를 담당하는 기관이기 때문에 위를 절제했다는 사실만으로도 식사 섭취에 직접적인 영향을 미치게 됩니다. 우선 음식물 저장 공간이 줄어들어 한 번에 많은 양을 먹을 수 없고, 수술 방법이나 수술 부위에 따라 식욕 촉진 호르몬의 분비가 감소되어 식욕감퇴까지 겪을 수 있습니다. 뿐만 아니라 위의 기능 저하는 위 밑에 있는 장의 기능에까지 영향을 미쳐 소화기능이 전체적으로 떨어지게 됩니다. 따라서 수술 전에는 아무런 문제 없이 먹을 수 있었던 음식도 수술 후 어느 정도의 시기까지는 소화에 부담을 주게 됩니다.

게다가 일부 환자들의 경우에는 조직검사 결과에 따라 암세포가 남아 있을 위험이 있다고 판단되는 경우에 수술 후 보존적 요법으로 항암 치료를 추가적으로 받게 됩니다. 가뜩이나 식사 섭취에 어려움을 느끼는 상태에서 항암 치료를 받게 되면 설상가상으로 식사 섭취가 더욱 어렵게 됩니다. 특히 수술 후 위가 없다는 생각에 먹기를 두려워하여 식사 섭취를 제대로 못하는 분들도 많습니다. 이렇게 되면 결국 수술 회복도 더뎌질 뿐만 아니라 체중 감소와 영양 결핍으로 이어지면서 삶의 질이 점점 악화됩니다. 그러나 위가 없어도 다른 기관에서 그 기능을 담당할 수 있도록 의료진이 조치를 해놓았으니 지나친 걱정은 하지 않아도 됩니다.

정상적인 식사로의 이행 과정은 치료의 과정입니다. 수술 직후에는 우리 몸의 장기가 적응할 때까지 위에서 설명한 몇 가지 부작용이 나타날 수 있습니다. 하지만 이 또한 적응 과정이므로 이제부터 저희가 제시하는 올바른 영양관리 정보와 메뉴를 적용하여 조바심과 두려움을 버리고 차근차근 적응해가기 바랍니다.

chapter 1
위 절제 후 식사 원칙

이제 본격적으로 위 절제 후에 필요한 식사 요법에 대해 설명하도록 하겠습니다. 위 절제 후 식사 요법에서 기억해두어야 할 포인트는 두 가지입니다.

첫째, 수술 후 초기에는 절제된 위의 용량과 감소된 소화 기능에 맞추기 위해 1회 식사 섭취량이 적지만 회복과 적응 단계에 따라 식사량을 조금씩 증가시켜야 합니다. 환자 중에 수술 후 초기 적은 식사량에는 잘 적응했다가도 시간이 경과해도 좀처럼 1회 식사량을 늘리지 못하는 경우가 종종 있습니다. 따라서 처음에는 1~2순가락부터 시작하여 수시로 식사를 하다가, 차츰 1회 섭취량을 늘리면서 식사 횟수를 정상으로 줄여야 합니다.

둘째, 수술 직후 반드시 제한해야 할 음식 이외에는 먹을 수 있는 음식의 종류가 환자 개개인에 따라 차이가 클 수 있다는 사실입니다. 따라서 한 가지 음식만 먹지 말고, 여러 가지 음식들을 다양하게 시도해야 합니다. 수술 직후에는 소화에 어려움을 겪었던 음식이라도 시간이 지나면서 소화 능력이 회복되면 충분히 먹을 수 있습니다. 즉, 수술 초기에는 부드럽고 소화가 잘되는 음식으로 식사를 구성하되, 점차 먹을 수 있는 음식의 종류와 조리법을 다양하게 시도해 보는 것이 좋습니다.

이 두 가지 포인트를 기억하면서 위절제술 후의 식사 원칙을 각 항목별로 자세히 살펴보겠습니다.

천천히 꼭꼭 씹어먹습니다

위절제술 후의 식사 원칙 중 가장 기본적이면서도 중요한 것이 바로 천천히 꼭꼭 씹어먹는 것입니다. 이는 수술 직후뿐만 아니라 평생 동안 지켜야 할 식습관입니다. 위는 우리 몸에서 맷돌과 같은 역할을 담당하고 있어, 식도를 통해 넘어온 음식물을 잘게 갈아서 소장으로 천천히 이동시킵니다. 하지만 위절제술 후에는 이와 같은 기능이 저하되기 때문에 입안에서 음식물을 많이 씹어주는 것이 매우 중요합니다.

또한 위절제술을 받으면 대부분 위와 십이지장 사이에 위치한 하부 괄약근(유문부)이 소실되기 때문에 위에서 십이지장으로 음식물이 내려가는 속도를 조절하기 어려워집니다. 따라서 음식을 빨리 먹으면 그만큼 음식이 위장을 통과하는 시간이 짧아져 덤핑증후군 같은 부작용이 발생할 수 있습니다. 그러므로 식사 시 30회 이상 씹고, 식사 시간은 20분 이상 걸리도록 해야 하며, 물이나 주스처럼 마시는 음료도 여러 번에 나누어 씹듯이 천천히 삼키는 것이 좋습니다.

특히 대부분의 음식물이 소화되는 장소인 십이지장을 우회하는 수술(위공장문합술)을 받은 환자의 경우에는 음식물의 소화 기능 또한 저하되는데, 입안에서 오래 씹을수록 침에 있는 효소에 의해 음식물의 일부가 분해되므로 소화에도 도움이 됩니다.

여러 번 자주 먹습니다

수술 후 초기에는 1회 식사 섭취량이 매우 적기 때문에 수술 전처럼 하루 3끼 식사만으로는 충분한 영양 공급이 어려워집니다. 따라서 식사 횟수를 늘려서 자주 먹도록 해야 합니다. 식사 후 음식이 소화되는 데 걸리는 시간은 개인별로 차이가 있으나 대략 1시간 30분에서 2시간 정도 걸리므로, 식후 2시간 전후로 공복감을 느끼면 같은 양의 음식을 더 먹도록 합니다. 그리고 식사량이 증가하면 식사 횟수를 조절해야 합니다.

식사량은 조금씩 천천히 늘려갑니다

많은 환자들이 식사 섭취에 두려움을 느껴 식사량을 늘리지 못하거나, 반찬 없이 죽만 먹는 경우를 볼 수 있습니다. 예전에 어떤 환자가 병원의 지침대로 하루 3끼 식사에 간식을 2~3회 먹고 있는데도 수술 후 2개월 동안 체중이 계속 줄어든다고 전화를 한 적이 있습니다. 사정을 알고 보니 식사량을 2숟가락 이상 늘리지 못하고 있었던 것이었습니다. 이 환자처럼 하루에 5~6회씩 식사를 했더라도 식사량이 너무 적어 전체 섭취량 자체가 부족하면 본인에게 필요한 영양을 충족하지 못하고, 결국 체중이 감소할 수 밖에 없습니다. 뿐만 아니라 수술 후 오랫동안 적은 식사량을 지속하면 상처 회복도 늦어지고, 영양 불량 상태까지 발생할 수 있습니다. 반대로 빨리 회복하겠다는 욕심에 과식을 하면 복통으로 고생할 뿐만 아니라, 심한 경우에는 며칠 동안 금식까지 해야 하는 경우도 있어 오히려 회복이 늦어지고 상태가 약화될 수 있습니다.

따라서 수술 직후에는 소량으로 시작하여 회복 정도에 따라 식사량을 천천히 늘려 나가도록 해야 합니다. 일반적으로 수술 후 1년 이상 지나면 수술 전 섭취량과 비슷한 정도까지 증가할 수 있으므로 조급해하지 말고, 1회 섭취량이 충분히 증가하기 전까지는 간식을 통해 영양 보충을 하도록 합니다.

단백질 음식을 충분히 섭취합니다

단백질은 우리 몸을 이루는 세포와 여러 가지 호르몬 그리고 효소들의 재료이므로 지속적으로 공급되어야 합니다. 특히 수술로 인해 손상된 체내 조직의 빠른 재생을 위해서는 단백질을 충분히 섭취하는 것이 매우 중요합니다. 게다가 면역 세포의 주재료가 단백질이므로, 단백질의 섭취는 면역력 유지와 증가에도 중요한 역할을 합니다.

단백질이 풍부한 식품이나 음식에는 어떤 것들이 있을까요? 단백질은 곡류나 콩, 야채류 등 식물성 식품과 고기나 생선, 계란, 우유 등 동물성 식품 모두에 골고루 들어 있습니다. 특히 동물성 식품에 들어있는 단백질은 반드시 음식으로부터 섭취해야 하는 필수아미노산을 더 많이 함유하고 있어, 단백질 필요량의 2/3 정도는 동물성 식품으로 섭취하는 것이 좋습니다. 그러나 많은 암 환자들이 '암세포가 고기를 좋아하기 때문에 고기를 먹으면 안 된다'는 설만 믿고 고기를 기피하는 경우가 많습니다. 그러나 이는 과학적 근거가 전혀 없는 말입니다. 암세포를 굶겨 죽이려고 생명 유지를 위한 필수 원료를 섭취하지 않는다면, 이는 빈대 잡으려다 초가삼간 태우는 격이나 마찬가지입니다.

특히 수술 후 2~3개월까지는 상처가 회복되는 기간으로 체내 단백질 요구량이 크게 증가되어 있으므로 매끼마다 단백질 식품 중 1~2종류는 섭취해야 합니다. 이때 고기 종류에는 제한이 없으나 지방이 많은 부위보다는 소화가 잘되는 살코기가 좋으며, 처음에는 조금씩 먹기 시작하되 차츰 양을 늘려나가야 합니다. 그리고 수술 후 초기에는 저하된 소화 기능을 고려하여 고기를 다져서 먹는 것이 좋고, 면역력과 위산 분비가 정상이 아니므로 날 것보다는 익혀서 먹는 것이 안전합니다.

영양소의 균형을 생각하세요

수술 후에는 '수술 후 남은 위의 기능 회복 정도'와 '절제된 위의 기능'을 감안하여 식사법이 달라져야 합니다. 우선 수술 후 초기에는 식사에 대한 빠른 적응과 자신감 회복이 가장 중요합니다. 따라서 영양의 균형보다는 일단 피해야 할 식품과 조리법을 잘 알아야 하고, 적은 양의 새로운 식사법에 적응하는 것을 최우선으로 생각해야 합니다.

그 다음 상처가 어느 정도 회복되고 소장이 '절제된 위의 기능'을 조금씩 대신 하면, 차츰 영양이 균형 잡힌 식사로 이어져야 합니다. 그러기 위해서는 매일 곡류, 어육류, 계란, 채소나 과일류, 우유나 유제품, 유지류 식품들을 적절한 양으로 골고루 섭취해야 합니다. 영양소의 균형을 고려하여 먹어야 할 식품에 대해서는 다음 장에서 다루도록 하겠습니다.

자극적인 음식은 피하도록 합니다

위절제술 후에는 맵고 짠 음식(젓갈, 장아찌, 매운탕 등)은 삼가고, 자극적인 향신료를 다량 사용하는 음식이나 향이 너무 강한 채소도 피하는 것이 좋습니다. 이러한 음식은 위절제술 후 약해진 위점막을 자극하여 속쓰림이나 딸꾹질 등을 유발하고, 심하면 위염을 일으킬 수 있기 때문입니다. 따라서 수술 후 초기에는 이러한 음식을 피하고 회복 정도에 따라 적응해가는 것이 좋습니다.

뿐만 아니라 초기에는 콜라나 사이다 같은 탄산음료나 커피, 녹차, 홍차 같은 카페인 음료도 제한해야 합니다. 탄산음료에는 설탕이나 액상과당 같은 단당류가 많이 들어있어 덤핑증후군을 유발할 수 있고, 탄산가스가 위를 자극하고 장에서 가스를 발생시켜 복부 통증이나 복부 팽만감이 발생하여 식사에 어려움을 겪을 수 있습니다. 또한 카페인 음료도 마찬가지로 위를 자극하여 위염이나 복부 통증을 유발할 수 있고, 카페인을 지속적으로 섭취하면 칼슘이 소변으로 배출되어 체내 칼슘 흡수를 방해하게 됩니다. 특히 자극적인 음식은 완치 후에도 재발을 예방하기 위해 가급적 피하는 것이 좋습니다.

암 종류마다 발생 원인은 다양하지만, 그 중 소화 기관에 발생하는 암은 평소의 식습관과 밀접한 관계에 있습니다. 맵고 짠 음식이나 자극적인 음식은 소화 기관에 자극을 주어 암 발생률을 증가시키며, 암을 경험한 사람은 그렇지 않은 사람보다 암 발생 위험율이 5~6배 정도 높다고 알려져 있으므로 특히 주의해야 합니다. 따라서 평소 자극적인 음식을 즐겨 먹었다면 수술 후부터라도 식습관을 개선하기 위해 노력해야 합니다.

수술 후 초기에는 섬유소 섭취를 제한합니다

섬유소는 소화가 잘 안되고, 장 속에서 가스를 만들어 복부 팽만감을 유발할 수 있으므로 수술 후 초기에는 가급적 적게 먹는 것이 좋습니다. 섬유소는 곡류, 채소류, 해조류 및 과일류에 많이 들어 있습니다. 따라서 밥을 먹을 경우, 초기에는 쌀밥을 먹다가 적응 정도에 따라 잡곡을 첨가하고, 감자나 고구마 등은 삶은 후 으깨서 먹는 것이 좋습니다.

해조류는 섬유소가 유난히 많은 식품이므로 수술 후 2주간은 피하는 것이 좋은데, 조금씩 먹었을 때 복부 불편감이 없다면 양을 조금씩 늘려 먹도록 합니다. 그리고 채소류 또한 섬유소가 많은 식품이므로 수술 직후에는 부드러운 채소를 잘게 썰거나 다져서 섭취하면서 점차 양을 조절해 나가도록 합니다. 말린 과일이나 채소는 질기기 때문에 초기에는 피하는 것이 좋습니다.

과일을 먹을 경우에는 섬유소가 특히 많은 껍질을 벗기고 먹어야 합니다. 만약 과

식품군별 상용 식품의 열량 및 섬유소 함량

분류	식품명	목측량	중량(g)	열량(kcal)	섬유소(g)
곡류	쌀밥	1공기	210	307	0.2
	보리밥	1공기	210	294	0.4
	현미밥	1공기	210	321	0.8
	옥수수	대 1개	260	364	1.6
감자류	감자	중 1개	140	118	0.6
	고구마	중 1/2개	125	157	0.9
채소류	오이	중 1/3개	70	6	0.4
	애호박	중 1/3개	70	27	0.4
	양배추	2장	70	22	0.6
	당근	중 1/3개	70	24	0.6
	도라지	중 1개	40	33	0.8
	깍두기	1인분	50	17	0.4
	배추김치	1인분	50	9	0.7
해조류	건미역		100	190	2.5
	건다시마		100	189	4.1
	김		100	251	4.8
과일류	포도	19알	80	47	0.2
	사과	중 1/3개	80	46	0.4
	배	대 1/4개	115	45	0.7
	파인애플	3쪽	200	46	0.8
	키위	1개	80	43	1.0

일을 먹었을 때 소화가 잘 안되고 더부룩한 느낌이 든다면 갈아서 먹거나 얇게 저며서 먹는 것이 좋습니다.

취침 2시간 전에는 음식을 섭취하지 않습니다

위절제술 후 나타나는 부작용 중 하나로 역류성 식도염이 있습니다. 이 증상을 예방하려면 평소 누워 있을 때나 잠을 잘 때 상체를 조금 높여준 자세를 유지하는 것이 좋습니다. 또한 취침 직전에 음식을 먹으면 잠을 자는 동안 음식물이 역류할 수 있으므로 취침 2~3시간 전부터는 가급적 음식 섭취를 금해야 합니다. 만약 공복감이 너무 심해 잠을 자기 어려울 정도라면 약간의 주스나 크래커로 허기만 살짝 달래주면 됩니다.

식사일기를 써보세요

다음 페이지의 표는 앞장에서 다룬 수술 후 초기에 조심해야 할 식품을 요약하여 정리한 것입니다. 환자마다 소화 능력과 적응 정도에 많은 차이가 있으며, 몸에 맞지 않는 음식은 개개인마다 다르기 때문에 제한 식품에는 차이가 있을 수 있습니다. 또한 제한 식품이라도 수술 후 환자의 회복 및 적응 정도에 따라 조금씩 섭취가 가능합니다. 따라서 소화 기능이 어느 정도 회복되면 1~2종류씩 시도하면서 소화 상태를 관찰하고, 차츰 다양하게 섭취하도록 합니다.

평소 소화가 잘 안되어 먹지 못했던 음식을 시도할 때는 우선 조금만 먹어보고, 특별한 문제가 없다면 적응 정도를 고려하면서 점차 섭취량을 늘려가도록 합니다. 가령 섬유소가 많은 도라지의 경우, 수술 초기에는 섭취를 제한하다가 일정 시간이 지나 소화 능력이 어느 정도 회복되면 섭취를 시도하되, 처음에는 약간만 다져서 먹어보고, 이상이 없으면 양을 늘려가면 됩니다. 또한 다져서 먹는 데 문제가 없다면 그 다음부터는 적당한 크기로 썰어 먹으면 됩니다.

이처럼 단계적으로 식품의 범위를 늘려가는 것이 좋은데, 수술 후 1~2개월이 지나서 소화 기능이 많이 좋아지면 자신감이 회복되면서 이것 저것 먹다가 탈이 나는 경우도 있습니다. 지나치게 겁을 내서 새로운 식품을 시도하지 않는 것도 문제지만, 지나치게 겁을 내지 않는 것도 문제가 될 수 있으니 항상 단계적으로 식사를 진행해나가도록 해야 합니다.

음식에 대한 적응 정도를 파악하기 위해 좋은 방법 중 하나로 식사일기를 쓰기를 권장합니다. 매끼마다 자신이 먹었던 음식의 종류와 양 그리고 먹었을 때의 소화 상태를 간단하게라도 기록해두면 그 음식에 대한 적응 정도를 알 수 있을 뿐만 아니라 본인의 회복 정도를 파악할 수 있어 많은 도움이 될 수 있습니다.

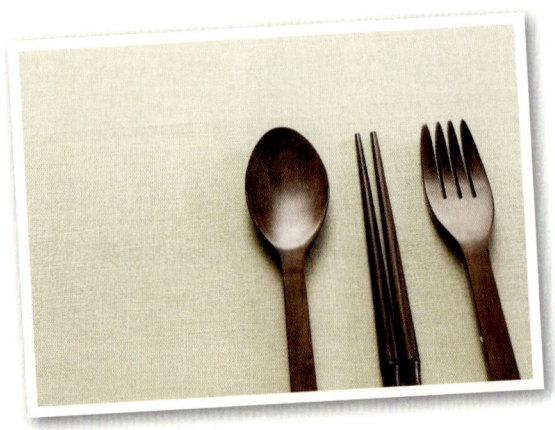

수술 초기 허용 식품과 제한 식품

분류	허용 식품	제한 식품
곡류	쌀, 국수, 식빵, 크래커, 옥수수, 감자, 고구마 등	떡, 설탕이 입혀져 있거나 단맛이 강한 시리얼, 잡곡류(현미, 보리, 조 등), 튀긴 감자, 팝콘 등
어육류 및 두류	육류(부드러운 살코기), 생선, 계란, 두부	질긴 고기나 결체조직, 햄류, 훈제 육류 등
채소류		섬유질이 많은 채소(도라지, 더덕, 콩나물, 숙주, 우엉, 연근, 미역, 파래 등)
지방류	식용유, 버터, 마가린, 마요네즈, 참기름, 들기름 등	견과류(호두, 땅콩, 잣, 아몬드 등)
과일류	과일 및 각종 무가당 주스	말린 과일(곶감, 대추, 건포도 등), 감, 바나나
당류 및 후식류		케이크, 쿠키, 쨈, 아이스크림, 사탕, 초콜릿 등
음료	곡류음료	술, 탄산음료, 수정과, 식혜, 차가운 음료 등
기타	간장, 된장, 소금, 식초, 맑은 수프, 맑은 육수 등	고춧가루, 후추, 겨자

따르릉~ 영양상담실입니다

음식을 먹으면 배가 아파요

수술 후 초기에는 위의 용량이 감소하고 운동 기능이 떨어져 있으므로 적은 양의 음식이 들어가더라도 위에 자극을 줄 수 있습니다. 음식을 섭취하면 위가 움직이면서 수술 부위가 당겨져 통증을 느낄 수 있으며, 수술로 인해 장의 연동운동(수축 및 이완운동)이 증가하여 고통스럽기도 합니다. 그러나 이러한 증상은 시간이 지나면서 상처가 회복되고 장 운동이 정상화되면서 자연적으로 없어집니다.

하지만 음식을 먹은 후 계속해서 가스가 많이 차고 심한 복통이 느껴질 때는 장유착을 의심해 볼 수 있습니다. 위절제술을 받게 되면 수술 중에 장의 표면에도 미세한 상처가 발생하게 되는데, 상처가 회복되면서 장이 부분적으로 유착될 수 있습니다. 대부분의 환자는 장유착 정도가 심하지 않아 별다른 불편함을 느끼지 않지만, 일부 환자의 경우에는 유착 정도가 심해 장이 부분적으로 좁아지거나 막히는 문제가 발생하기도 합니다. 유착으로 인해 음식물이 잘 통과하지 못하면 음식을 먹었을 때 가스가 많이 차고 심한 복통을 느낄 수 있는데, 만약 음식을 먹었을 때 음식물이 걸려서 막히는 느낌과 함께 이러한 증상이 나타나면 장유착을 의심할 수 있습니다.

이러한 증상이 나타나면 일단 금식을 하고 온열팩 같은 따뜻한 것을 배 위에 대고 충분한 휴식을 취해야 합니다. 대개 반나절 정도 금식하면서 장을 쉬게 하면 통증이 사라지는데, 증상이 완화되면 미음이나 묽은 죽을 소량 섭취해보고 복통이 없으면 식사량을 점차 늘려가면서 정상적인 식사로 이행하면 됩니다. 하지만 복통이 사라지지 않거나 더 심해지면 장폐색을 의심할 수 있으며, 이러한 경우 즉시 병원으로 가서 검사를 받아야 합니다. 일부 음식이나 위석 등이 음식물이 내려가는 통로를 막거나 좁게 만들어 장폐색을 유발할 수 있기 때문입니다.

장폐색을 유발하는 대표적인 음식으로는 떡, 감, 바나나 등이 있습니다. 떡은 찰기가 강해서 아무리 꼭꼭 씹어 먹어도 위나 장의 움직임으로 인해 덩어리를 형성할 수 있습니다. 특히 소화가 잘된다고 생각하는 인절미 같이 찹쌀로 만든 떡은 멥쌀로 만든 떡에 비해 찰기가 더 강하므로 더욱 조심해야 합니다. 그리고 감과 바나나에는 '탄닌'이라는 성분이 들어 있는데, 이는 변비를 유발하는 원인이 되므로 조심해야 합니다.

환자사례

식사량이 빨리 늘지 않아요

B씨(37세, 남성)는 위부분절제술을 받은 환자입니다. 평소 건강함을 자랑하던 B씨는 가끔씩 식사 후에 소화가 잘 안되고 속이 더부룩한 느낌이 들었으나 컨디션이 좋지 않아서 그러려니 하고 지내다가 건강검진에서 위암 초기 진단을 받게 된 경우입니다. 하루 3끼 규칙적으로 잘 챙겨 먹던 B씨는 식사 상의 특별한 문제점은 없었지만, 평소 술을 좋아해서 회사 동료들과 일주일에 적어도 2~3회는 퇴근 후 술자리를 가졌다고 합니다. 그래서인지 식사교육을 받을 때에도 언제쯤이면 술을 먹을 수 있는지에 대해 많은 관심을 보였습니다. 사실 교육 당시에도 B씨는 다른 환자들에 비해 식사량이 다소 적은 경향이 있었기 때문에 체중 감소가 예상되는 상황이었는데, 아니나다를까 퇴원한지 2주 정도 지나서 식사량이 늘지 않아 자꾸 체중이 빠진다며 어떻게 해야 할지 문의하는 전화를 했습니다. B씨의 사례를 통해 이런 경우에는 어떻게 해야 할지 살펴보도록 하겠습니다.

식사량이 부족하다면 간식을 충분히 활용하세요

위절제술로 인해 위의 크기가 줄어들었기 때문에 식사량이 충분히 증가할 때까지 시간이 필요합니다. 그래서 수술 초기에 많은 환자들에서 체중 감소가 나타나게 되는데, 급격한 체중 감소를 예방하기 위해서 간식을 활용해야 합니다. 한번에 먹을 수 있는 양이 한정되어 있기 때문에 자주 먹는 것이 필요합니다. 수술 초기에는 하루에 5~6회씩 식사와 간식을 먹으면서 평소 1일 섭취량의 60~80% 이상 먹을 수 있도록 하는 것이 좋으며, 식사량이 증가하면서 간식 횟수는 점차 줄여나가도록 합니다.

많은 환자들이 퇴원 후에는 직장에 다닌다거나 친구를 만난다거나 여러 가지 사회생활을 하면서 간식을 소홀히 하는데, 간식을 거르면 몸에 필요한 열량이나 단백질, 그 외 다른 영양소를 충분히 섭취할 수 없게 되어 체중이 자꾸 빠지고 심하면 영양불량까지 나타날 수 있습니다. 직장생활을 하면 동료나 상사의 눈치가 보여서 간식을 먹기 힘들다고 하는 환자들도 있는데, 그런 경우에는 주변 사람들에게 미리 사정을 설명하고 양해를 구하는 것이 필요합니다. 그렇다고 직장에서 냄새가 지나치게 많이 나는 음식을 먹는다면 곤란할 수도 있습니다. 따라서 간단하게 먹을 수 있으면서도 적절한 열량을 보충할 수 있는 간식을 선택해야 합니다. 우유에 미숫가루를 타서 먹거나, 상업용 영양보충음료를 활용하거나, 이 밖에 빵이나 푸딩과 같은 간식을 예로 들 수 있습니다.

양질의 식사를 구성해보세요

B씨와 상담을 해보니 하루에 4~5회씩 식사나 간식을 먹고 있었고 더 이상 횟수를 늘리기는 어려운 상황이었습니다. 그렇다고 포기할 수는 없는 법. 좀 더 자세히 식사 구성을 물어보기 시작했더니 B씨의 문제점이 하나씩 드러나기 시작했습니다. 첫째, B씨는 2주가 지나도록 계속 죽을 먹고 있었습니다. 이미 진밥으로 진행해야 하는 상태인데도 소화가 잘 되지 않을까 겁이 나서 계속 죽을 먹고 있었던 것입니다. 하지만 다음 페이지의 표와 같이 동일한 양이라도 죽과 밥은 영양적으로 차이가 있기 때문에 다음 단계로 진행 가

능한 상태라면 미루지 말고 이행하는 것이 좋습니다. B씨의 경우, 퇴원 후 계속 섭취하고 있었던 죽에서 물기를 좀 더 제거하여 진밥의 형태로 이행하도록 하되, 고기나 해산물 같은 단백질 급원 식품과 채소를 함께 섞어 진밥을 짓도록 유도했습니다.

분류	열량(kcal)	탄수화물(g)	단백질(g)	지방(g)
밥(1/2공기)	150	34.5	3	1.2
죽(1/2공기)	108	22.8	2.1	0.5

둘째, B씨는 퇴원 후 계속 흰죽에 생선이나 두부 소량씩만 섭취하고 있었습니다. 식사요법 교육 시에 가능하면 흰죽보다는 고기와 야채를 함께 넣어 단백질 함량도 높이고, 쌀에 들어있지 않은 영양소까지 추가적으로 섭취할 수 있는 영양죽을 권장했지만, 조리 시 재료를 다져야 하는 번거로움 때문에 흰죽을 섭취했던 것입니다. 거기에 반찬 한 두 가지로 식사를 계속 해왔고, 간식은 대개 과일로 간단히 섭취해왔다고 합니다. 가뜩이나 식사량도 부족한데 영양 밀도가 낮은 식사를 지속하다 보니 몸에서 필요로 하는 영양요구량이 충족되지 않아 지속적인 체중 감소가 나타났던 것입니다.
물론 생선이나 두부도 좋은 단백질 급원 식품이지만 B씨의 경우에는 소화에 대한 걱정으로 생선과 두부만 고집해왔기 때문에, 질 좋은 단백질 급원인 고기나 계란도 적절히 활용하도록 했습니다. 그리고 간식으로 과일을 섭취하는 것도 좋으나 과일은 탄수화물 함량이 높은 대신 단백질과 지방 함량이 낮고, 다른 식품군(채소군 제외)에 비해 열량도 낮기 때문에 간식 구성에도 변화를 주도록 했습니다. 즉, 과일만 먹는 것이 아니라 빵이나 우유, 수프 등 다른 음식을 함께 활용함으로써 열량을 높이고 영양소를 골고루 섭취할 수 있도록 한 것입니다.

식사에 대한 지나친 두려움은 없느니만 못합니다
B씨의 경우 수술 후 식사에 대한 두려움으로 인해 심리적으로 위축되어 있었습니다. 입원 중에 음식을 조금 빨리 먹었다가 속이 더부룩해서 하루 종일 고생했던 경험이 있었던 B씨는 그때부터 음식을 섭취하는 데 많은 주의를 기울이게 되었습니다. 그러다 보니 한정된 음식 몇 가지만 반복해서 먹게 되었던 것입니다. B씨 외에도 여러 환자들이 수술 후 처음 식사를 시작할 때 수술 전에 비해 양이 적다 보니 빨리 먹거나 예전에 먹던 양대로 먹어 탈이 나는 경우가 있습니다. 심한 통증을 느끼거나 속이 더부룩한 증상으로 고생을 하게 되면 식사에 대한 두려움이 생기게 되어 지나치게 주의하면 오히려 영양불균형이나 영양섭취 부족과 같은 결과를 초래하게 됩니다. 즉, 소화 기능의 저하는 수술로 인해 나타나는 일시적인 현상이므로 몸이 점차 회복되어감에 따라 소화 기능도 함께 좋아진다는 것을 잊지 말아야 합니다. 평소에 즐겨 먹던 음식이라면 수술 후 충분히 회복된 뒤에는 아무런 문제가 되지 않습니다. B씨에게 이러한 점을 충분히 설명하고, 섭취하는 음식의 범위를 점점 늘려가도록 하되, 처음에는 소량만 섭취해보고 괜찮다면 섭취량을 차츰 늘려가면서 적응해나가도록 했습니다.

환자사례

떡을 먹고 탈이 났어요

F씨(61세, 여성)는 집 근처 병원에서 내시경 검사를 받았다가 큰 병원으로 가서 정밀검사를 받아보라는 권유를 받고 본원을 내원한 환자였습니다. 검사 후 위암 2기를 진단받고 위부분절제술을 받게 되었습니다. 수술 후 F씨를 만났을 때 그녀는 상당히 낙심한 상태였습니다. 처음에 했던 질문도 "평생 동안 음식을 조금씩 먹어야 하나요?"라는 것이었습니다. 평소 군것질을 즐기고 음식 먹는 것을 삶의 낙으로 여겼던 F씨였기에 음식을 잘 먹지 못할까 걱정이 많았습니다. 때문에 점차 회복되면 식사량이 늘어날 수 있다는 설명을 해주자 안심하고 회복에 전념하는 모습을 보였습니다.

무리하지 말고 점차적으로 식사를 진행하세요

퇴원 후 초기에는 죽을 섭취하면서 무리하지 말고 식사를 이행해야 합니다. 부드럽고 소화되기 쉬운 음식 위주로 섭취하면서 몸을 회복시키는 것이 중요합니다. F씨도 퇴원 후 식사를 단계적으로 이행해나가면서 무리하지 않도록 했습니다. 평소 음식 먹는 것을 즐겼던 F씨였기에 초반에는 여러 가지 음식에 대한 유혹으로 힘들어하는 모습을 보였지만, 조금만 참으면 된다는 생각으로 꿋꿋하게 이겨냈습니다. 그러던 F씨가 유달리 먹고 싶어하던 음식이 있었는데, 바로 밀가루 음식이었습니다. 무엇보다도 국수가 먹고 싶다고 했습니다. 그래서인지 밥에 대한 적응이 끝난 후 F씨가 가장 먼저 먹었던 것도 국수였습니다. 이와 같이 수술 후 시간이 지나면서 위장 기능도 정상적으로 회복되어 먹을 수 있는 음식의 범위는 늘어났고, 식사와 간식을 자주 섭취하면서 F씨는 서서히 회복되어 가고 있었습니다.

'하나 정도는 먹어도 되겠지' 그러나 결과는

F씨는 퇴원 전 식사교육 시, 감이나 떡과 같은 음식은 주의하라는 교육을 받았습니다. 그래서 회복기간 동안 먹고 싶었던 것을 꾹 참고 지내왔습니다. 그러다가 몸이 회복되어 먹지 못하는 음식이 없어지자 그동안 잊고 지냈던 떡 생각이 슬그머니 나기 시작했다고 합니다. F씨가 유혹을 이기지 못하고 떡을 먹게 된 계기는 바로 추석이었습니다. 먹음직스럽게 놓인 송편을 보니 참을 수가 없었던 것이지요. '설마 하나 먹는데 무슨 일이 생기겠어'라는 생각으로 송편을 먹은 F씨는 아무런 문제가 없자 그날부터 안심하고 조금씩 먹기 시작했습니다. 그러던 어느 날, 음식을 먹는데 잘 내려가지 않고 속이 더부룩한 느낌이 들기 시작했습니다. 처음에는 소화가 잘 안 되나 싶어 소화제를 먹고 넘겼는데 점차 증상이 심해지면서 식사를 하기 어려워졌고, 아랫배에 심한 통증이 느껴지기 시작했다고 합니다. 시간이 갈수록 통증은 참을 수 없을 정도로 심해졌고 겁이 난 F씨는 병원을 방문했습니다.

진단 결과, F씨의 증상은 장폐색으로 나타났습니다. 그동안 먹어왔던 떡이 소장에서 덩어리를 형성하여 음식물의 통로를 막아버렸던 것입니다. 결국 F씨는 수술을 통해 덩어리를 제거하면서 부패된 장의 일부도 함께 절제해야 했고, 식사도 다시 죽 단계로 돌아가게 되었습니다. 다시 처음으로 돌아가서 식사를 시작하게 된 F씨는 크게 상심했지만, 이번 일로 많은 교훈을 얻게 되었다고 했습니다. 몸이 회복되었다고 해서 예전과 똑같아진 것은 아니기 때문에 항상 주의해야 한다는 사실을 깨닫게 된 것입니다. 재수술 후 초반에는 장내 가스로 잠시 고생했던 F씨는 점차 회복하여 지금은 밥을 먹고 있으며, 식사에 별다른 문제점 없이 잘 지내고 있습니다.

내 몸의 변화를 인지하고 항상 식사에 주의를 기울여야 합니다

위절제술을 받고 나면 초기에는 식사에 많은 변화가 생기지만, 시간이 흐르고 몸이 회복되면서 점차 수술 전과 같은 식사 섭취가 가능하게 됩니다. 때문에 F씨와 같이 많은 환자들이 시간이 지나면서 식사 섭취에 주의를 기울이는 것을 잊곤 합니다. 하지만 수술 후에 내 몸에서는 분명한 변화가 생겼고, 이로 인해 문제가 발생할 수 있다는 점을 명심해야 합니다.

위절제술 후 나타나는 변화에는 여러 가지가 있습니다. 가장 먼저 느껴지는 변화는 바로 식사량의 감소입니다. 위를 절제했기 때문에 음식물이 들어갈 수 있는 공간이 줄어들어 식사량이 감소하는 것입니다. 그러나 식사량은 시간이 지나면서 점차 증가하게 되는데, 위가 다시 자라는 것이 아니라 음식물이 들어가면 위의 근육이 늘어서 공간을 늘리기 때문에 가능한 것입니다. 대신에 위가 늘어나는 데에도 한계가 있으므로 과식은 피해야 합니다.

다음으로 느껴지는 변화는 소화 능력 저하입니다. 사실 대부분의 음식은 십이지장에서 소화가 이루어지고, 위는 음식물을 곱게 갈아 소화가 용이하도록 만드는 역할을 합니다. 따라서 위의 기능이 저하되면 음식물이 미처 갈리지 않은 상태로 십이지장으로 내려가게 되어 소화가 잘 되지 않습니다. 나중에 위장 기능이 회복되면서 소화 능력도 점차 좋아지게 되지만 항상 주의를 기울여야 합니다.

또한 위 하부에는 유문부라고 하는 괄약근이 존재하는데, 이는 위와 십이지장의 경계에 위치하면서 음식물이 이동하는 것을 조절하는 역할을 합니다. 즉, 위가 음식물을 갈아주는 동안 새어나가지 않도록 막아주고, 음식물이 장으로 내려가고 난 뒤에는 역류하지 않도록 막아주는 역할을 하는 것입니다. 뿐만 아니라 음식물이 장으로 내려가는 속도를 조절하는 중요한 역할도 합니다. 하지만 위절제술을 받게 되면 이 괄약근이 함께 제거되어 음식물의 이동을 조절하는 기능을 상실합니다. 이 때문에 식사를 할 때 천천히 꼭꼭 씹어먹어야 하는 것입니다.

이 밖에도 수술 후에는 섬유소로 인한 위석이 생길 수 있습니다. 위석이란 위장 또는 소장에 모여있는 식물성 섬유소 덩어리로, 위석이 생기면 음식물이 내려가는 통로를 막거나 좁게 만들어 장폐색과 같은 문제를 유발할 수 있습니다. 따라서 섬유소가 많은 음식, 특히 채소를 섭취할 때는 꼭꼭 씹어먹도록 해야 합니다.

이처럼 수술 후 나타나는 신체적인 변화에는 여러 가지가 있습니다. 이러한 변화는 통증과 같이 바로 느껴지는 것이 아니고, 잘못된 식습관이 반복되면서 문제를 유발하는 경우가 많기 때문에 항상 식사에 주의를 기울여야 합니다. 식사 시간은 20~30분 정도 여유를 가지고 하고, 음식은 천천히 꼭꼭 씹어먹도록 하며, 가급적 식사 중 많은 수분을 섭취하는 것은 피하는 것이 좋습니다.

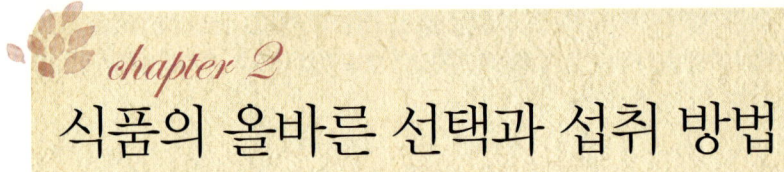

chapter 2
식품의 올바른 선택과 섭취 방법

위 수술 후 초기에는 제한된 식품과 양 때문에 새로운 식사법에 적응해야 합니다. 그러나 회복과 더불어 식사량에 적응할수록 점차 균형 잡힌 영양소 섭취에 신경을 써야 합니다. 물론 회복단계별로 먹는 양과 조리법 등이 다를 수는 있지만, 영양의 균형을 이루기 위한 식품을 선택하는 기본적인 원리는 변하지 않습니다.

우리가 매일 먹어야 할 식품들을 주요 함유 영양소가 비슷한 것끼리 분류하여 놓은 '기초 식품군'이라는 것이 있습니다. 각 식품군에서 먹을 수 있는 식품을 골고루 선택하여 적절한 양으로 먹는 방법만이 우리 몸에 좋은 영양 상태를 유지할 수 있는 유일한 길입니다.

이제부터 각 식품군에서 먹을 수 있는 식품과 섭취 방법에 대해 설명하도록 하겠습니다.

곡류

곡류 식품은 우리 몸에 열량을 제공해주는 당질이 주로 함유된 식품군으로 밥, 빵, 과자, 떡, 국수, 감자, 고구마, 옥수수 등이 이에 해당됩니다. 당질은 다른 열량원인 단백질과 지방에 비해 소화 흡수가 가장 잘되는 영양소로, 위장관(위와 장을 모두 포함한 기관)에 부담 없이 편하게 먹을 수 있는 식품들이 많습니다. 다만 현미,

보리, 조, 수수 등의 잡곡류는 식이섬유소가 많아 위장관을 더욱 튼튼하게 단련시킬 수 있어 건강한 사람들에게는 좋지만, 수술 직후 위장관 기능이 저하된 환자에게는 장에 부담을 줄 수 있습니다. 따라서 수술 초기에는 피하고 수개월 후 정상적인 식사가 가능하게 되면 점차적으로 잡곡류를 먹도록 합니다.

또한 당분이 많이 함유된 식품은 덤핑증후군을 유발할 수 있으므로, 초기에는 단맛이 강한 과자, 초콜릿, 케이크 등은 피하도록 합니다. 한편 떡과 같이 찰진 형태의 음식은 곱게 씹기가 어려워 덩어리째 삼키다가 장폐색을 일으킬 수 있으므로 조심해야 합니다.

우리나라는 밥을 주식으로 하는 식생활 문화로, 밥을 통한 열량 공급이 거의 50%에 달합니다. 따라서 위를 절제하여 밥의 섭취량이 줄어들면 적절한 열량 섭취에 지장을 초래할 수 있습니다. 그러므로 주식인 밥 양이 정상으로 돌아오기 전까지는 감자, 고구마, 밤 등을 간식으로 활용하여 열량을 보충하는 것이 필요합니다. 반대로 회복 단계에서 밥만 우선시하여 밥 양만 늘리는 경우도 많습니다. 하지만 이런 경우에는 다른 영양소의 섭취가 부족할 수 있으므로, 일정 섭취량 범위 안에서는 밥과 반찬의 비율을 맞추어 섭취하는 것이 중요합니다.

국수류나 빵과 같은 밀가루 음식 또한 무조건 제한하기 보다는 음식의 종류와 개개인의 적응 정도에 따라 섭취할 수는 있으나, 먹는 요령에 대해서는 다음 장을 참고하기 바랍니다.

따르릉~ 영양상담실입니다

밀가루 음식은 소화가 잘 안 된다는데, 국수나 빵을 먹어도 되나요?

밀가루 음식이라고 해서 무조건 제한할 필요는 없습니다. 밀가루 음식은 부드러운 것을 선택하여 평소보다 천천히 꼭꼭 씹어먹도록 주의하면 됩니다. 하지만 국수 종류나 빵, 크래커 등은 환자들의 개별 적응 정도에 따라 먹을 수 있습니다.

가끔 식욕이 없을 때는 밥 대신 국수로 기분전환을 하는 것도 가능합니다. 국수는 잘 익혀서 여러 번 꼭꼭 씹어 삼키고, 가급적 밥보다 적게 먹도록 합니다. 단, 메밀 소바 같은 차가운 소면은 먹기가 쉬워 과식할 수 있고, 특히 냉면은 면이 질겨서 꼭꼭 씹기가 어려우므로 주의해야 합니다. 또한 라면처럼 기름에 튀긴 면이나 짜장면 등 기름기가 많은 음식은 설사를 일으키거나 소화가 잘 안되기 때문에 정상적인 식사가 가능할 때까지 피하는 것이 좋습니다.

식사량이 정상적으로 회복되기 전까지는 간식으로 빵이나 크래커를 활용하면 좋습니다. 단, 지나치게 달거나 시럽이나 초콜릿 등이 코팅된 제품은 덤핑증후군을 유발할 수 있고, 잡곡이 다량 함유된 제품은 소화가 잘 안될 수 있으므로 초기에는 피하는 것이 좋습니다.

또한 음식 섭취 후 30분 정도는 수분 섭취를 피하는 것이 좋으므로 부드럽고 촉촉한 빵이 갈증을 줄이는 데 도움이 될 수 있습니다. 만약 식사량이 적거나 단백질 섭취가 부족할 경우, 식빵에 계란 옷을 입혀 부드럽게 구워먹거나 담백한 크래커를 플레인 요구르트나 수프에 찍어 먹으면 단백질이나 열량 섭취를 높이는 데 좋습니다.

고기, 생선, 계란, 콩, 해물류 식품

이 식품군은 단백질 함량이 높습니다. 소, 돼지, 닭, 오리 등 모든 육류는 섭취가 가능하나 살코기 부위를 먹어야 합니다. 삼겹살이나 닭껍질 등은 대부분 지방 성분으로 단백질은 거의 없습니다. 흔히 수술 초기나 입맛이 없을 때 곰탕이나 사골 국물을 많이 먹는데, 국물만 마셔서는 충분한 단백질 섭취가 어렵습니다. 특히 위절제 환자처럼 한번에 먹을 수 있는 수분량이 제한되는 경우 국물을 많이 먹는 것은 좋지 않으며, 밥을 국에 말아 먹을 경우 밥알을 대충 씹고 삼킬 수 있으므로 더욱 주의해야 합니다.

생선은 흰살 생선과 등푸른 생선이 모두 가능하나 초기에는 담백한 흰살 생선이 좋고, 차츰 종류를 늘려가도록 합니다. 특히 보양식으로 많이 찾는 장어는 다른 생선에 비해 열량이 많아 체중 감소가 심한 경우에 도움이 될 수 있습니다. 그러나 지방 함량이 높으므로 설사 등 소화 장애가 있을 경우에는 피하는 것이 좋습니다.

계란도 양질의 단백질 식품으로 계란 자체만으로도 계란찜, 오믈렛, 계란말이, 수란 등 다양한 음식을 만들 수 있고, 계란샐러드, 계란샌드위치 등 음식의 부재료로 활용하기에도 손색이 없습니다. 죽을 끓일 때에도 쌀죽만으로는 영양이 부족하지만 계란만 풀어 넣어도 손쉽게 단백질을 보충할 수 있습니다. 더구나 계란 노른자의 철분과 양질의 단백질은 수술 후 장기적으로 발생하기 쉬운 빈혈을 예방하는 데 도움이 될 수 있습니다.

해물류의 경우, 살이 부드러운 새우살, 게살, 굴 등은 초기부터 먹어도 무방하나, 오징어처럼 살이 단단한 해물류는 곱게 다져서 먹도록 합니다. 몸이 완전히 회복될 때까지는 익혀 먹도록 하고, 건어물류는 소화가 어려우므로 국물 내는 용으로만 이용합니다.

콩류는 섬유질이 많고 단단하므로 초기에는 제한하는 것이 좋고, 두부, 연두부, 순두부 등의 형태로 반찬으로 먹거나 간식으로 두유를 마시도록 합니다.

따르릉~ 영양상담실입니다

사골국물이 회복에 도움이 되나요?

암으로 수술을 받거나 항암 치료를 받는 환자들 중 대다수가 회복을 위해 사골국물을 하루에도 수 차례씩 마시는 것을 볼 수 있습니다. 사골국물을 먹는 것 자체가 문제 되지는 않지만 한 가지 짚고 넘어가야 할 점이 있습니다. 우리나라는 유달리 음식에 관련된 낭설이 많은데, 사골국물이 고단백 식품이라는 말 또한 이러한 낭설 중 하나라고 할 수 있습니다. 사실 뼈를 고아서 우려낸 국물이나 고기를 넣고 우려낸 국물이나 모두 국물 자체에는 단백질이 거의 들어 있지 않습니다. 고기를 푹 끓여서 거의 녹다시피 한 국물이라면 모를까, 그렇지 않은 국물은 뼈나 고기에서 우러나온 지방이나 무기질, 비타민 등이 다량 함유되어 있지 단백질 함량은 매우 낮습니다. 흔히 사골국물의 색이 진해지면 진해질수록 영양가가 높다고 생각하는데 이 또한 잘못된 것입니다. 따라서 사골국물만 먹는 것은 단백질 보충에는 도움이 되지 않으므로 반드시 고기와 함께 먹도록 해야 합니다.

그렇다면 사골국물은 먹을 필요가 없는 것일까요? 결론부터 말하면 그렇지는 않습니다. 위에서 설명했듯이 사골국물에는 뼈나 고기에서 우러나온 다른 영양소가 다량 함유되어 있고 약간의 단백질도 들어있기 때문에, 물 대신 사골국물을 이용하는 것은 도움이 될 수 있습니다. 다시 말해서 죽이나 국처럼 국물이 있는 음식을 조리할 때 물을 이용하는 대신, 사골국물을 육수로 사용하여 열량을 높이고 여러 영양소를 보충할 수 있습니다. 단, 뼈나 고기에서 우러나온 다량의 지방이 함유되어 있기 때문에 눈에 보이는 기름기는 걷어내고 먹는 것이 좋습니다.

따르릉~ 영양상담실입니다

오리고기나 삼겹살 같이 기름기 많은 고기를 먹어도 되나요?

고기의 경우 특별히 제한해야 하는 종류는 없지만 부위별로 제한할 필요는 없습니다. 예를 들어 돼지고기의 저지방 부위인 안심과 고지방 부위인 삼겹살을 같은 무게로 비교했을 때 지방과 단백질의 함량 및 열량에 많은 차이가 있습니다. 안심은 지방 함유량이 적어 열량은 비교적 낮지만 살코기가 많아 단백질이 풍부합니다. 반면에 삼겹살은 지방 함유량이 많아 열량은 높아도 살코기가 적기 때문에 단백질의 양이 적습니다. 따라서 빠른 상처 회복을 위해 단백질 급원 식품을 선택할 때에는 가급적 살코기가 많은 안심 부위가 좋습니다. 특히 삼겹살이나 갈비처럼 지방이 많은 부위는 위장 기능이 저하되어 있을 때 소화하기 힘들고 설사를 유발할 수 있으므로 피하도록 합니다. 오리고기나 닭고기도 껍질에 지방이 많으므로 껍질을 제거하고 먹도록 합니다.

그렇다고 삼겹살이나 갈비를 평생 먹지 못한다는 것은 아닙니다. 위장 기능이 충분히 회복되어 일상생활로 돌아간 뒤에는 특별히 제한할 필요는 없습니다. 다만 지방이 많은 부위를 지나치게 자주 섭취하면 체중을 증가시켜 성인병 발생 위험이 높아질 수 있으므로 일주일에 1~2회 이상 섭취하는 것은 가급적이면 피하는 것이 좋습니다. 그리고 섭취 시에는 채소와 함께 골고루 먹도록 합니다.

📞 따르릉~ 영양상담실입니다

몸을 회복하는 데 개고기가 좋다던데 정말인가요?

병원에 오는 많은 분들이 몸을 회복하고 기운을 차리는 데 개고기만큼 좋은 음식이 없다고 하며, 평소에 먹지 못하던 환자들도 억지로 챙겨 먹곤 합니다. 하지만 이는 고기를 먹기 힘들었던 시절, 일년에 한번이라도 고기를 먹고 단백질을 보충하여 기운을 차리기 위해서 먹었던 데에서 유래된 것으로, 더위에 지쳐 몸이 허해질 수 있는 여름철에 다른 동물에 비해 비교적 부담이 덜했던 개를 잡아서 먹었던 것입니다. 다른 고기와 비교했을 때에도 개고기의 단백질 함량은 거의 차이가 없으며, 그렇다고 아미노산 조성이 우수하여 회복 효과가 특별히 뛰어나다고 할 수도 없습니다. 따라서 개고기를 억지로 먹기 보다는 소고기나 돼지고기와 같이 평소에 즐겨 먹던 육류를 이용하여 단백질을 보충하는 것이 좋습니다.

더구나 개고기의 경우 국가에서 식품으로 인증받은 것이 아니기 때문에 위생적인 측면에서 문제가 될 수 있습니다. 특히 위절제술 후에는 위의 살균 능력이 저하될 수밖에 없으므로 감염의 위험이 높아 더욱 주의를 기울여야 합니다.

따르릉~ 영양상담실입니다

장어가 원기 회복에 탁월한 효능이 있나요?

정력 식품으로 잘 알려진 장어는 많은 사람들이 원기 회복을 위해 자주 찾는 식품 중 하나로, 위절제술 후 체내 단백질 요구량이 증가한 환자들에게 도움이 될 수 있습니다. 그러나 개고기와 마찬가지로, 장어도 다른 생선에 비해 단백질 조성이 우수하거나 특별히 단백질 함량이 높은 편은 아닙니다. 따라서 회복을 위해 무조건 장어를 먹을 필요는 없습니다. 다만 다른 생선에 비해 지방 함량이 높아 열량을 보충하는 데 도움이 될 수는 있습니다. 즉, 장어는 흔히 고단백 생선으로 알려져 있지만 사실은 고지방 생선이라고 보는 것이 정확하며, 이처럼 지방이 많이 함유되어 있기 때문에 과량 섭취 시 설사를 유발할 수 있으므로 적당량을 섭취해야 합니다.

장어를 먹는 방법에는 여러 가지가 있지만 구이나 탕이 대표적입니다. 수술 초기에는 고춧가루와 같은 자극적인 향신료는 피해야 하므로 맵지 않게 조리해서 먹되, 구이를 할 때에는 가급적 직화구이는 피하는 것이 좋습니다. 불에 직접 닿는 직화구이를 하면 기름기가 빠져 담백하고 특유의 맛이 생겨 많은 사람들이 선호하지만, 과량의 발암물질이 생성되어 재발 위험을 높이는 요인이 될 수 있습니다.

이 밖에도 가끔 장어를 고아낸 국물을 마시는 경우가 있는데, 국물에 우러나온 기름기는 걷어내어 먹고, 식사 중에 섭취하면 위장의 통과 속도를 증가시켜 덤핑증후군을 유발할 수 있으므로 식사 후 적어도 30분 이후에 물 대신 마시는 것이 좋습니다.

채소류

채소류는 열량을 많이 내지는 않으나 영양소의 소화와 흡수에 도움이 되는 비타민과 무기질이 많이 들어 있습니다. 반면에 소화가 잘 안 되는 섬유소도 많이 들어있어 채소류의 선택과 조리 시 주의가 필요합니다.

수술 초기에는 가급적 섬유소 함량이 낮은 채소류를 선택해야 합니다. 무, 가지, 호박, 오이 등이 부담 없이 먹을 수 있는 종류이며, 처음에는 껍질을 벗기고 곱게 다져서 푹 익혀 먹도록 합니다. 잎채소를 조리할 때에는 질긴 줄기나 뿌리 부분은 잘라내고 부드러운 잎 부분을 잘게 썰어서 준비합니다.

익혀 먹는 채소에 적응하게 되면 양상추, 상추처럼 부드러운 채소류를 조금씩 생으로 먹기 시작하고, 차츰 정상 식사로 이행하면서 대부분의 채소를 먹을 수 있습니다. 단, 질기고 거친 채소를 먹을 경우에는 반드시 꼭꼭 씹어 삼키도록 합니다.

최근 항암 효과가 있다고 알려진 채소들이 많으나, 한 두 가지 성분이 많으면 그에 반해 부족한 성분도 있게 마련입니다. 따라서 몸에 좋다고 알려진 일부 채소만 고정적으로 먹기 보다는 가급적 제철 음식을 다양하게 먹는 것이 각 식품의 장단점을 보완하는 가장 올바른 방법입니다.

해조류나 말린 채소류의 경우 초기에는 주의하고, 적응 정도에 따라 조금씩 양을 늘려 섭취하도록 하십시오.

따르릉~ 영양상담실입니다

김치는 언제부터 먹을 수 있나요?

수술 후에는 위장 기능이 저하되어 있고 자극적인 음식을 먹었을 때 상처 부위에 통증을 느낄 수 있으므로, 가급적이면 소화가 잘되고 자극성이 적은 음식부터 섭취할 것을 권장합니다. 즉, 간장이나 소금, 된장을 이용하여 음식에 간을 하는 것은 무방하나 고춧가루나 후추, 생강 등은 사용을 제한하는 것이 좋습니다. 특히 맵고 짠 음식은 설사나 위점막에 염증을 유발할 수 있기 때문에 약간 싱겁다 싶을 정도로 간을 해서 먹는 것이 좋으며, 수술 초기에는 고춧가루를 이용한 김치 대신 물김치나 백김치 등 자극적이지 않은 김치류를 활용하도록 합니다.

포기김치나 깍두기처럼 고춧가루를 이용한 김치는 수술 후 1~2개월 정도 지나면서 상처 부위가 회복되고 위장 기능이 정상으로 돌아오면서 섭취가 가능해집니다. 처음에는 조금씩 먹어보고 적응 정도와 통증의 유무를 살피면서 차츰 고춧가루의 양을 늘려가며 적응해나가도록 합니다.

과일류

과일은 영양소의 대사와 생리 활성을 돕는 비타민과 무기질의 함량이 높습니다. 특히 비타민 C가 풍부하며, 특유의 새콤달콤한 맛이 식욕을 돋우는 데 좋습니다. 하지만 섬유소가 많아 수술 직후 통째로 먹기에는 어려우므로, 초기에는 주스나 통조림 과일이 적당하고, 수술 후 1~2주 정도 지나면 생과일을 먹기 시작합니다. 단, 처음 며칠 간은 껍질을 벗기고 갈아서 먹거나 얇게 저며서 먹는 것이 좋습니다. 그러다가 조각을 내서 먹는 단계가 되면 반드시 꼭꼭 씹어먹도록 합니다.

과일은 다양한 제철과일을 선택하여 먹는 것이 좋으나 감이나 바나나는 피하는 것이 좋습니다. 감과 바나나에 함유된 탄닌이라는 성분이 변비를 유발할 수 있기 때문입니다. 그리고 말린 과일은 당분간 먹지 않는 것이 좋습니다.

유지류

유지류에는 주로 지방이 많이 포함되어 있습니다. 지방은 소량으로 많은 열량을 내기 때문에 영양 밀도를 높이기 위해 적절히 사용하면 좋습니다. 그러나 환자들이 흔히 듣는 말 중 하나가 '기름기가 많은 음식을 먹지 말라'는 것입니다. 이 때문에 일부 환자들은 조리 중 기름을 전혀 사용하지 않기도 합니다. 하지만 지방은 열량을 많이 내고 음식물의 위장 통과 속도를 늦추기 때문에 지방을 적절히 사용한다면 열량을 증가시키고 덤핑증후군을 예방하는 데 도움이 될 수 있습니다. 그렇다면 유지류를 어떻게, 얼마나 먹어야 하는 걸까요? 구이를 요리할 때 식물성 기름을 약간 사용하는 정도나 나물을 무칠 때 참기름이나 들기름을 조금 사용하는 정도는 가능합니다. 다만 기름을 지나치게 사용하는 전(기름을 소량 사용할 경우에는 가능)이나 튀김과 같은 조리법은 피해야 합니다. 또한 지방 성분이 많은 땅콩, 호두, 잣 등은 거칠고 딱딱하므로 바로 씹어먹기보다 곱게 갈아서 먹도록 합니다.

위 수술 후에는 지방의 소화 흡수를 도와주는 지방소화효소와 담즙 분비에 문제가 생겨 지방흡수 불량으로 인한 지방변이 나타날 수 있습니다. 이 경우 MCT(medium

따르릉~ 영양상담실입니다

단 음식은 피하라고 했는데 과일은 괜찮나요?

위절제술 후 단맛이 강한 음식이나 음료는 덤핑증후군을 유발할 수 있으므로 피해야 합니다. 이러한 덤핑증후군은 환자의 20~40%에서 나타난다고 보고되고 있으며, 주로 식후 15~30분 정도 지나 상복부 팽만이나 복부 경련, 구토 또는 설사, 기립성 저혈압, 발한, 실신 등의 증상을 보이게 됩니다. 덤핑증후군은 음식물이 위장을 빨리 통과함에 따라 발생하는 것으로 단당류가 많이 함유된 음식물을 섭취하거나, 식사 도중 다량의 수분을 섭취하여 음식물의 위 통과 속도가 빨라지면 그 증세가 심해질 수 있습니다. 따라서 설탕 또는 시럽이 코팅된 과자나 빵류, 사탕, 꿀, 잼, 가당음료 등과 같은 단당류 음식은 가급적 피하는 것이 좋습니다. 그러나 음식 조리 시 설탕이나 물엿을 소량 사용하는 것은 가능합니다.

이처럼 단 음식을 피해야 한다고 해서 과일조차 먹지 않으려는 환자가 간혹 있습니다. 그러나 간식으로 과일을 적당량 섭취하는 것은 가능합니다. 다만 과일에 함유된 섬유질로 인해 초기에 소화가 잘 안되고 가스가 차서 더부룩한 느낌이 든다면, 며칠 간은 생과일 주스나 즙으로 먹는 것이 증상을 완화시키는 데 도움이 됩니다.

그 다음 수술 후 1~2주 정도가 지나면 생과일은 먹을 수 있으나 처음에는 갈아서 먹다가 점차 조각을 내어 꼭꼭 씹어먹도록 합니다. 단, 과일 종류 중 바나나와 감(홍시 포함), 말린 과일은 되도록 피하는 것이 좋습니다.

chain triglyceride) 오일을 사용하면 도움이 될 수 있습니다. 우리가 흔히 사용하는 참기름, 들기름, 콩기름 등의 식물성 기름은 지방산의 길이가 긴 장쇄지방산인 반면, MCT 오일은 지방산의 길이가 그보다 짧은 중쇄지방산으로 지방산이 흡수되는 경로가 달라 지방흡수불량이 있는 경우에 유용합니다. 단, MCT 오일을 사용할 때에는 사용량을 서서히 증가시켜야 합니다. 너무 급격히 과도한 양을 사용할 경우 어지러움, 구토, 복부 통증, 복부 팽만감, 설사 등의 부작용을 유발할 수 있으므로 1회 사용량은 15~20ml를 넘지 않도록 해야 합니다. 가급적 병원의 임상영양사에게 섭취 방법에 대해 상담하는 것이 좋습니다.

우유 및 유제품

우유는 양질의 단백질과 칼슘의 공급원입니다. 위를 절제한 경우 장기적으로 칼슘의 섭취 부족과 흡수불량으로 인해 골다공증이 발생할 위험이 높아지므로 가급적 하루에 한번은 우유를 비롯한 칼슘이 풍부한 유제품을 먹는 것이 좋습니다. 수술 후 1개월까지는 1회 섭취량을 100ml 이하로 제한하되, 이후에는 적응 정도에 따라 점차적으로 증가시키도록 합니다.

우유를 먹으면 설사를 하는 환자의 경우에는 우유 대신 요구르트, 플레인 요거트, 치즈 등의 유제품 섭취를 권장합니다. 하지만 유당불내증이 있는 경우 우유를 마시면 복부 불편감이나 설사가 생길 수 있으며, 평소에 우유를 잘 마셨던 사람도 위 수술 후에는 일시적으로 유당불내증이 생길 수 있습니다. 따라서 수술 후 처음 우유를 마실 때에는 조금씩 마시거나 따뜻하게 데워 마시면서 부작용이 없는지 확인해보고 양을 늘려갑니다. 만약 지속적으로 우유를 먹기 불편한 경우 플레인 요거트, 요구르트, 치즈 등으로 대신 섭취해도 좋습니다.

따르릉~ 영양상담실입니다

원래 우유를 먹으면 설사를 했는데 어떻게 해야 하나요?

위 수술 후 칼슘 흡수율 저하로 인한 골다공증 및 골연화증 등의 골격계 질환을 예방하기 위해서는 적절한 칼슘 섭취가 필요합니다. 이러한 칼슘의 급원 식품으로는 우유, 치즈, 플레인 요거트와 같은 유제품이나 뼈째 먹는 생선 등이 있습니다. 이 밖에 곡류나 녹색 채소에도 칼슘이 함유되어 있으나 흡수율이 낮아 그 자체로는 칼슘의 급원 식품이라고 보기 어렵습니다.

우유에는 칼슘 흡수를 도와주는 유당과 골격을 구성하는 인이 많이 들어 있습니다. 우리 몸에서 칼슘이 흡수될 때에는 칼슘과 인의 섭취 비율에 따라 이용 및 흡수율에 차이가 있는데, 칼슘과 인의 섭취 비율이 1:1일 때 가장 바람직하다고 알려져 있습니다. 우유는 칼슘과 인의 섭취 비율이 1:1에 가깝기 때문에 칼슘을 보충하기 위해 우유만큼 좋은 식품은 없다고 해도 과언은 아닙니다.

그러나 우유를 먹으면 설사를 하는 사람들이 있습니다. 이는 우유의 유당을 분해하는 효소가 부족한 유당불내증 때문입니다. 이러한 경우에는 우유를 억지로 먹기보다는 요구르트나 플레인 요거트 등의 유제품이나 칼슘이 강화된 두유로 대체하면 됩니다. 이 밖에도 최근 칼슘을 첨가한 오렌지주스나 시리얼 등이 있으므로 이를 활용하면 도움이 될 수 있습니다.

Part 4
회복 단계별 요리를 만들다

chapter 1 퇴원 전 가정에서 미리 준비해야 할 사항
chapter 2 STEP 1 **미음 단계** 수술 후 장 운동이 시작된 첫 1~2일
chapter 3 STEP 2 **죽 단계** 퇴원 후 1주째
chapter 4 STEP 3 **된죽 단계** 퇴원 후 2주째
chapter 5 STEP 4 **밥 단계** 퇴원 후 3주 이후
chapter 6 **영양 간식** 영양 보충제로 영양 밀도 높이기

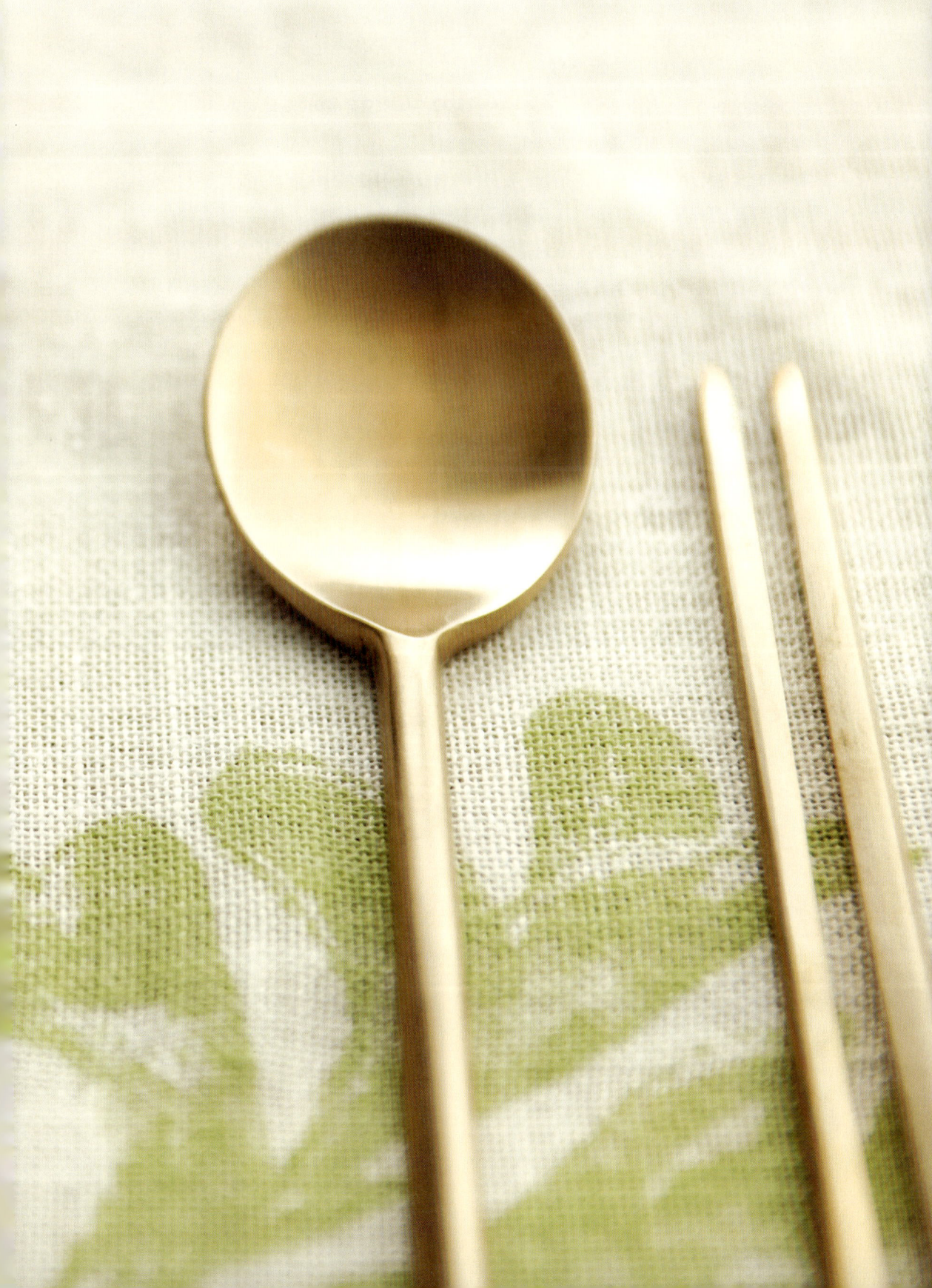

Intro

지금까지 위절제술 후의 식사 원식에 대해 설명했는데, 이제부터는 회복 단계별로 구분하여 어떤 음식을 어떻게 먹으면 좋은지에 대하여 구체적으로 알아보도록 하겠습니다.

이 장은 환자뿐만 아니라 가족들에게도 매우 유용한 장일 것입니다. 병원에서의 경험을 토대로 수술 후 식사의 이행 단계를 나누었습니다. 수술 후 금식이 풀린 뒤 처음 식사를 하는 미음 단계와 퇴원 후 1주일간 죽의 형태를 먹는 죽 단계, 그 다음 보다 더 된죽 형태를 섭취하는 단계, 그리고 진밥부터 시작하여 밥의 형태로 섭취하는 단계 등 총 4단계로 구분하였습니다. 이렇게 기간과 적용 시기를 제시하지 않으면 많은 환자들이 퇴원 후에도 병원에서 먹었던 미음이나 죽 단계에서 머무르거나, 더 이상 식사량을 늘리지 못하고 전전긍긍하는 경우가 많기 때문입니다. 각 단계는 가장 일반적인 단계이며, 환자의 수술 범위나 회복 정도 등 환자의 상태에 따라 적용 시기나 기간은 조정될 수 있습니다.

많은 환자들이 저희 병원에서 제시한 이 기간에 성공적으로 식사를 이행하였으므로, 여러분 또한 잘 적응하리라 생각됩니다. 자, 용기를 내십시오!

따르릉~ 영양상담실입니다

수술 후 회복 단계별 식사 원칙과 허용/제한 식품

구분	식사 원칙	허용 식품	제한 식품
미음 단계 (수술 후 장 운동이 시작된 첫 1~2일)	• 수술 후 첫 식사로 위장에 자극을 주지 않고 쉽게 흡수되는 식품으로 구성한다.	• 미음, 주스, 고기국물, 우유, 두유	• 생과일, 생야채, 견과류 등
죽 단계 (퇴원 후 1주째)	• 부드럽고 소화가 쉬운 음식으로 구성한다. • 충분히 꼭꼭 씹어서 소량씩 자주 섭취한다. • 단 음식이나 많은 수분 섭취는 피하면서 식사량을 점차 늘린다.	• 부드러운 육류나 생선, 계란, 두부 • 부드럽게 조리된 채소류, 주스류	• 잡곡류로 만든 죽, 빵, 떡 • 생선튀김, 튀긴 고기 • 섬유질이 많은 채소 • 아이스크림, 탄산음료, 식혜 등
된죽 단계 (퇴원 후 2주째)	• 죽과 밥의 중간 단계의 식사로 섬유소가 많은 식품이나 결체조직이 있는 식품은 제한한다. • 단백질 식품을 매끼 1~2 종류씩 섭취한다.	• 으깬 감자, 정제된 곡류로 만든 빵 • 부드러운 육류, 생선, 계란, 두부 등 • 과일 주스, 부드러운 생과일	• 잡곡류, 기름기 많은 빵과 떡 • 훈제 육류, 햄, 결체 조직이 많은 고기 등 • 케이크, 쿠키, 잼, 초콜릿 등 • 감, 바나나, 마른 과일, 견과류
밥 단계 (퇴원 후 3주 이후)	• 일상식의 형태를 갖추되, 거칠거나 자극성이 강한 음식은 제한한다.	• 쌀, 국수, 크래커, 식빵 등 • 육류, 생선, 계란, 두부 등 • 과일 및 채소류 • 식용유, 참기름, 들기름	• 잡곡류, 떡 • 후추, 겨자, 고춧가루 등

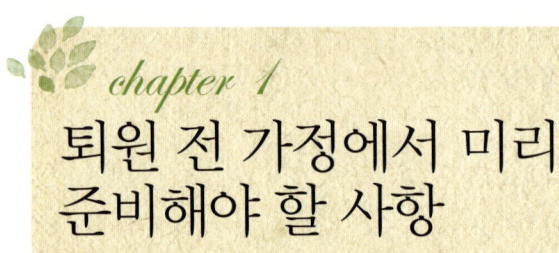

chapter 1
퇴원 전 가정에서 미리 준비해야 할 사항

지금부터는 환자보다 보호자들이 관심 있게 읽어야 할 내용입니다. 수술이 무사히 끝난 후 환자의 상태가 어느 정도 회복되고, 미음을 거쳐 죽 형태의 식사를 1~2회 적응한 다음 특별한 문제가 없다면 퇴원이 결정됩니다. 입원 기간 동안에는 이 모든 과정을 의료진이나 임상영양사의 관리에 따르면 되었지만, 퇴원 후에는 일상 생활의 적응과 체력 회복 과정 모두가 전적으로 환자와 보호자의 몫이 됩니다. 따라서 그동안 일상들 모두가 걱정되기 시작합니다.

  물론 병원에서 이 모든 사항에 대해 교육을 받지만, 정작 집으로 돌아가면 자신감이 없어지고 배운 내용마저 생각이 잘 나지 않는 경우가 많습니다. 그 중에서도 가장 큰 문제가 먹거리입니다. 그러나 크게 걱정할 필요는 없습니다. 요령만 터득하면 환자의 식사 관리는 즐겁게 할 수 있습니다. 이번 장에서는 우선 퇴원 전에 미리 준비하면 용이하고 편리한 사항에 대해 다루도록 하겠습니다.

미리 준비하면 편리한 조리 도구들

우선 퇴원 후 초기에는 미음이나 죽 상태의 음식을 먹어야 하므로, 모든 음식들을 다지거나 갈은 상태로 준비해야 합니다. 이때 몇 가지 조리 도구를 준비하면 좀 더 편리하게 식사를 준비할 수 있습니다. 물론 여기에 소개하는 모든 조리 도구를 갖출 필요는 없습니다. 각 가정마다 상황에 맞춰 편리한 것으로 준비하여 사용하면 됩니다.

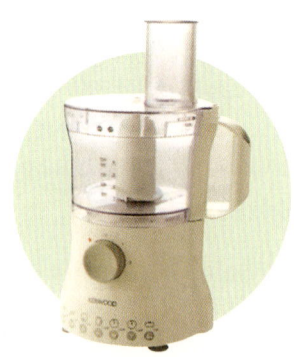

채소 분쇄기 이 기기는 양념류를 미리 만들어 놓을 때 사용합니다. 양파, 배, 사과, 무 등 기본 재료를 한꺼번에 넣고 갈면 섞이는 기능까지 있어 편리합니다.

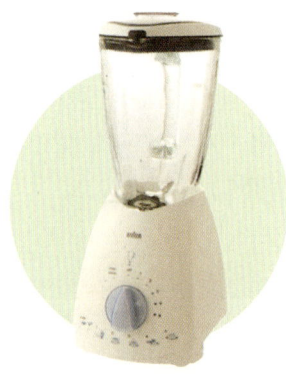

믹서기 과일 또는 채소 주스를 만들거나 무즙, 당근즙을 만들 때 이용하면 좋습니다. 최근에는 주스 외에도 고기를 가는 등 다목적 믹서기도 판매되고 있습니다.

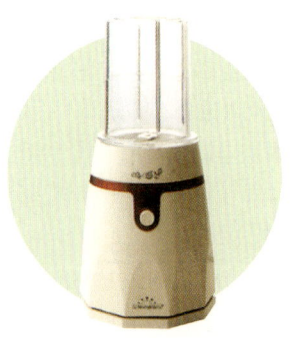

미니 믹서기 천연 조미료로 사용되는 마른 새우나 멸치 등을 갈 때 좋습니다.

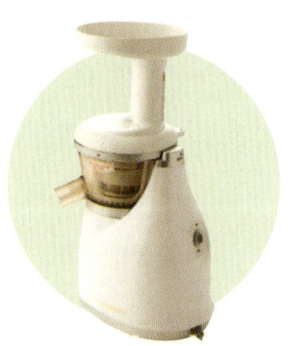

원액기 야채나 과일의 영양소를 파괴하지 않으면서 천연즙을 만들 때 이용할 수 있는 기기입니다. 최근에는 압축 원액기가 출시되어 영양소 파괴를 최소화하면서 음식물 쓰레기까지 줄여주는 제품들도 있습니다.

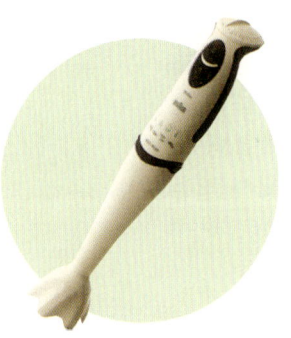

핸드 믹서기 적은 양을 갈거나 섞을 때 사용하면 편리합니다. 주로 소스나 수프를 만들 때 편리합니다.

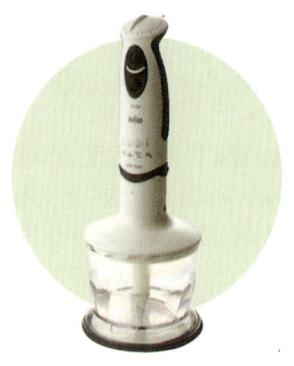 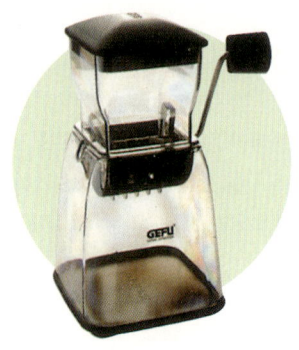 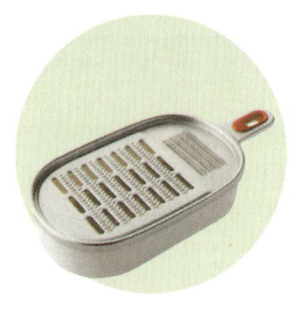

핸드 블렌더 오일을 이용한 드레싱이나 양송이, 당근, 호박 등으로 수프를 만든 후 재료가 너무 단단할 경우 곱게 다질 때 아주 용이합니다.

푸드 프로세서 고기, 과일, 야채류를 다지거나 분쇄할 때 편리합니다.

강판 과일을 갈아서 즙을 낼 때 좋습니다. 사과처럼 산미가 많은 과일은 도자기 강판을 이용하는 것이 좋습니다.

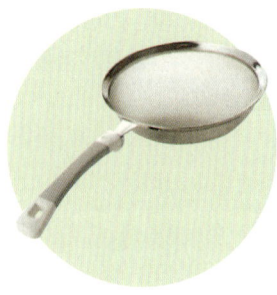

체 육수를 끓인 후 또는 과즙을 낸 후 건지를 걷어낼 때 사용합니다. 처음에는 곱게 받치는 것이 좋으므로 고운 망이나 면포, 삼베로 체를 이용하는 것이 좋습니다.

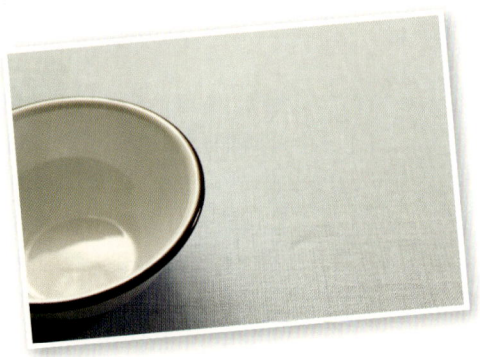

미리 준비해놓으면 좋은 음식류

이제부터 본서에 소개된 메뉴에 사용되는 기본 국물과 양념장 만드는 법을 소개합니다. 퇴원 후에도 환자의 상태에 따라 짧게는 며칠, 길게는 몇 주 동안 죽이나 부드러운 음식을 먹어야 합니다. 특히 적은 양을 먹을 수밖에 없는 환자의 회복을 돕기 위해서는 흰죽보다는 다양한 재료의 국물로 끓이는 것이 좋습니다. 이러한 음식의 기본 재료는 환자가 퇴원하기 전에 3~4회 사용할 분량을 만들어 1인분씩 담아 냉동보관 하였다가 필요할 때마다 골라서 죽을 만들면, 다양하고도 편리하게 이용할 수 있습니다. 또한 양념장도 미리 만들어 놓았다가 메뉴에 활용하면 조리의 번거로움을 줄일 수 있습니다.

닭국물

재료 닭 1마리, 대파 20g, 통마늘 15g, 통후추 2g, 생강즙 5g, 물 적당량(닭이 잠길 정도)

만들기
1 닭은 배를 갈라 속까지 깨끗이 씻은 뒤 기름 덩어리를 떼어내고 찬물에 담가 핏물을 빼줍니다.
2 기름진 껍질을 제거한 다음 닭이 잠길 정도로 물을 붓고, 통후추, 대파, 마늘, 생강을 넣어 약한 불에서 30분 정도 뭉근히 끓입니다.
3 국물이 뽀얗게 우러나면 기름을 걷어낸 뒤 체에 밭쳐 국물만 준비합니다.

적용 메뉴 닭곰탕(215페이지), 중국식계란구이(241페이지)

오리국물

재료 오리 1마리, 대파 20g, 마늘 15g, 통후추 2g, 생강 5g, 당귀 3g, 황귀 3g, 감초 3g, 물 적당량(오리가 잠길 정도)

만들기
1 오리는 배를 갈라 속까지 깨끗이 씻은 뒤 기름 덩어리를 떼어내고 찬물에 담가 핏물을 빼줍니다.
2 껍질을 제거한 다음 오리가 잠길 정도로 물을 붓고, 통후추, 대파, 마늘, 생강, 당귀, 황귀, 감초를 넣어 약한 불에서 40분간 익힙니다.
3 국물이 우러나면 오리는 건져내고 기름을 걷어낸 뒤 체에 밭쳐 고운 국물만 준비합니다.

적용 메뉴 한방오리탕(211페이지)

가다랑어포국물

재료 물 1,200ml, 다시마 10g, 가다랑어포 25g
만들기
1 냄비에 물을 붓고 젖은 면포로 잘 닦은 다시마를 넣은 다음 약한 불로 끓입니다.
2 다시마 주위에 거품이 일면 다시마를 건져내고 바로 불을 끕니다.
3 냄비에 가다랑어포를 넣은 다음 바로 다른 그릇에 면포를 깔고 여과시키면 1L 정도의 국물을 만들 수 있습니다. 이때 가다랑어포를 누르거나 면포에 짜지 말고 그대로 여과시키는 것이 좋습니다.
적용 메뉴 게살토핑연두부찜(131페이지), 애호박조림(137페이지), 두유계란찜(183페이지), 샤브샤브무침(225페이지), 단호박조림(243페이지)

채소국물

재료 콩나물 50g, 무 80g, 통마늘 15g, 양파 50g, 다시마 4g, 물 적당량
만들기
1 냄비에 물을 붓고 채소를 넣은 다음 약한 불에서 30분간 채소의 맛을 우려냅니다.
2 불을 끈 다음, 다른 그릇에 고운 체를 깔고 1의 채소국물만 걸러 준비합니다.
적용 메뉴 대구맑은찌개(223페이지)

무침베이스간장

재료 진간장 150g, 검정콩 30g, 건표고 10g, 무 40g, 마늘 10g, 파 10g, 양파 40g, 미림 30g, 물 800ml
만들기
1 냄비에 위의 재료를 모두 넣고 끓기 시작하면 약한 불로 달입니다.
2 국물이 반쯤 졸여지면 불을 끄고, 다른 그릇에 면포를 깔고 간장만 걸러서 준비합니다.
적용 메뉴 메밀묵오이무침(185페이지), 양배추간장무침(245페이지)

불고기양념간장

재료 간장 150g, 계피 20g, 무 35g, 마늘 525g, 파 20g, 양파 20g, 미림 30g, 물 800ml
만들기
1 냄비에 위의 재료를 모두 넣고 끓기 시작하면 약한 불로 달입니다.
2 국물이 반쯤 졸여지면 불을 끄고, 다른 그릇에 면포를 깔고 간장만 걸러서 준비합니다.
적용 메뉴 소고기덮밥(207페이지), 샤브샤브무침(225페이지)

각 식사 단계별 사용 가능한 양념류

많은 환자와 보호자들이 막상 요리를 하게 되면 사소한 것 하나 하나가 모두 걱정이 된다고 합니다. 그 중에 가장 큰 걱정거리가 양념류의 사용입니다. 이러한 분들의 고민을 덜어드리고자 그동안 환자와의 상담 경험을 토대로 올바른 양념류 사용에 대해 정리해 보았습니다. 수술 후 식사 단계에 따라 다양한 양념류의 사용 지침을 정하였으니, 환자의 회복 상태에 따라 참고하기 바랍니다.

구분		STEP 1 미음 단계	STEP 2 죽 단계	STEP 3 된죽 단계	STEP 4 밥 단계	비고
고소한 맛	식용유	▲	●	●	●	● 사용 가능 × 사용 불가 ▲ 소량만 가능
	참기름	▲	●	●	●	
	들기름	▲	●	●	●	
	들깨가루	×	×	×	▲	
	참깨	×	×	×	×	
	검은깨	×	×	×	×	
	깨소금	×	×	×	▲	
	버터	×	●	●	●	
	마요네즈	×	●	●	●	
	생크림	×	▲	●	●	
	사용 요령	• 검은깨와 참깨는 곱게 갈아서 죽이나 푸딩에 사용하는 경우에는 가능합니다. • 볶음이나 나물을 만들 때 참깨보다 참기름이나 들기름으로 고소한 맛을 내는 것이 좋습니다.				
짠맛	소금	●	●	●	●	
	간장	▲	●	●	●	
	된장	×	●	●	●	
	청국장	×	●	●	●	
	고추장	×	×	×	×	
	굴소스	×	●	●	●	

구분		STEP 1 미음 단계	STEP 2 죽 단계	STEP 3 된죽 단계	STEP 4 밥 단계	비고
자극적인 맛	생강	×	×	▲	▲	
	파	×	×	▲	▲	
	마늘	×	×	▲	▲	
	고춧가루	×	×	×	×	
	통후추	×	×	×	×	
	후추	×	×	×	×	
	겨자	×	×	×	×	
	와사비	×	×	×	×	
	풋고추	×	×	×	×	
	청양고추	×	×	×	×	
	머스터드	×	×	▲	▲	
	산초가루	×	×	×	×	
	두반장	×	×	×	×	
	사용 요령	• 파와 마늘은 익혀서 제공하는 요리에만 소량씩 사용합니다. • 생강즙은 어육류의 비린내 제거를 위해 소량만 사용하고, 익히면서 자극성을 제거한 후 제공합니다. • 통후추는 국물 맛을 낼 때 소량 사용 후 건져내는 방법으로는 사용가능합니다. • 고추장, 고춧가루, 머스터드, 후추 등의 자극적인 양념류는 퇴원 후 한 달 정도 후부터 회복 정도에 따라 소량씩 사용가능합니다.				
단맛	설탕	×	▲	▲	▲	
	화인스위트	×	▲	▲	▲	
	물엿	×	▲	▲	▲	
	올리고당	×	▲	▲	▲	
	꿀	×	▲	▲	▲	
	미림	×	▲	▲	▲	
	청주	×	▲	▲	▲	
	딸기잼	×	×	×	×	
	사용요령	• 조리 중 약간의 설탕이나 꿀의 사용은 가능합니다.				

구분		STEP 1 미음 단계	STEP 2 죽 단계	STEP 3 된죽 단계	STEP 4 밥 단계	비고
신맛	식초	×	▲	●	●	
	발사믹	×	▲	●	●	
	레몬주스	×	▲	●	●	
	토마토케첩	×	▲	●	●	
	우스타소스	×	▲	●	●	
감칠맛	멸치가루	×	▲	▲	●	
	홍합가루	×	▲	▲	●	
	새우가루	×	▲	▲	●	
	가스오부시	×	▲	▲	●	
농도 조절	찹쌀가루	●	●	●	●	
	전분	●	●	●	●	
	사용 요령	· 농도 조절을 위해 물에 풀어 쓰는 경우에 가능하며, 떡처럼 덩어리진 형태는 제한합니다.				
권장하는 서섬유채소	시금치	●	●	●	●	
	무	●	●	●	●	
	가지	●	●	●	●	
	호박	●	●	●	●	
	숙주	●	●	●	●	
	양상추	●	●	●	●	
	오이	●	●	●	●	
	양송이	●	●	●	●	
	쑥갓	×	×	▲	▲	
	월계수잎(향)	×	×	▲	▲	
	사용 요령	· STEP 1의 경우 미음 형태로 갈아서 사용합니다. · 가지와 오이는 껍질을 벗겨 사용합니다. · 줄기와 껍질 부분은 제거하고 연한 부분만 사용합니다. · 생채류 섭취를 제한하고 익혀서 부드럽게 제공합니다. · 숙주처럼 길이가 긴 채소는 자르거나 다져서 사용합니다. · 향채소는 고명 등의 형태로 향을 내기 위해서만 사용하고 실제 섭취는 제한합니다.				

PART 4 회복 단계별 요리를 만든다

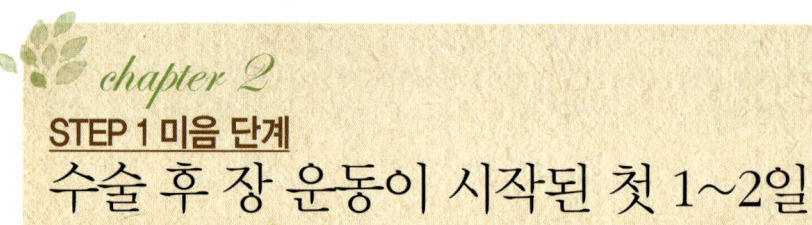

STEP 1 미음 단계
수술 후 장 운동이 시작된 첫 1~2일

이 단계는 주로 병원에서 경험하는 단계일 것입니다. 수술 직후부터 장 운동이 회복되기까지는 대개 3~5일이 걸리는데 이 기간 동안에는 금식을 해야 합니다. 장 운동이 회복되면 방귀가 나오게 되는데 이는 장이 제자리를 잡았다는 의미이며, 장에서 '이제부터 음식을 먹을 수 있다'는 신호를 보내는 것입니다. 그렇다고 바로 음식을 먹는 것은 아니고, 물을 마시면서 장이 제자리를 잡고 음식물이 통과할 수 있는 통로가 열려있는지를 판단하게 됩니다. 적응도에 따라 반나절에서 하루 정도는 이 과정을 거치게 되며, 이때 물을 한번에 많이 마시거나 급하게 마시지 말고, 조금씩 씹듯이 마시며 천천히 삼켜야 합니다.

  물을 마신 뒤 특별한 문제가 없으면 하루나 이틀 정도 유동식(미음)을 먹게 됩니다. 이 또한 처음에는 무리하지 않는 범위 내에서 소량씩 나누어 천천히 먹어야 합니다. 한 번에 먹는 양은 환자의 위 절제 정도와 소화 가능 정도에 따라 차이가 있을 수 있습니다.

  이 식사는 수술 후 첫 식사이므로 위장에 자극을 주지 않고 장에서 쉽게 흡수되는 부드러운 식품으로 구성합니다. 초기에는 1회량을 100~150cc 정도로 제한하여 1일 6회 정도 섭취하도록 합니다. 미음의 재료는 쌀가루를 기본으로, 부드러운 채소류, 육류, 두부 등 단백질 식품을 곱게 갈아서 쌀 미음에 섞어 만드는 것이 좋습니다. 다만 건더기가 없도록 조리가 끝나면 고운 체에 밭쳐서 국물만 먹도록 합니다.

그리고 지방은 소화가 잘 안되므로 육류는 기름기를 걷어내고, 살코기 부위만을 골라 사용하며, 가급적 담백하게 조리합니다.

또한 영양 보충을 위해 우유나 두유를 마실 수도 있는데, 평소에 문제가 없었더라도 수술 후 처음 접할 때는 소량씩 섭취하면서 부작용은 없는지 반응을 살펴야 합니다. 이 단계에서 먹는 음식은 미음, 주스, 우유 등 흐르는 형태지만, 후루룩 급하게 마시지 말고 스푼으로 떠서 입 안에서 최대한 오래 씹고 천천히 삼키도록 합니다.

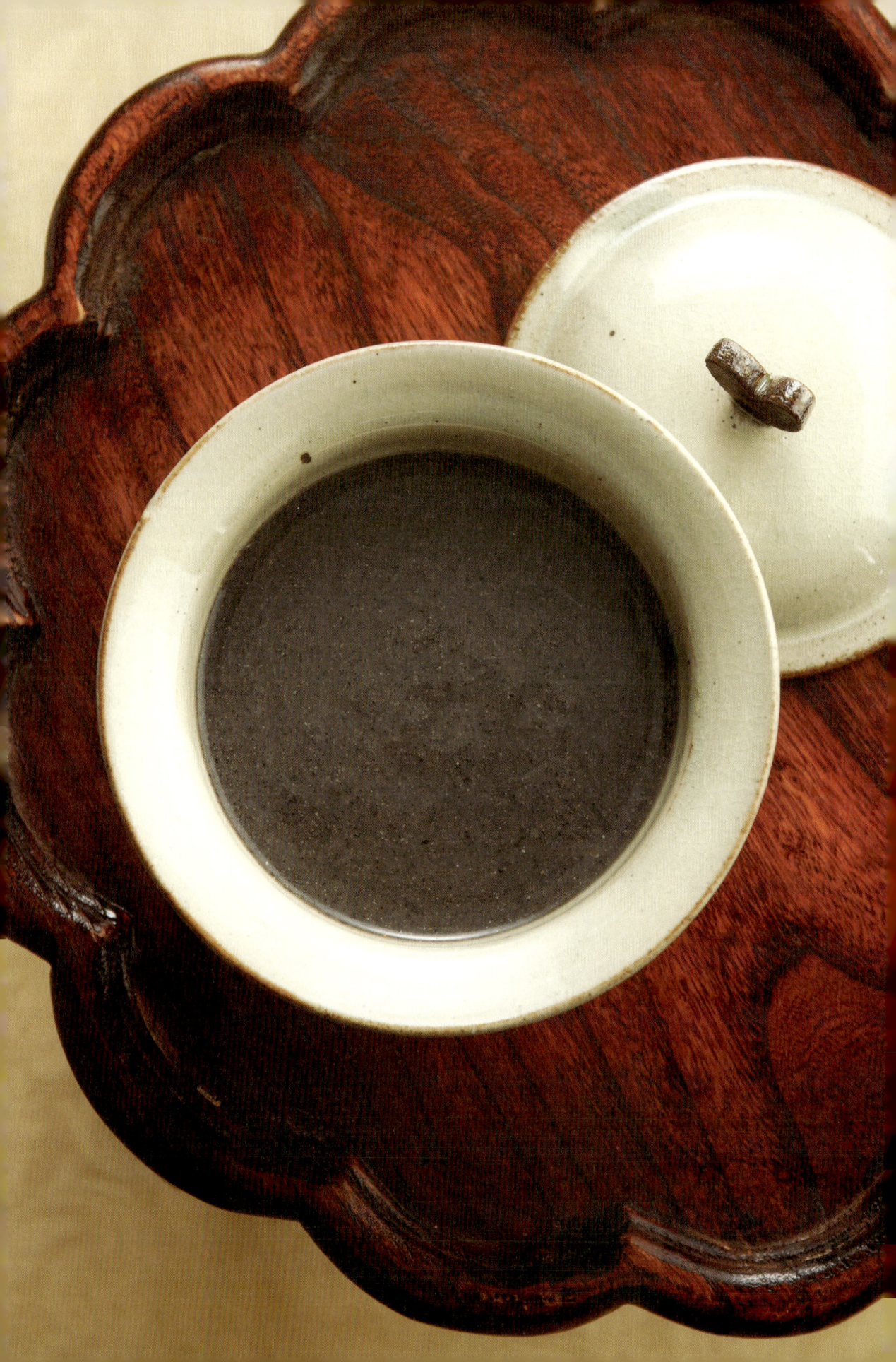

STEP 1 미음 단계 | STEP 2 죽 단계 | STEP 3 된죽 단계 | STEP 4 밥 단계

Recipe 1
흑임자미음

검은깨는 블랙푸드의 대표 주자로 영양소가 풍부하게 함유되어 있습니다. 그 중에서도 특히 칼슘이 다량 함유되어 위절제술 후 골격계 질환의 위험이 높아진 환자들에게 추천합니다. 또한 검은깨에는 지방이 많이 들어있어 특유의 고소한 맛을 내어 식욕을 돋울 뿐만 아니라 열량 보충 효과가 있어 원기 회복에도 좋습니다.

재료(2인분)
- 흑임자 ········· 30g
- 불린 쌀 ········ 30g
- 물 ············ 300ml
- 소금 ··········· 약간

만들기
1 쌀은 깨끗이 씻어 충분히 불린 후 조리 전 체에 밭쳐 물기를 빼줍니다.
2 1의 재료를 혼합하여 믹서기로 곱게 갈아줍니다.
3 갈은 재료를 냄비에 넣고 강한 불에서 끓이다가 약한 불로 낮추어 가며 저어주고, 3~4분 가량 끓인 뒤 소금간을 합니다.
4 그릇에 150ml(1인분)를 먹음직스럽게 담아냅니다.

영양소 (1인분)
- 열량 128kcal
- 단백질 4g(13%)
- 지방 8g(56%)
- 당질 10g(31%)

tip
흑임자를 깨끗이 씻어 볶은 후 블렌더나 믹서기로 곱게 갈아 흑임자가루로 만들고, 유리병에 담아서 냉동실에 보관하면 미음을 손쉽게 끓일 수 있습니다. 미음을 끓일 때 나무 주걱이나 플라스틱 주걱으로 저어주고, 많이 저으면 미음이 삭을 수 있으므로 주의합니다.

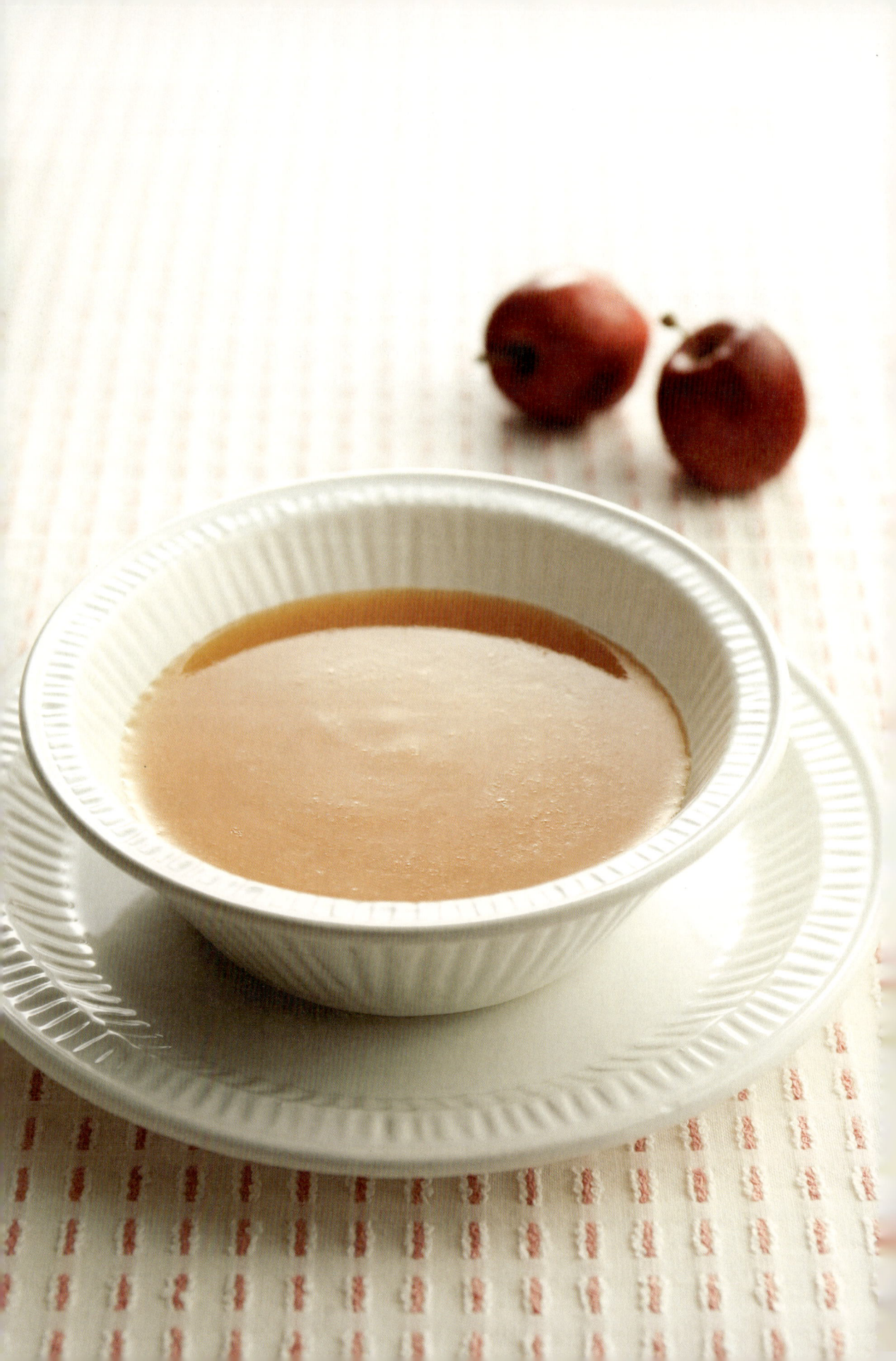

STEP 1 미음 단계

STEP 2 죽 단계 STEP 3 된죽 단계 STEP 4 밥 단계

Recipe 2
사과당근미음

위절제 후에는 빈혈이나 골다공증과 같은 후유증이 발생할 수 있으므로 비타민과 무기질이 풍부한 채소와 과일을 매일 섭취하는 것이 좋습니다. 특히 채소와 과일에 함유되어 있는 비타민 C는 체내에서 철분 흡수를 돕는 역할을 하는데, 사과와 당근을 혼합한 사과당근미음은 비타민 C를 비롯한 비타민과 무기질이 풍부할 뿐만 아니라 색감과 맛이 좋습니다.

재료(2인분)
사과	40g	물	300ml
당근	20g	올리고당	약간
불린 쌀	30g	소금	약간

만들기
1. 쌀은 깨끗이 씻어 충분히 불린 후 조리 전 체에 밭쳐 물기를 빼줍니다.
2. 1의 재료를 혼합하여 믹서기로 곱게 갈아줍니다.
3. 갈은 재료를 냄비에 넣고 강한 불에서 끓이다가 약한 불로 낮추어가며 저어주고, 3~4분 가량 끓인 뒤 소금간을 합니다.
4. 3의 조리된 음식에 올리고당을 약간 첨가해 너무 달지 않은 정도로 단맛을 냅니다.
5. 그릇에 150ml(1인분)를 먹음직스럽게 담아냅니다.

영양소 (1인분)
- 열량 56kcal
- 단백질 1g(7%)
- 지방 0g(0%)
- 당질 13g(93%)

> **tip** 당근에는 비타민 C를 파괴하는 성분이 있으므로 사과와 당근은 따로 갈아서 먹기 전에 섞는 것이 좋습니다. 시간이 없을 때는 약간의 레몬즙을 더해 비타민 C가 파괴되는 것을 방지하도록 합니다.

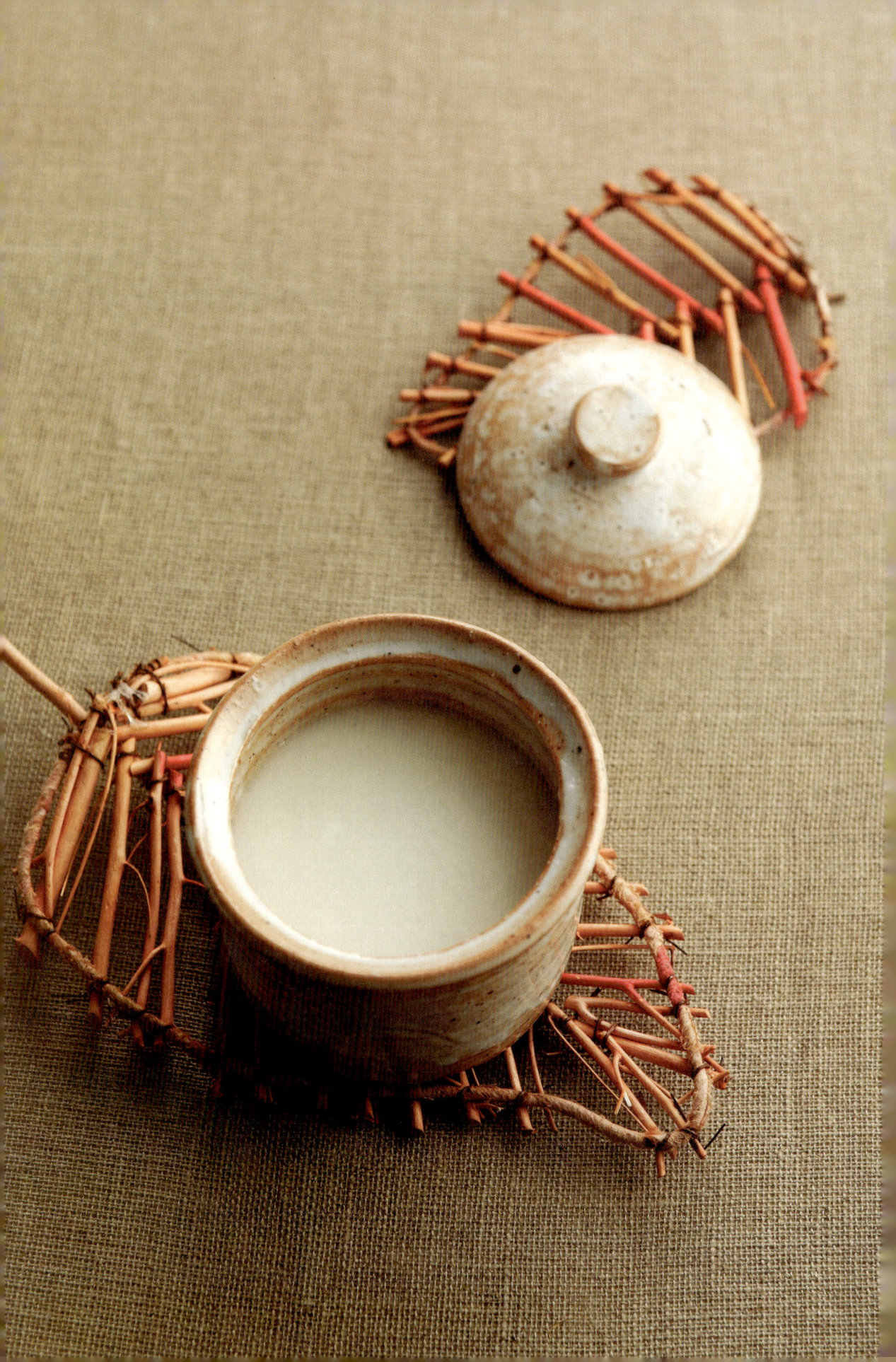

STEP 1 미음 단계 | STEP 2 죽 단계 | STEP 3 된죽 단계 | STEP 4 밥 단계

Recipe 3
소고기배추미음

배추에 함유되어 있는 비타민 C는 열을 가해도 잘 파괴되지 않는 특징이 있어 철분이 풍부한 소고기와 함께 섭취하면 좋습니다. 또한 배추에는 시스틴(cystine)이라는 아미노산이 함유되어 있어 끓였을 때 구수한 향미를 내는데, 이 향이 소고기의 감칠맛과 어우러져 더욱 진한 맛을 느낄 수 있습니다. 소고기배추미음은 구수한 맛도 일품이지만 단백질 보충 효과도 있어 영양적으로도 훌륭한 식사가 될 수 있습니다.

재료(2인분)

배추	40g	**소고기국물 재료**	
소고기	20g	소고기 양지	80g
불린 쌀	30g	무	40g
물	100ml	양파	20g
소고기국물	200ml	대파	10g
소금	약간	마늘	10g
		미림	약간
		물	적당량

만들기

1. 쌀은 깨끗이 씻어 충분히 불린 후 조리 전 체에 밭쳐 물기를 빼줍니다.
2. 냄비에 물을 붓고, 소고기국물 재료를 넣어 강한 불에서 끓이다가 약한 불로 낮추어가며 소고기의 깊은 맛을 우려내어 소고기국물을 만듭니다.
3. 준비된 재료를 혼합하여 믹서기로 곱게 갈아줍니다.
4. 갈은 재료를 냄비에 넣고 강한 불에서 끓이다가 약한 불로 낮추어가며 저어주고, 3~4분 가량 끓인 뒤 소금간을 합니다.
5. 그릇에 150ml(1인분)를 먹음직스럽게 담아냅니다.

> **tip**
> 국물을 내기 전 소고기는 핏물이 충분히 우러나도록 찬물에 30분 이상 담가둡니다. 국물이 끓으면서 생기는 거품은 자주 걷어내고, 국물이 우러난 뒤에 한번 식히면서 국물에 뜬 기름을 또다시 걷어내야 한층 깊으면서도 깔끔한 맛의 미음을 먹을 수 있습니다.

영양소 (1인분)
- 열량 53kcal
- 단백질 3g(23%)
- 지방 1g(17%)
- 당질 8g(60%)

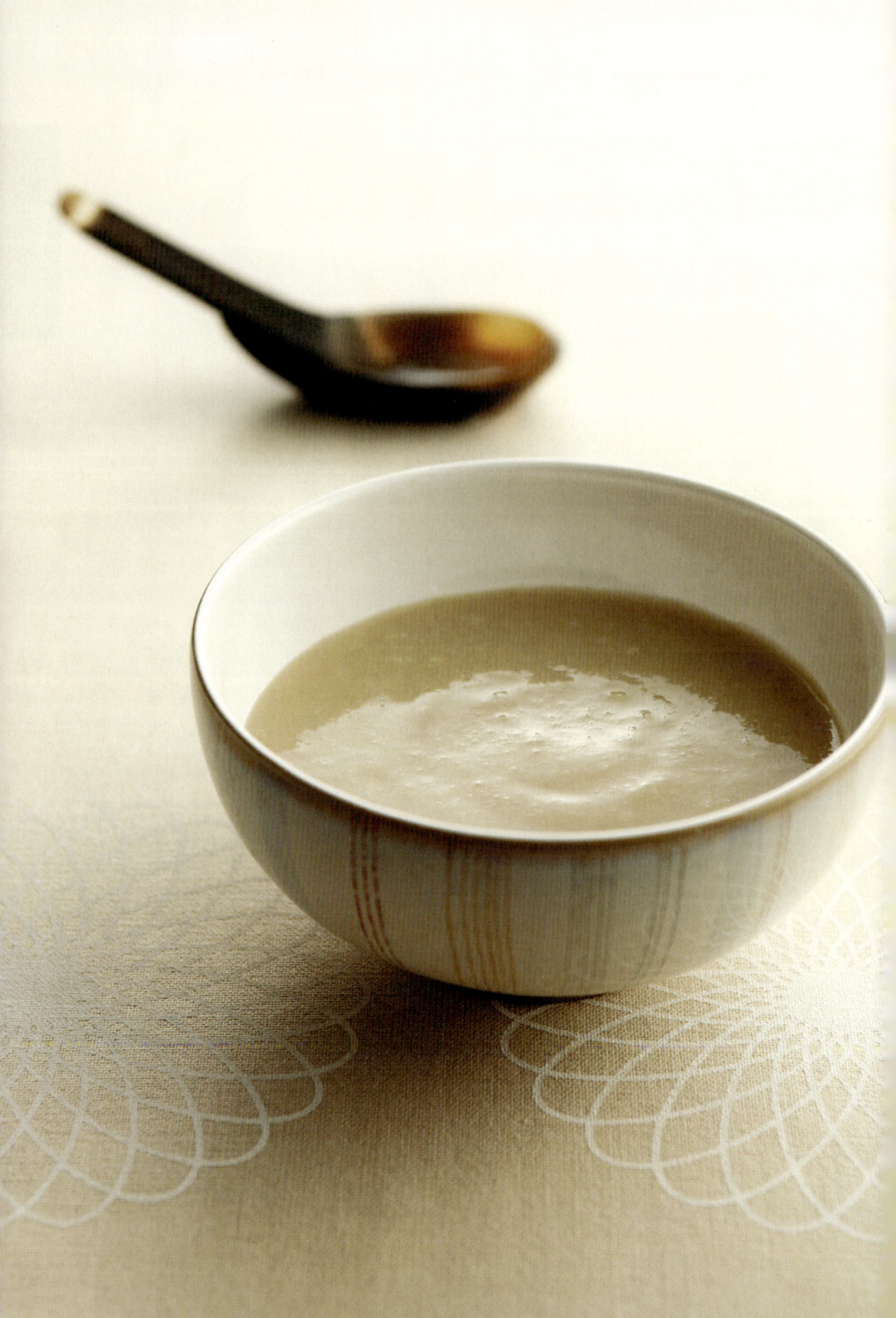

| STEP 1 미음 단계 | STEP 2 죽 단계 | STEP 3 된죽 단계 | STEP 4 밥 단계 |

Recipe 4
두부감자미음

두부는 소화율이 높아 수술 후 환자들이 섭취하기에 부담이 없고 영양소 흡수율도 높은 식품입니다. 감자는 소화가 잘되고 각종 비타민이 골고루 함유되어 있어 수술 후 회복하는 데 도움이 됩니다. 두부의 고소함과 감자의 부드러움이 어우러져 편하게 섭취할 수 있는 영양 미음입니다.

재료(2인분)

감자	20g
두부	20g
불린 쌀	30g
물	100ml
소고기국물	200ml
소금	약간

소고기국물 재료

소고기 양지	80g
무	40g
양파	20g
대파	10g
마늘	10g
미림	약간
물	적당량

만들기

1 감자는 익히고, 쌀은 깨끗이 씻어 충분히 불린 후 조리 전 체에 받쳐 물기를 빼줍니다.
2 냄비에 물을 붓고, 소고기국물 재료를 넣어 강한 불에서 끓이다가 약한 불로 낮추어가며 소고기의 깊은 맛을 우려내어 소고기국물을 만듭니다.
3 준비된 재료를 혼합하여 믹서기로 곱게 갈아줍니다.
4 갈은 재료를 냄비에 넣고 강한 불에서 끓이다가 약한 불로 낮추어가며 저어주고, 3~4분 가량 끓인 뒤 소금간을 합니다.
5 그릇에 150ml(1인분)를 먹음직스럽게 담아냅니다.

tip
감자는 저장성이 좋아 일년 내내 먹을 수 있지만 싹이 나기 쉬운 여름에는 주의해야 합니다. 감자 싹에는 솔라닌(solanine)이라는 유독 성분이 들어 있으므로 싹이 난 감자를 이용할 때는 싹을 깨끗이 제거한 후 사용합니다.

영양소 (1인분)
- 열량 44kcal
- 단백질 2g(18%)
- 지방 0g(0%)
- 당질 9g(82%)

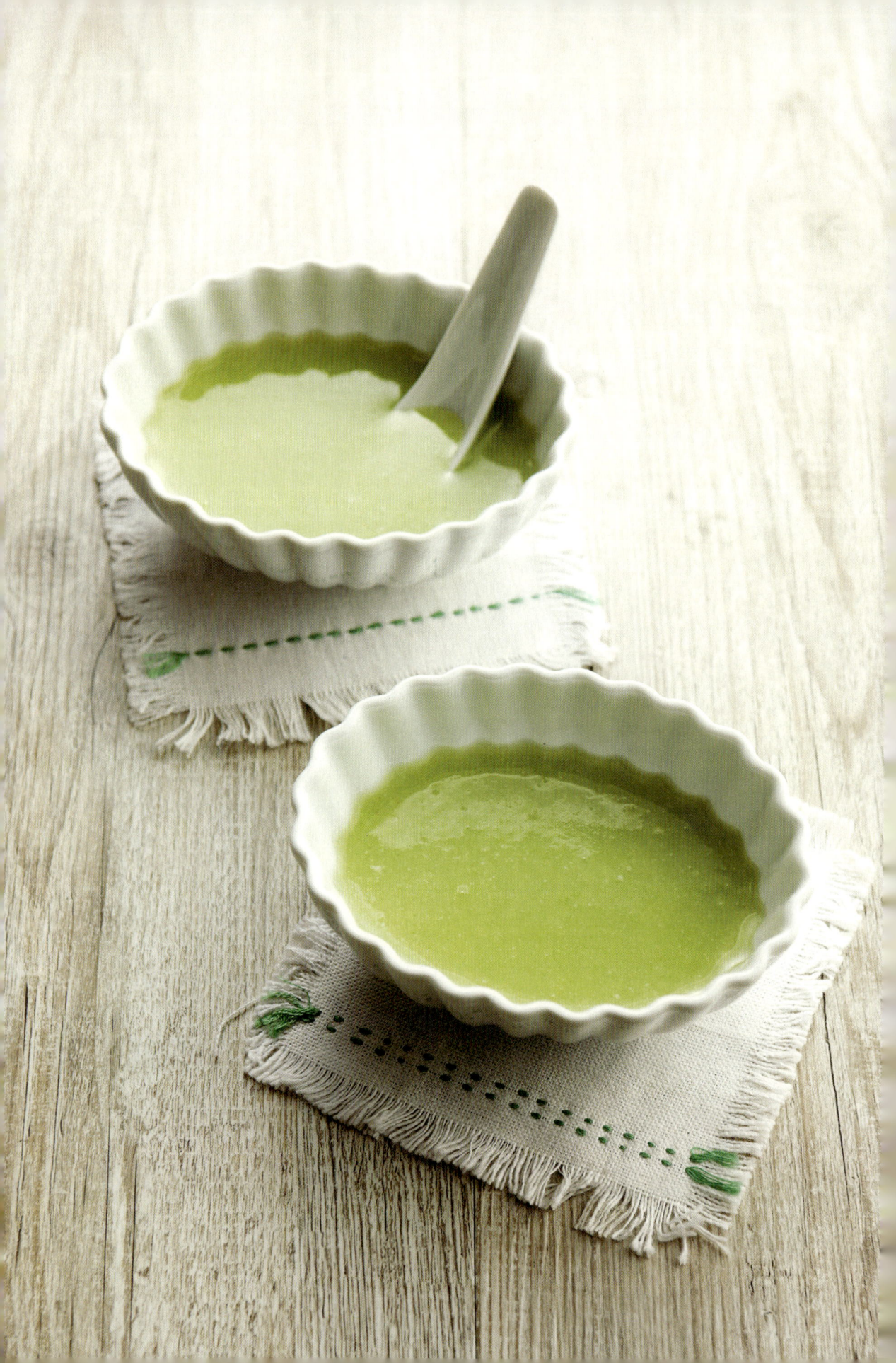

| STEP 1 미음 단계 | STEP 2 죽 단계 | STEP 3 된죽 단계 | STEP 4 밥 단계 |

Recipe 5
새우살호박미음

애호박은 탄수화물과 비타민 A, C가 풍부하고, 소화 흡수가 잘되기 때문에 부담 없이 섭취할 수 있습니다. 또한 특유의 단맛이 있어 조미하지 않아도 맛있게 즐길 수 있습니다. 여기에 새우살을 더해 감칠맛이 돋보이고, 단백질 보충에도 효과적인 한끼 식사를 완성했습니다. 맛과 영양뿐만 아니라 초록색으로 색감을 살려 식욕 유지에도 도움이 되는 미음입니다.

재료(2인분)

애호박	40g
껍질 벗긴 새우살	20g
불린 쌀	30g
물	100ml
소고기국물	200ml
소금	약간

소고기국물 재료

소고기 양지	80g
무	40g
양파	20g
대파	10g
마늘	10g
미림	약간
물	적당량

만들기

1. 쌀은 깨끗이 씻어 충분히 불린 후 조리 전 체에 밭쳐 물기를 빼줍니다.
2. 냄비에 물을 붓고, 소고기국물 재료를 넣어 강한 불에서 끓이다가 약한 불로 낮추어가며 소고기의 깊은 맛을 우려내어 소고기국물을 만듭니다.
3. 준비된 재료를 혼합하여 믹서기로 곱게 갈아줍니다.
4. 갈은 재료를 냄비에 넣고 강한 불에서 끓이다가 약한 불로 낮추어가며 저어주고, 3~4분 가량 끓인 뒤 소금간을 합니다.
5. 그릇에 150ml(1인분)를 먹음직스럽게 담아냅니다.

tip 새우를 고를 때에는 투명한 분홍색을 띠면서 색이 선명하고, 손으로 눌렀을 때 새우살이 탱탱한 것을 선택합니다. 껍질을 벗긴 새우는 찬물이나 옅은 소금물에 흔들어 씻으면 신선함을 유지할 수 있습니다.

영양소 (1인분)
- 열량 52kcal
- 단백질 3g(23%)
- 지방 0g(0%)
- 당질 10g(77%)

STEP 1 미음 단계
세브란스병원 위암클리닉 권장 식단

1일 식단 A

아침	흰미음 150ml + 두유 100ml
간식	사과당근미음 150ml
점심	흑임자미음 150ml + 계란찜 100g
간식	감자우유미음 150ml
저녁	새우살호박미음 150ml + 오렌지주스 100ml
간식	블루베리요거트 100ml
하루 섭취량	열량 697kcal 단백질 28g 지방 23g 당질 99g

1일 식단 B

아침	흰미음 150ml + 육즙 100ml
간식	콩미음 150ml
점심	소고기배추미음 150ml + 연두부찜 100g
간식	고구마미음 150ml
저녁	참치살무미음 150ml + 토마토주스 100ml
간식	우유 100ml
하루 섭취량	열량 542kcal 단백질 27g 지방 14g 당질 78g

1일 식단 C

아침	조미음 150ml + 검은콩두유 100ml
간식	옥수수죽 150ml
점심	닭살시금치미음 150ml + 생크림계란찜 100g
간식	크림수프 150ml
저녁	두부감자미음 150ml + 사과주스 100ml
간식	딸기셰이크 100ml
하루 섭취량	열량 714kcal 단백질 27g 지방 19g 당질 112g

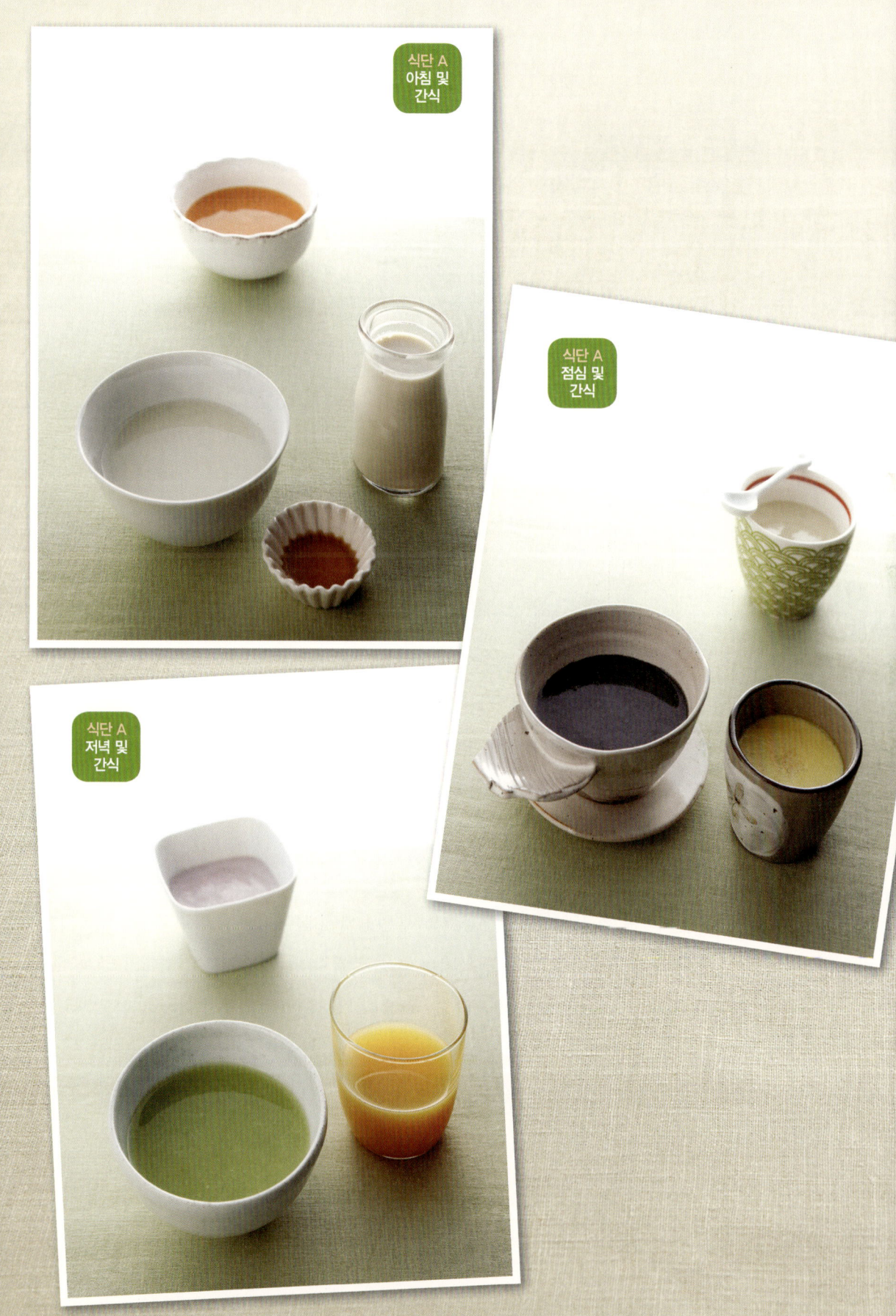

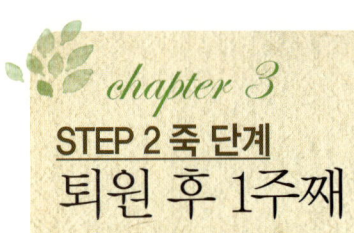

chapter 3
STEP 2 죽 단계
퇴원 후 1주째

병원에서 수술 후 1단계인 미음식에 잘 적응하게 되면, 죽 형태의 식사가 제공됩니다. 이 식사는 미음보다는 약간 된죽(150ml)과 국물(1/3공기 정도) 그리고 부식류로는 단백질 공급원인 어육류 반찬 1종류와 채소류 반찬 1종류가 제공됩니다. 1회 식사량이 적기 때문에 정규적인 식사 외에 별도로 간식이 3회 제공됩니다. 그리고 병원 식사에 1~2일 정도 적응하여 불편함이 없으면 퇴원하게 됩니다.

그러나 퇴원 후에 약 1주일 정도는 병원에서 먹었던 죽 형태의 식사를 하면서 소화 정도나 반응을 살피기 바랍니다. 소화되기 쉽게 반찬을 갈거나 잘게 다진 형태로 준비하여 천천히 꼭꼭 씹어먹도록 하십시오. 단, 죽 형태의 식사로는 충분한 열량 공급이 어려우므로 식사 사이사이에 간식을 반드시 섭취하고, 횟수와 양, 식품의 종류는 환자의 상태에 따라 조절해야 합니다.

만약 처음에 먹는 식사량이 죽 1/3공기도 채 안된다면 섭취 횟수를 늘려 2시간 간격으로 먹도록 합니다. 국은 가족들이 먹는 국을 같이 먹되, 건더기는 건져내고 국물만 약간씩 떠먹는 정도로 섭취합니다. 그 다음 죽 섭취량이 1/2공기 이상으로 늘어나면 매 식사 사이에 3회 정도 간식을 준비하고, 과일류와 우유 또는 유제품을 간식 시간을 활용하여 하루에 한번은 섭취하도록 합니다. 간식은 부드럽고 소화가 잘 되는 음식이면 대부분 가능하나, 덤핑증후군의 우려가 있으므로 아이스크림이나 케이크처럼 단맛이 강한 음식을 한꺼번에 많이 먹는 일은 피하십시오.

다시 한번 강조하지만 식사는 가급적 천천히 먹도록 해야 합니다. 죽처럼 부드러운 음식을 먹을 때에도 한번에 30회 이상 꼭꼭 씹어먹도록 하고, 음료수를 마실 때조차도 벌컥벌컥 마시지 말고 씹듯이 천천히 마셔야 합니다.

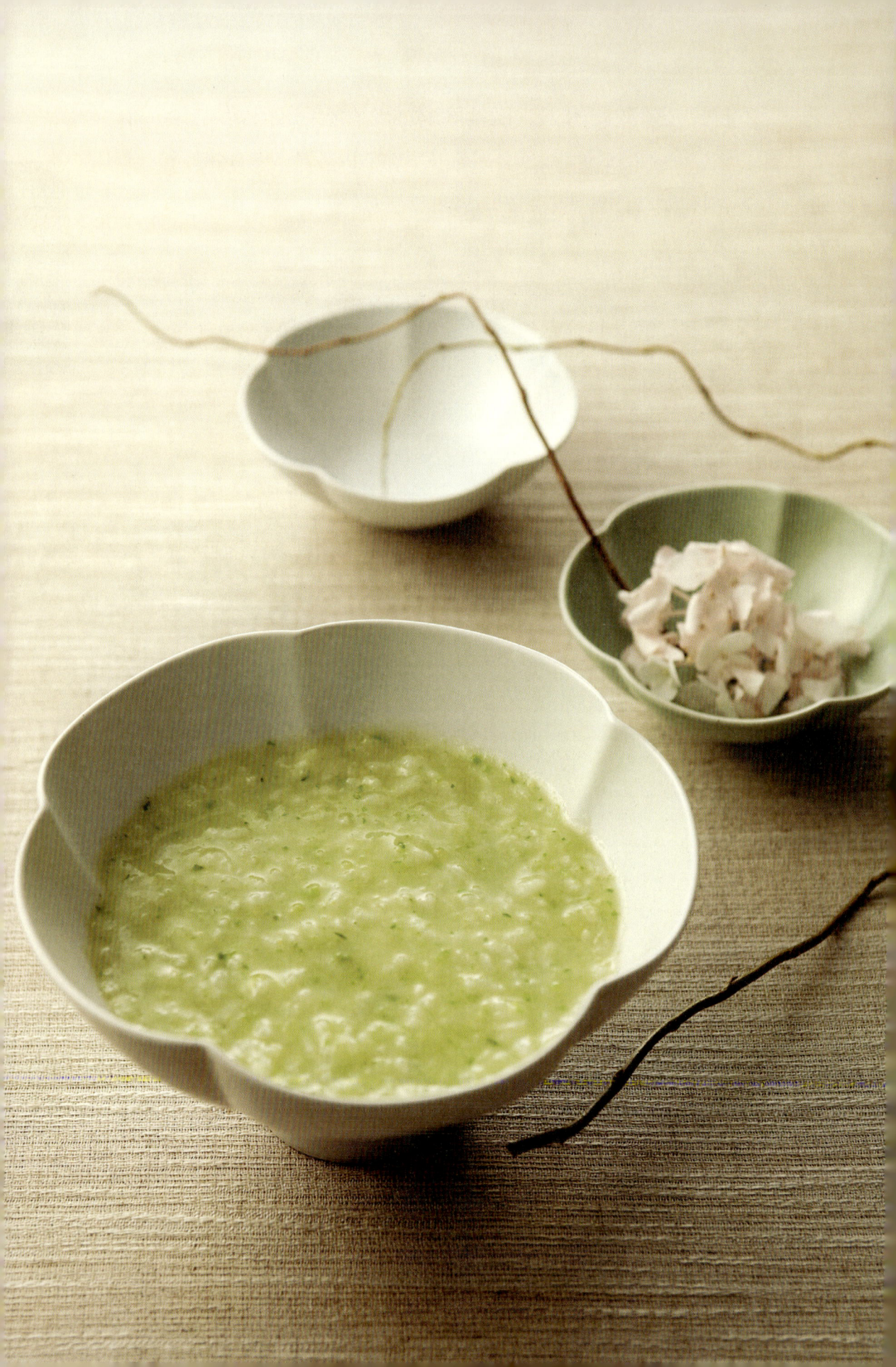

STEP 1 미음 단계 | **STEP 2 죽 단계** | STEP 3 된죽 단계 | STEP 4 밥 단계

Recipe 1
애호박죽

애호박은 수분이 많고 부드러우며 섬유소가 적어 수술 후 부담 없이 먹을 수 있는 채소입니다. 흰죽만 먹는 것보다 애호박을 곱게 갈아서 죽을 쑤어 먹으면 애호박에 풍부한 클로로필과 비타민, 무기질을 함께 섭취할 수 있습니다. 여기에 흰살 생선살(대구살, 동태살 등)을 국물로 사용하여 깊은 맛과 단백질을 더했습니다. 후추가루 대신 자극이 적은 미림으로 흰살 생선을 밑간하여 비린 맛을 제거하면 더욱 깔끔한 맛의 애호박죽을 만들 수 있습니다.

재료(2인분)

쌀 60g(불린 쌀 90g)	무 40g
애호박 80g	콩나물 40g
생선국물 500ml	대파 10g
참기름·소금 약간	미림 10g
생선국물 재료	다시마 2g
동태살 80g	물 적당량

만들기

1 쌀은 깨끗이 씻어 충분히 불린 후 체에 밭쳐 물기를 빼줍니다.
2 애호박은 믹서기에 곱게 갈아 준비합니다.
3 냄비에 물을 붓고, 생선국물 재료를 넣어 강한 불에서 끓이다가 약한 불로 낮추어가며 생선의 깊은 맛을 우려냅니다.
4 달군 냄비에 참기름을 두르고 불린 쌀을 볶은 다음, 생선국물을 붓고 강한 불에서 끓이다가 약한 불로 낮추어가며 쌀알이 반쯤 퍼지도록 끓입니다.
5 2의 갈아놓은 애호박을 넣고 쌀알이 잘 퍼지도록 끓인 다음, 소금으로 간을 맞춥니다.
6 그릇에 150ml(1인분)를 먹음직스럽게 담아냅니다.

tip
호박은 표면에 상처가 나면 쉽게 물러지기 때문에 수분이 닿지 안도록 키친타월 등으로 싸서 냉장실 채소 칸에 보관합니다. 가운데 씨 부분부터 상하기 시작하므로 씨 부분을 도려내고 보관해도 좋습니다.

영양소 (1인분)
열량 134kcal
단백질 2g(6%)
지방 2g(13%)
당질 27g(81%)

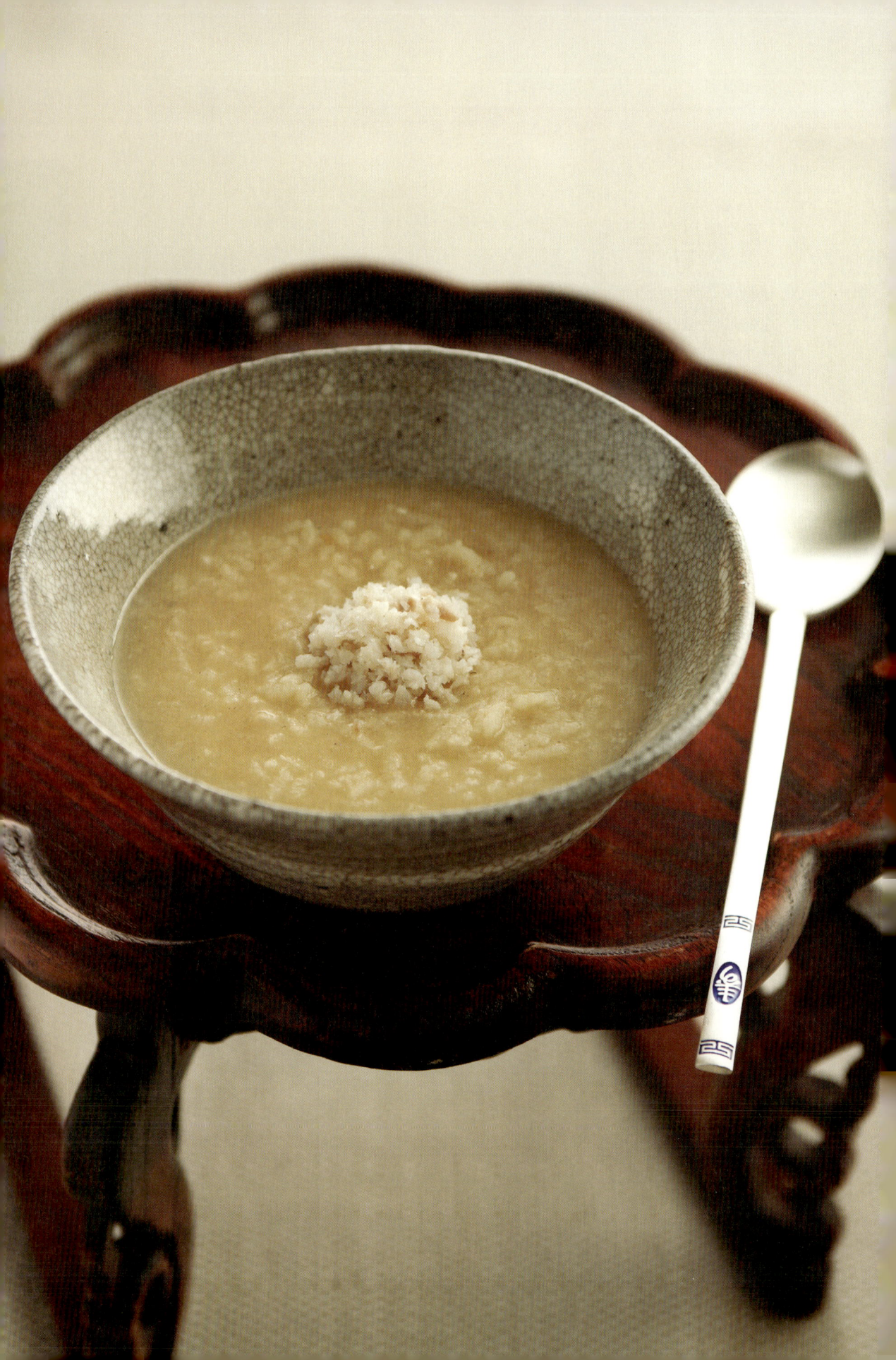

STEP 2
STEP 1 미음 단계 | **죽 단계** | STEP 3 된죽 단계 | STEP 4 밥 단계

Recipe 2
대구미소죽

대구는 비릿한 맛이 적은 흰살 생선으로 흰죽에 생선살의 감칠맛을 가미하였고, 국물의 깔끔한 맛을 유지하기 위해 참기름을 넣지 않았습니다. 미소된장으로 간하여 생선의 감칠맛과 미소된장의 고소한 맛이 잘 어우러져 맛이 일품인 죽입니다.

재료(2인분)

쌀	60g(불린 쌀 90g)	콩나물	40g
생선국물	520ml	대파	10g
미소된장	10g	미림	10g
국간장·참기름·소금	약간	다시마	2g
생선국물 재료		물	적당량
대구살	80g	**고명**	
무	40g	다진 대구살	약간

만들기

1 쌀은 깨끗이 씻어 충분히 불린 후 체에 밭쳐 물기를 빼줍니다.
2 냄비에 물을 붓고, 생선국물 재료를 넣어 강한 불에서 끓이다가 약한 불로 낮추어가며 생선의 감칠맛을 우려냅니다.
3 2의 대구살은 건져내어 국간장, 참기름과 함께 곱게 다집니다.
4 달군 냄비에 참기름을 두르고 불린 쌀을 볶은 다음, 생선국물을 붓고 강한 불에서 끓이다가 약한 불로 낮추어가며 쌀알이 퍼지도록 끓입니다.
5 쌀알이 퍼지면 미소된장, 국간장, 소금으로 간을 맞춥니다.
6 그릇에 150ml(1인분)를 먹음직스럽게 담고, 3의 대구살을 얹어 냅니다.

tip
흰살 생선인 대구는 지방 함량이 적어 맛이 담백하고, 글루탐산(glutamate)과 글리신(glycine) 등의 아미노산과 이노신산이 풍부해 시원한 맛이 일품입니다.

영양소 (1인분)
열량 135kcal
단백질 3g(9%)
지방 3g(20%)
당질 24g(71%)

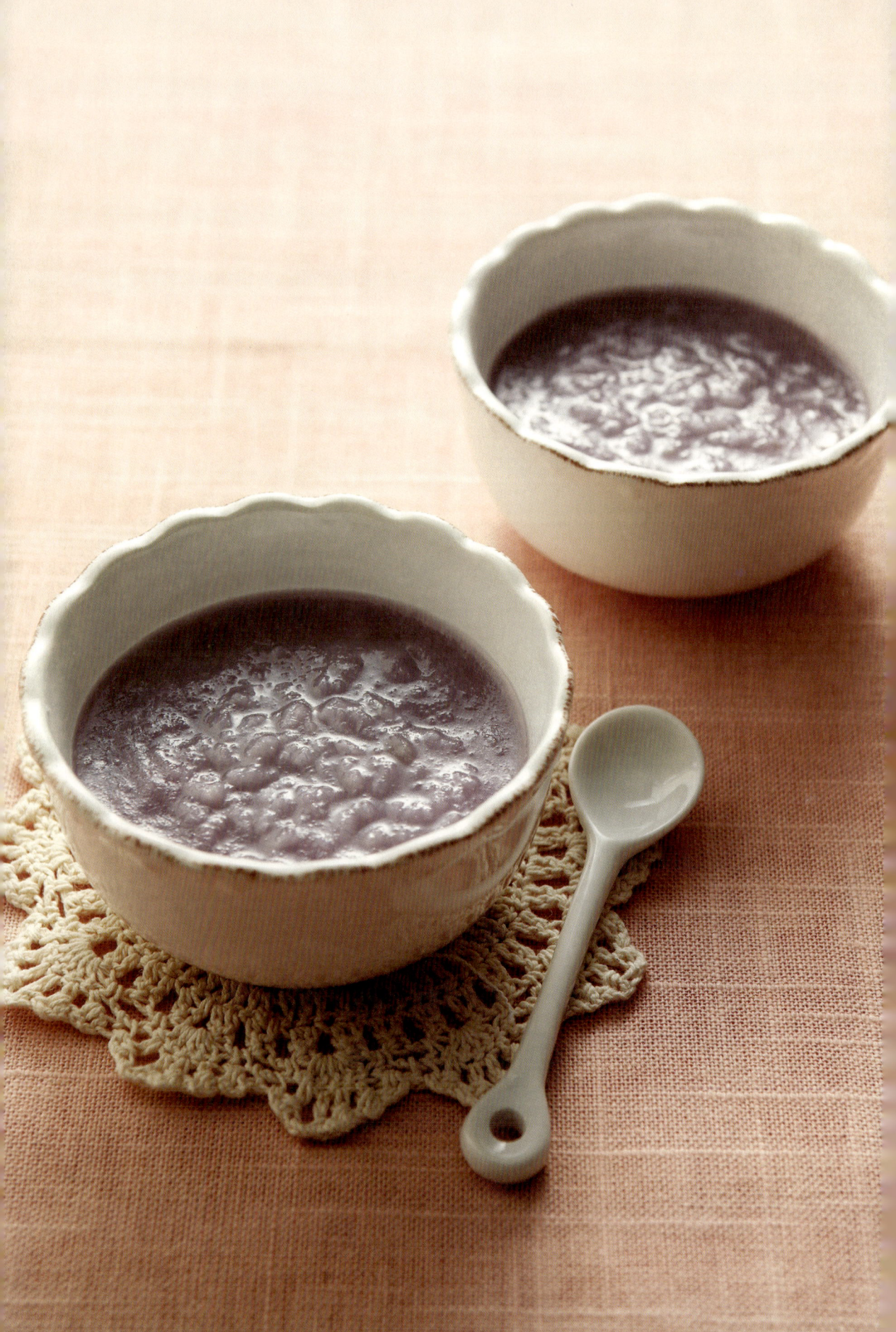

STEP 1 미음 단계 | **STEP 2 죽 단계** | STEP 3 된죽 단계 | STEP 4 밥 단계

Recipe 3
적양배추죽

샐러드에 자주 사용되는 적양배추는 색이 곱고 보기에도 좋아 식욕을 돋우는 역할을 합니다. 흰죽을 매일 먹다 보면 죽이 지겨워질 수도 있는데, 안토시아닌이 풍부한 적양배추로 죽을 만들어 색감에 변화를 주었습니다.

재료(2인분)

쌀	60g(불린 쌀 90g)
적양배추	40g
양파	20g
닭국물	460ml
참기름·소금	약간

닭국물 재료

닭	80g
샐러리	20g
양파	10g
당근	10g
다시마·미림	약간
물	적당량

만들기

1. 쌀은 깨끗이 씻어 충분히 불린 후 체에 밭쳐 물기를 빼줍니다.
2. 적양배추와 양파는 믹서기에 곱게 갈아줍니다.
3. 냄비에 물을 붓고, 닭국물 재료를 넣어 강한 불에서 끓이다가 약한 불로 낮추어가며 닭의 깊은 맛을 우려내어 닭국물을 만듭니다.
4. 달군 냄비에 참기름을 두르고 불린 쌀을 볶은 다음, 닭국물을 붓고 강한 불에서 끓이다가 약한 불로 낮추어가며 쌀알이 반쯤 퍼지도록 끓입니다.
5. 2의 갈아놓은 적양배추와 양파를 넣고 쌀알이 잘 퍼지도록 끓인 다음, 소금으로 간을 맞춥니다.
6. 그릇에 150ml(1인분)를 먹음직스럽게 담아냅니다.

tip
양배추는 가운데의 심을 파낸 후 그 자리에 물에 적신 탈지면이나 키친타월을 넣고 신문지에 말아 냉장보관하면 오랫동안 신선도를 유지할 수 있습니다.

영양소 (1인분)
- 열량 126kcal
- 단백질 2g(7%)
- 지방 2g(14%)
- 당질 25g(79%)

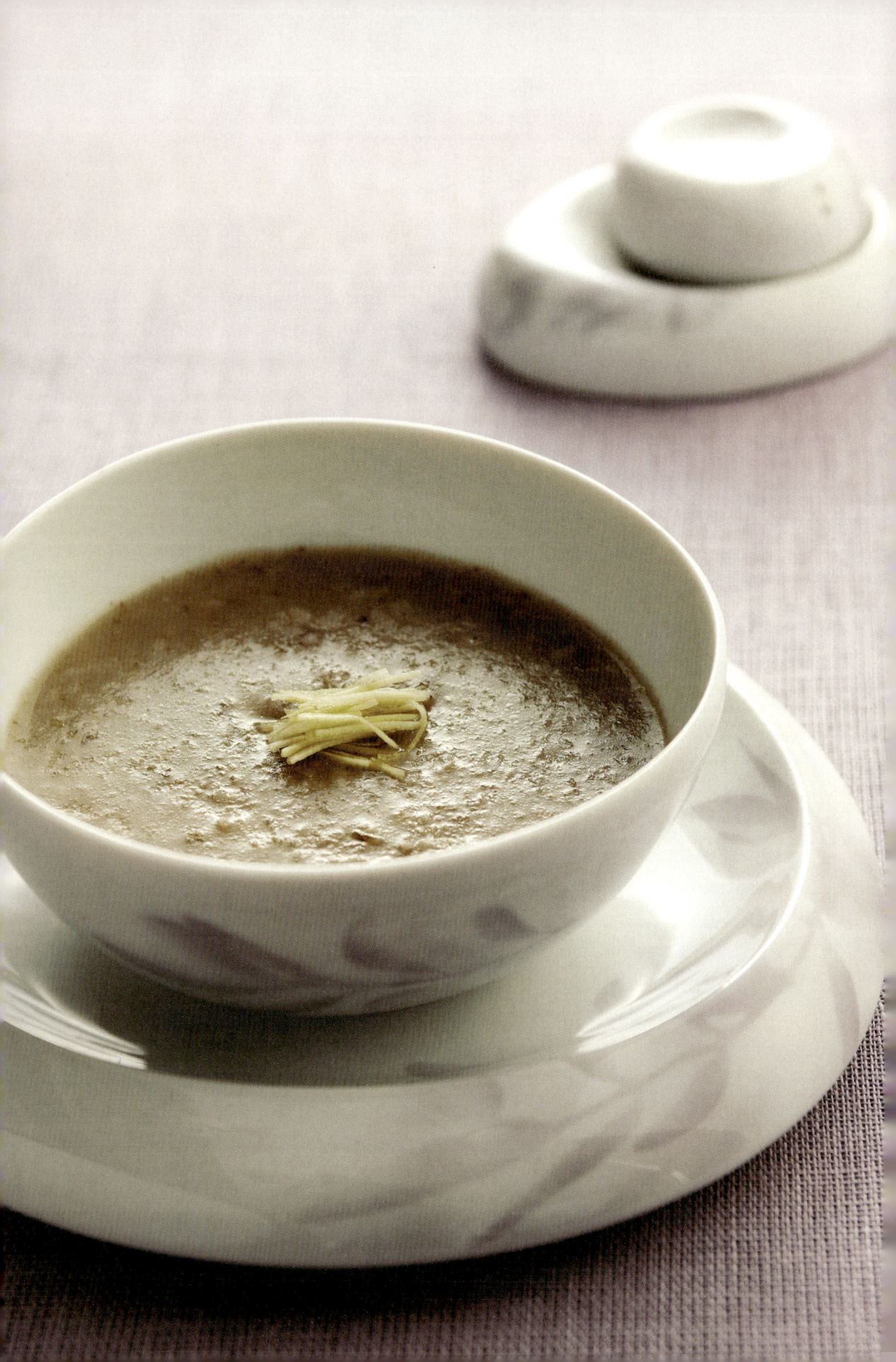

| STEP 1 미음 단계 | **STEP 2** ▼ **죽 단계** | STEP 3 된죽 단계 | STEP 4 밥 단계 |

Recipe 4
가지죽

가지는 수분이 많고 부드러우며 섬유소가 적어 수술 후 부담 없이 먹을 수 있는 채소입니다.
가지를 곱게 갈아서 죽을 쑤어 먹으면 비타민과 무기질을 함께 섭취할 수 있어 좋습니다.
여기에 소고기국물을 사용하여 진한 맛을 더했습니다.

재료(2인분)

쌀	60g(불린 쌀 90g)	양파	20g
가지	40g	대파	10g
소고기국물	520ml	마늘	10g
참기름·소금	약간	미림	약간
소고기국물 재료		물	적당량
소고기 양지	80g	**고명**	
무	40g	채를 썬 가지	약간

만들기

1 쌀은 충분히 씻어 충분히 불린 후 체에 받쳐 물기를 빼줍니다.
2 가지는 껍질을 벗긴 후 믹서기에 곱게 갈아줍니다.
3 냄비에 물을 붓고, 소고기국물 재료를 넣어 강한 불에서 끓이다가 약한 불로 낮추어가며 소고기의 깊은 맛을 우려냅니다.
4 달군 냄비에 참기름을 두르고 불린 쌀을 볶은 다음, 소고기국물을 붓고 강한 불에서 끓이다가 약한 불로 낮추어가며 쌀알이 반쯤 퍼지도록 끓입니다.
5 2의 갈아놓은 가지를 넣고 쌀알이 잘 퍼지도록 끓인 다음, 소금으로 간을 맞춥니다.
6 그릇에 150ml(1인분)를 먹음직스럽게 담아냅니다.

> **tip**
> 가지를 고를 때에는 햇볕을 충분히 받아 표면이 매끄럽고, 윤기가 나며, 색이 선명한 것이 좋습니다. 또한 가지를 싸고 있는 갓이 검고 가시가 날카로운 것이 싱싱한 것입니다. 단, 가지 껍질에는 섬유소가 많으므로 껍질을 벗기고 사용하는 것이 좋습니다.

영양소 (1인분)
- 열량 122kcal
- 단백질 2g(6%)
- 지방 2g(15%)
- 당질 24g(79%)

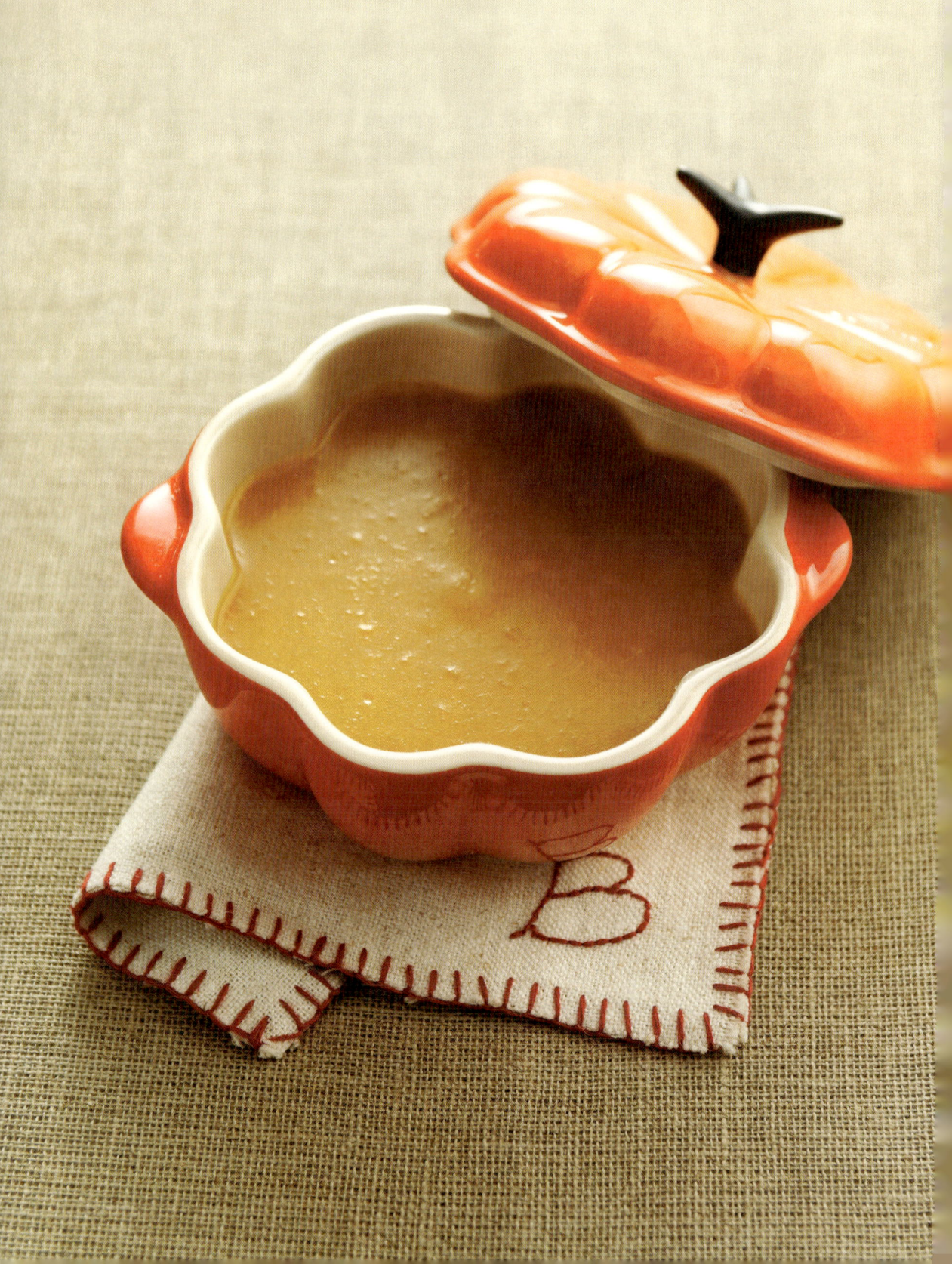

STEP 1 미음 단계 | **STEP 2 죽 단계** | STEP 3 된죽 단계 | STEP 4 밥 단계

Recipe 5 단호박죽

단호박에는 카로틴을 비롯해 비타민과 철분, 칼슘 등의 영양소가 골고루 들어 있으며, 탄수화물, 섬유질, 각종 미네랄이 풍부한 좋은 영양식입니다. 특히 단호박 특유의 달콤한 맛은 식욕을 증진시키는 데 도움이 되므로 수술 후 식욕이 저하되었을 때 끼니 사이에 열량 보충용 또는 간식으로 먹으면 좋습니다.

재료(2인분)
- 찹쌀가루 ······ 30g
- 단호박 ······ 90g
- 단호박 삶은 물 ······ 500ml
- 올리고당 ······ 50g
- 소금 ······ 약간

만들기
1. 찹쌀물은 찹쌀가루가 찬물에 엉기지 않도록 곱게 개어 준비합니다.
2. 단호박은 깨끗이 씻어 껍질을 벗기고, 끓는 물에 퍼지도록 충분히 삶아 줍니다.
3. 삶은 단호박은 단호박 삶은 물과 함께 믹서기에 곱게 갈아 준비합니다.
4. 볼에 단호박 삶은 물을 붓고 찹쌀물을 곱게 풀어 갈은 단호박을 넣은 다음, 덩어리지지 않게 저어가며 충분히 끓입니다.
5. 올리고당, 소금으로 간을 맞춘 후 한소끔 끓여 마무리합니다.
6. 그릇에 150ml(1인분)를 먹음직스럽게 담아냅니다.

영양소 (1인분)
- 열량 144kcal
- 단백질 2g(6%)
- 지방 0g(0%)
- 당질 34g(94%)

tip
호박은 노랗게 익으면서 당질 함량이 증가하여 소화가 잘되는 특징이 있습니다. 따라서 위장이 약한 사람들이나 노약자에게 좋습니다.

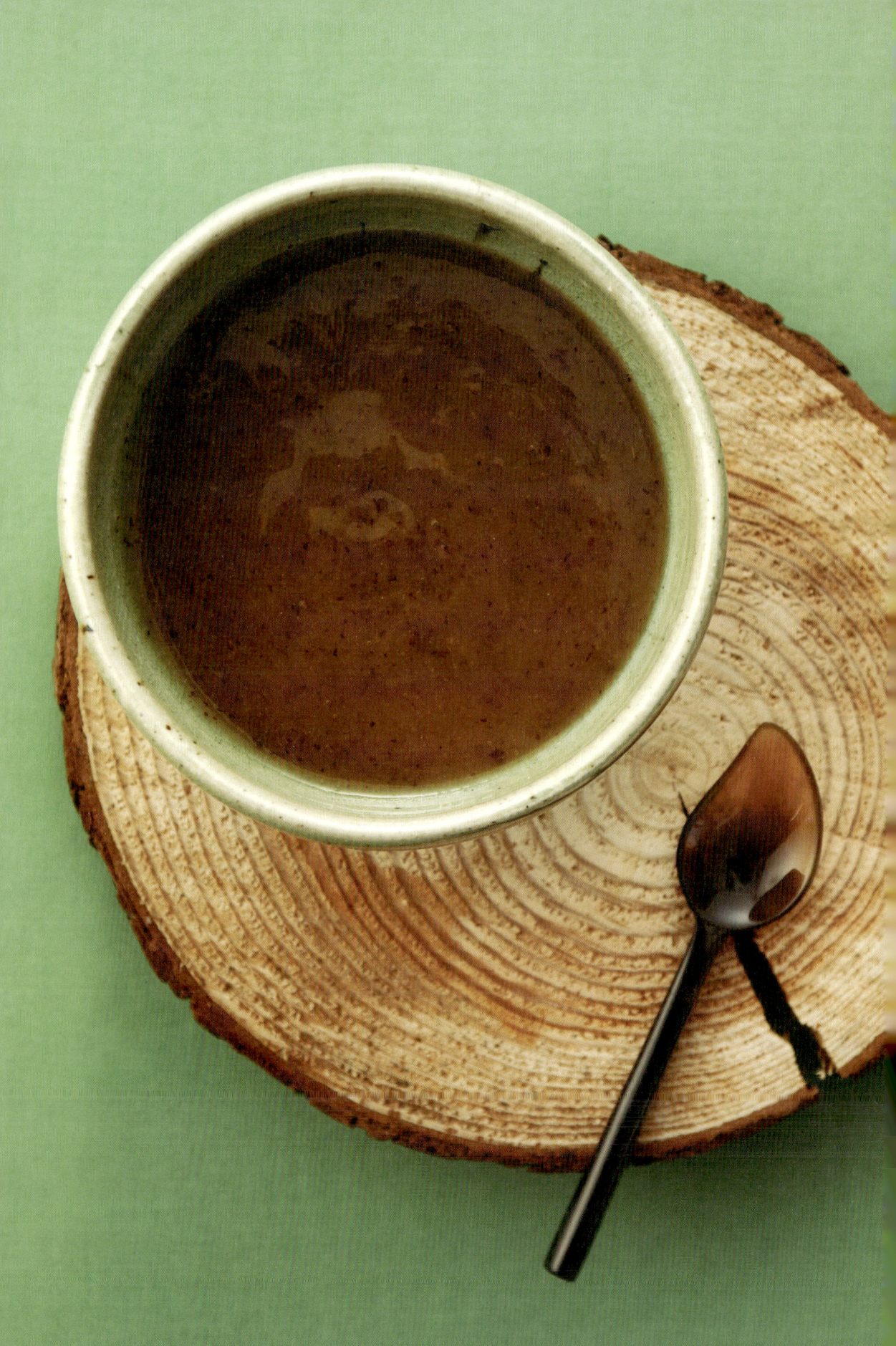

STEP 1 미음 단계 | **STEP 2 죽 단계** | STEP 3 된죽 단계 | STEP 4 밥 단계

Recipe 6
대추죽

껍질에 섬유질이 많은 대추는 푹 달여서 씨를 제거하고 믹서기에 곱게 갈아서 죽의 재료로 사용합니다. 대추는 한약재료로도 많이 사용하는데, 수술 후 기력이 떨어진 환자들에게 기운을 북돋워줄 수 있는 좋은 재료가 됩니다.

재료(2인분)
찹쌀가루 30g	올리고당 50g
대추 40g	소금 약간
물 400ml	

만들기
1. 찹쌀물은 찹쌀가루가 찬물에 엉기지 않도록 곱게 개어 준비합니다.
2. 대추는 솔로 깨끗이 씻어 껍질에 붙은 이물질을 제거하고, 끓는 물에 넣은 후 푹 무르도록 충분히 끓입니다.
3. 대추는 씨를 빼고 믹서기에 곱게 갈아 준비합니다.
4. 냄비에 면포로 걸러낸 대추 삶은 물을 붓고 찹쌀물을 넣어 곱게 풀은 다음, 갈은 대추를 넣은 후 덩어리지지 않게 저어가며 충분히 끓입니다.
5. 올리고당, 소금으로 간을 맞춘 후 한소끔 끓여 마무리합니다.
6. 그릇에 150ml(1인분)를 먹음직스럽게 담아냅니다.

영양소 (1인분)
- 열량 192kcal
- 단백질 2g(4%)
- 지방 0g(0%)
- 당질 46g(96%)

tip
마른 대추는 색이 연한 황갈색으로 선명하고 윤이 납니다. 알이 적당히 굵고, 주름이 고르며, 눌렀을 때 탄력이 느껴지는 것이 좋습니다. 또한 곰팡이가 핀 것은 없는지 잘 살피도록 합니다.

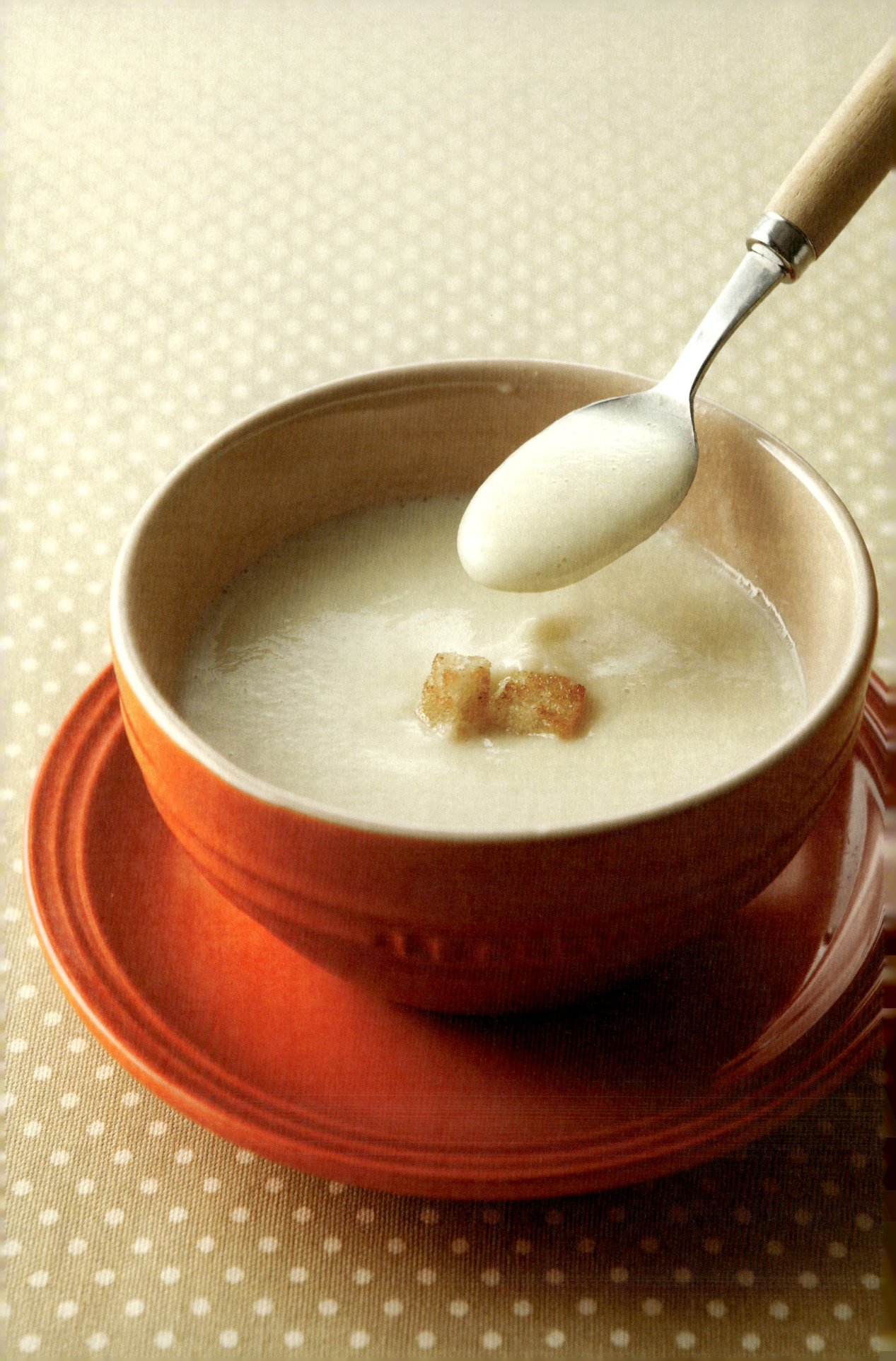

STEP 1 미음 단계 | **STEP 2 죽 단계** | STEP 3 된죽 단계 | STEP 4 밥 단계

Recipe 7
컬리플라워치즈수프

비타민 C가 풍부한 컬리플라워는 섬유소가 적어 수술 후 초기 식사에 이용하기 좋은 채소 중 하나입니다.
소화가 잘되는 고열량의 치즈와 컬리플라워로 부드러운 수프를 끓여서
환자들에게 끼니 사이의 간식으로 제공하면 열량 보충에 좋습니다.

재료(2인분)

컬리플라워	140g	우유	200ml
체다치즈	20g	소금	약간
양파	40g	**고명**	
버터	12g	당근	약간
닭국물	100ml(85페이지 참고)		

만들기

1. 컬리플라워는 깨끗이 씻어 머리만 작게 따고 양파는 가늘게 반달 썰기 합니다.
2. 체다치즈는 채 썰기하여 준비합니다.
3. 달군 냄비에 버터를 두르고 양파를 넣어 약간 갈색을 띠도록 볶습니다.
4. 3에 컬리플라워, 닭국물을 넣고 끓인 다음, 컬리플라워가 부드럽게 익을 때까지 약한 불에서 20~25분 가량 끓입니다.
5. 4와 우유를 믹서기에 넣고 부드러워질 때까지 곱게 갈은 후 냄비에 옮겨 체다치즈를 넣고 잘 녹도록 저어 줍니다.
6. 따뜻한 수프볼에 150ml(1인분)를 먹음직스럽게 담아냅니다.

> **tip**
> 컬리플라워는 밑동이 단단하므로 제일 먼저 잘라낸 다음 칼집을 가볍게 넣어 손으로 찢어서 나눕니다. 끓는 물에 식초나 레몬을 넣고 살짝 데치면 색깔이 하얗고 깨끗해집니다.

영양소 (1인분)
- 열량 184kcal
- 단백질 10g(21%)
- 지방 12g(59%)
- 당질 9g(20%)

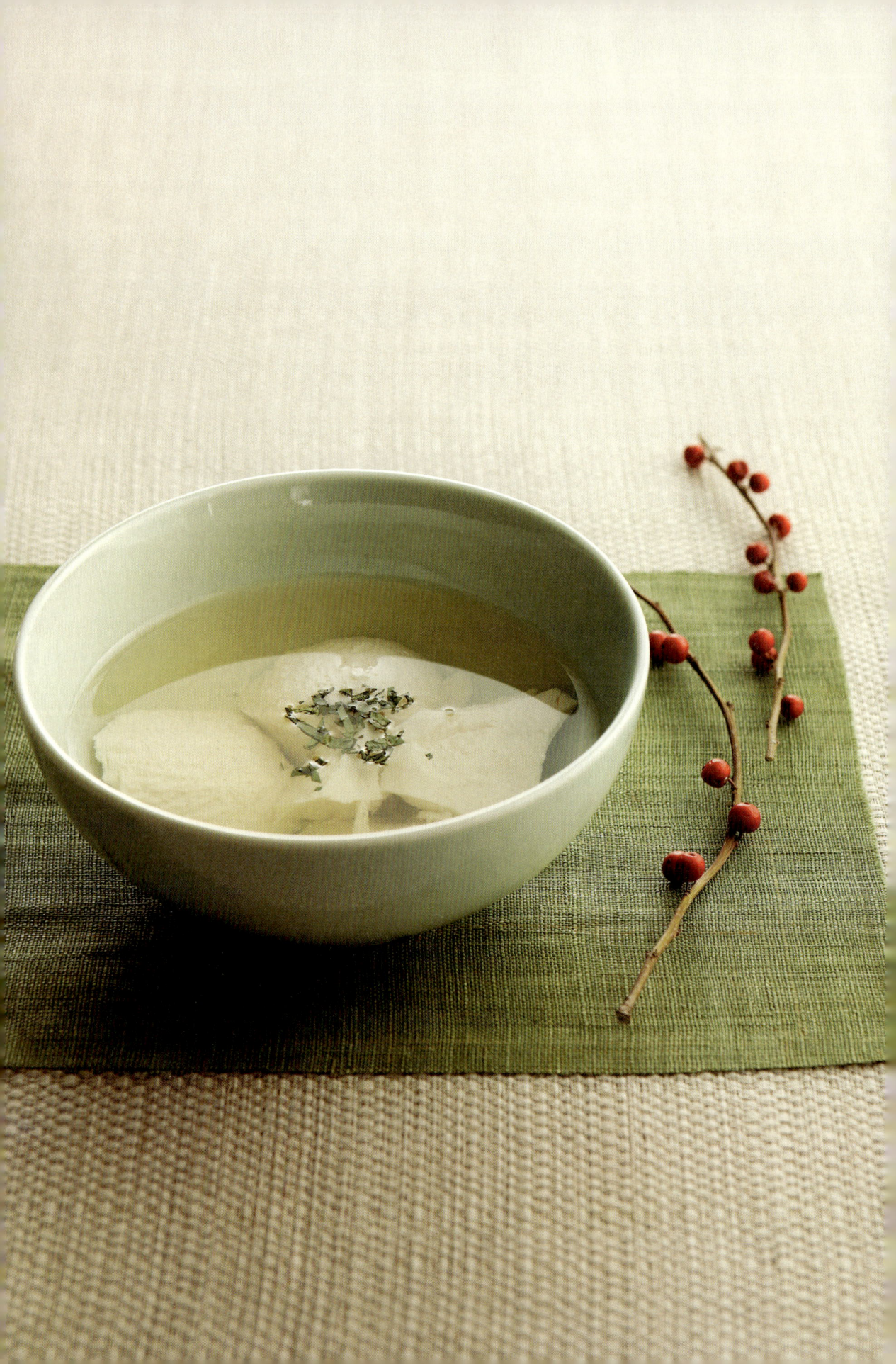

STEP 2

STEP 1 미음 단계 | **죽 단계** | STEP 3 된죽 단계 | STEP 4 밥 단계

PART 4 회복 단계별 요리를 만든다

Recipe 8
연두부맑은국

두부 중에서 가장 부드러운 연두부는 수술 후 부담 없이 먹을 수 있는 좋은 단백질 급원 식품입니다. 마른 새우는 특유의 감칠맛을 내므로 연두부국을 끓일 때 마른 새우를 이용하면 더욱 맛있게 먹을 수 있습니다.

재료(2인분)
연두부 ······ 60g	대파 ······ 10g
새우국물 재료	소금 ······ 약간
마른 새우 ······ 6g	물 ······ 적당량
다시마 ······ 4g	**고명**
무 ······ 10g	다진 시금치 ······ 약간

만들기
1 연두부는 먹기 좋은 크기로 잘라서 준비합니다.
2 마른 새우, 다시마, 무, 대파, 소금을 물에 넣고 끓입니다.
3 2의 국물 재료를 체에 거른 후 새우국물을 준비합니다.
4 냄비에 새우국물을 붓고 끓어오르면 연두부를 넣고 한소끔 끓인 후 불을 끕니다.
5 그릇에 국물을 100ml(1인분)되도록 담아내고, 고명으로 시금치를 약간 올립니다.

영양소 (1인분)
열량 17kcal
단백질 2g(47%)
지방 1g(53%)
당질 0g(0%)

tip
국의 고명으로 흔히 실파나 대파 등을 이용하는데 파 대신 녹색을 낼 수 있는 시금치 등을 곱게 다져서 고명으로 사용하면 파 없이도 맛깔스러운 색을 낼 수 있습니다.

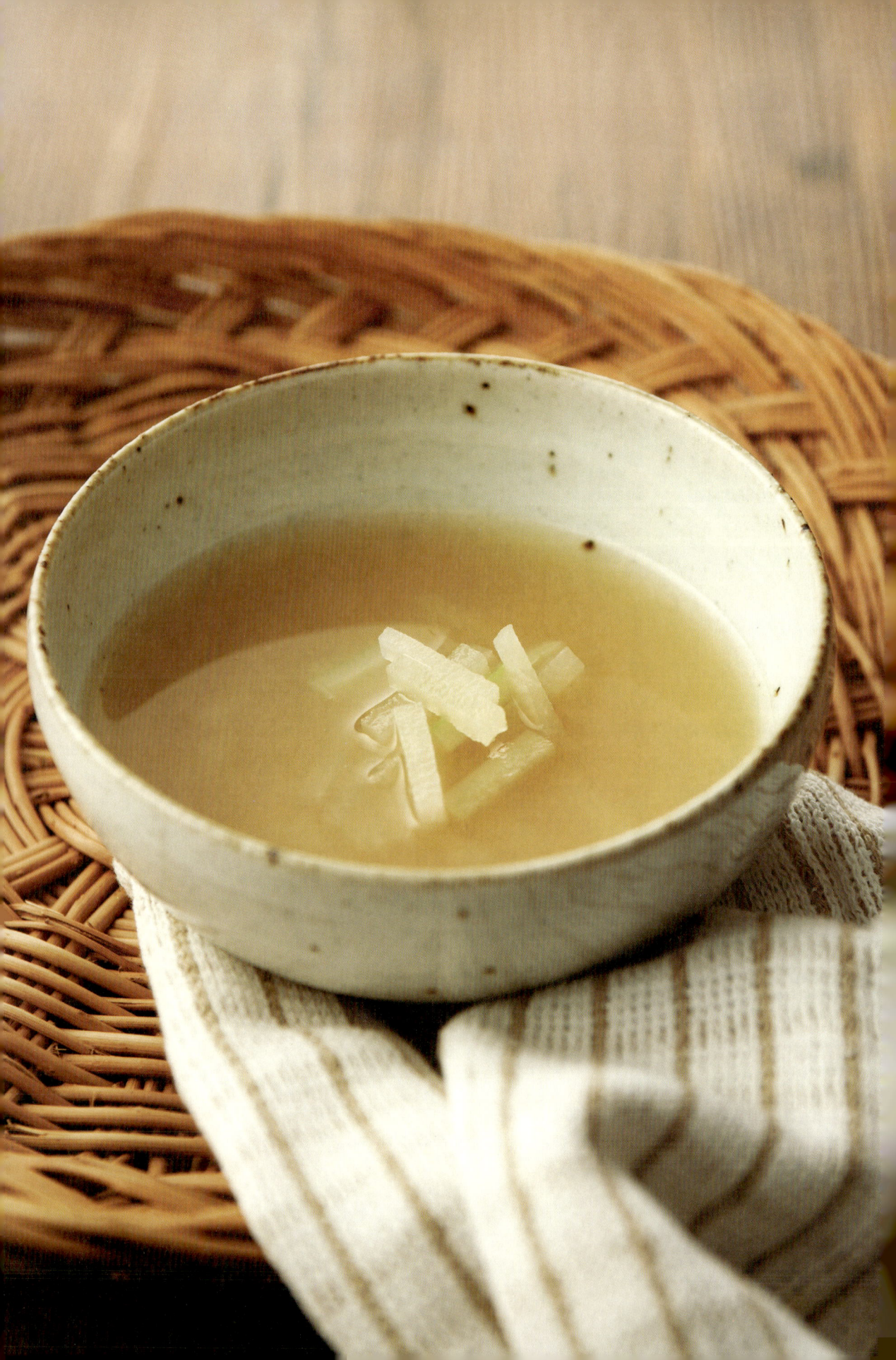

STEP 1 미음 단계 | **STEP 2 죽 단계** | STEP 3 된죽 단계 | STEP 4 밥 단계

Recipe 9
무된장국

일반적으로 된장국을 끓일 때 파와 마늘을 많이 사용하는데, 수술 후에는 자극적인 맛을 피해야 하므로 파와 마늘 대신 콩나물, 양파 등의 채소를 사용하면 구수하고 시원한 된장국을 즐길 수 있습니다.

재료(2인분)
무 ·············· 140g
된장국물 재료
된장 ············· 10g
마른 멸치 ········· 6g
다시마 ············ 4g
콩나물 ··········· 20g
양파 ············· 20g
소금 ············· 약간
물 ············· 적당량

만들기
1 무는 굵은 채를 썰어 준비합니다.
2 마른 멸치, 다시마, 콩나물, 양파, 소금을 물에 넣고 끓입니다.
3 2의 국물 재료에 된장을 풀고 체에 거른 후 된장국물을 준비합니다.
4 냄비에 된장국물과 무를 넣고 무가 익을 때까지 끓입니다.
5 그릇에 국물을 100ml(1인분) 담아냅니다.

영양소 (1인분)
열량 20kcal
단백질 1g(20%)
지방 0g(0%)
당질 4g(80%)

tip
된장국은 푹 끓여야 구수한 맛이 나므로, 된장을 풀은 국물을 충분히 끓여서 맛을 낸 후에 재료를 넣고 끓여야 더욱 깊은 맛을 느낄 수 있습니다.

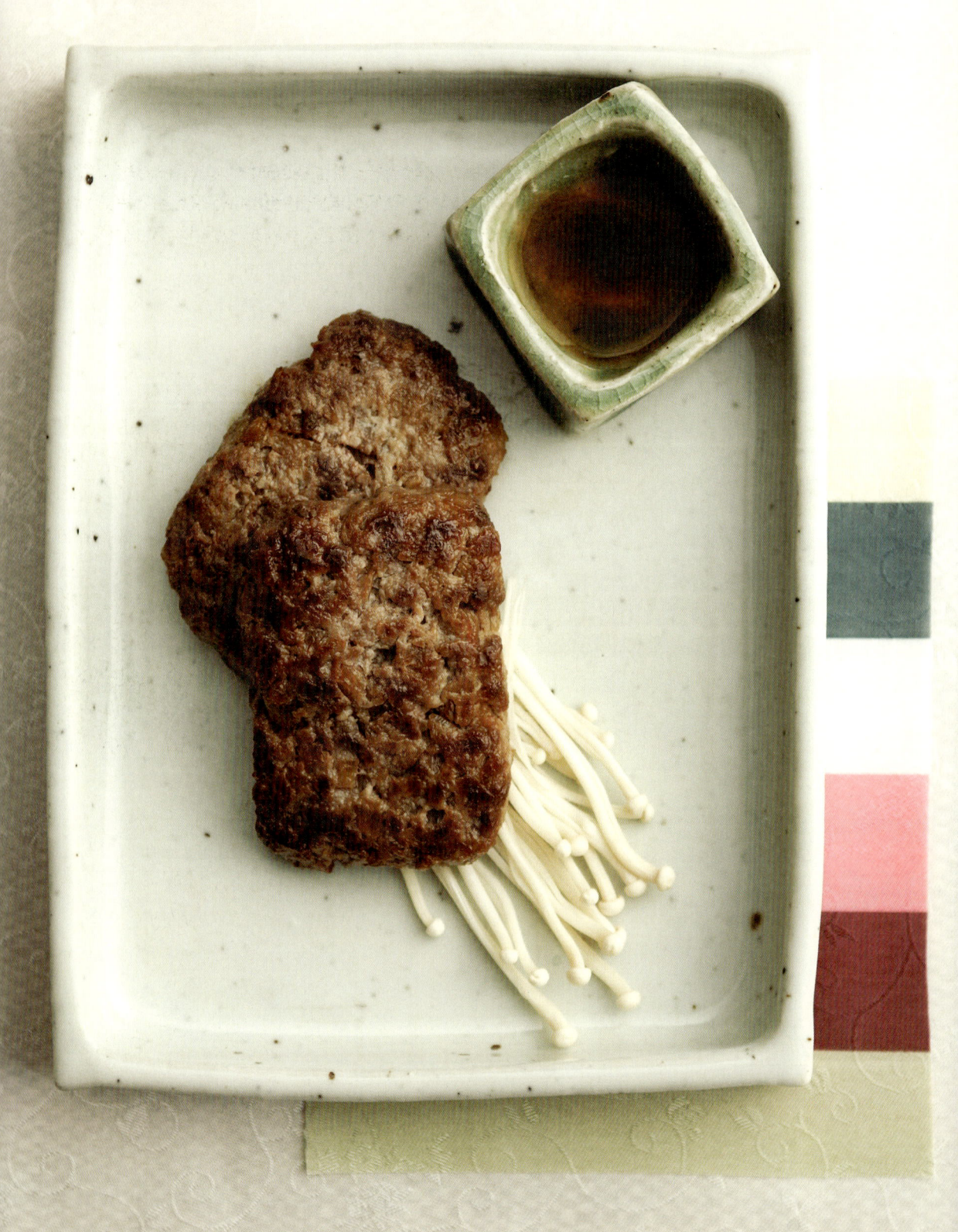

| STEP 1 미음 단계 | **STEP 2 죽 단계** | STEP 3 된죽 단계 | STEP 4 밥 단계 |

Recipe 10
섭산적

소고기는 다진 배와 양파를 넉넉히 넣고 밑간을 해두면 육질이 더욱 부드러워지고, 구운 후에도 촉촉하게 먹을 수 있습니다. 다져서 구워낸 섭산적은 환자들이 씹고 소화하기에 부담이 적어 수술 후 초기에 좋은 메뉴입니다.

재료(2인분)

소고기 다짐육	60g	**밑간 양념 재료**	
두부	40g	진간장	5g
다진 배	20g	올리고당	10g
다진 양파	20g	참기름·미림·생강즙	약간
식용유	약간		

만들기

1 소고기는 도마 위에 올려 칼질하여 곱게 다집니다.
2 두부는 거즈에 싸서 물기를 짠 후 도마 위에 올려 칼 옆면으로 눌러 으깹니다.
3 다진 소고기, 두부, 배, 양파에 밑간 양념을 넣고 소고기 반죽이 차지게 치댑니다.
4 3의 반죽을 0.5cm 두께로 네모나게 모양을 만듭니다.
5 팬에 기름을 두르고 4를 약한 불에서 은근히 구워 속이 완전히 익도록 구워냅니다.
6 구운 섭산적을 한입 크기로 썰어 그릇에 담아냅니다.

영양소 (1인분)
열량 110kcal
단백질 8g(29%)
지방 6g(49%)
당질 6g(22%)

tip
섭산적을 구운 다음 먹을 때 촉촉한 맛을 유지하려면 배와 양파 등 양념에 사용되는 야채를 넉넉히 갈아서 넣어주면 좋습니다.

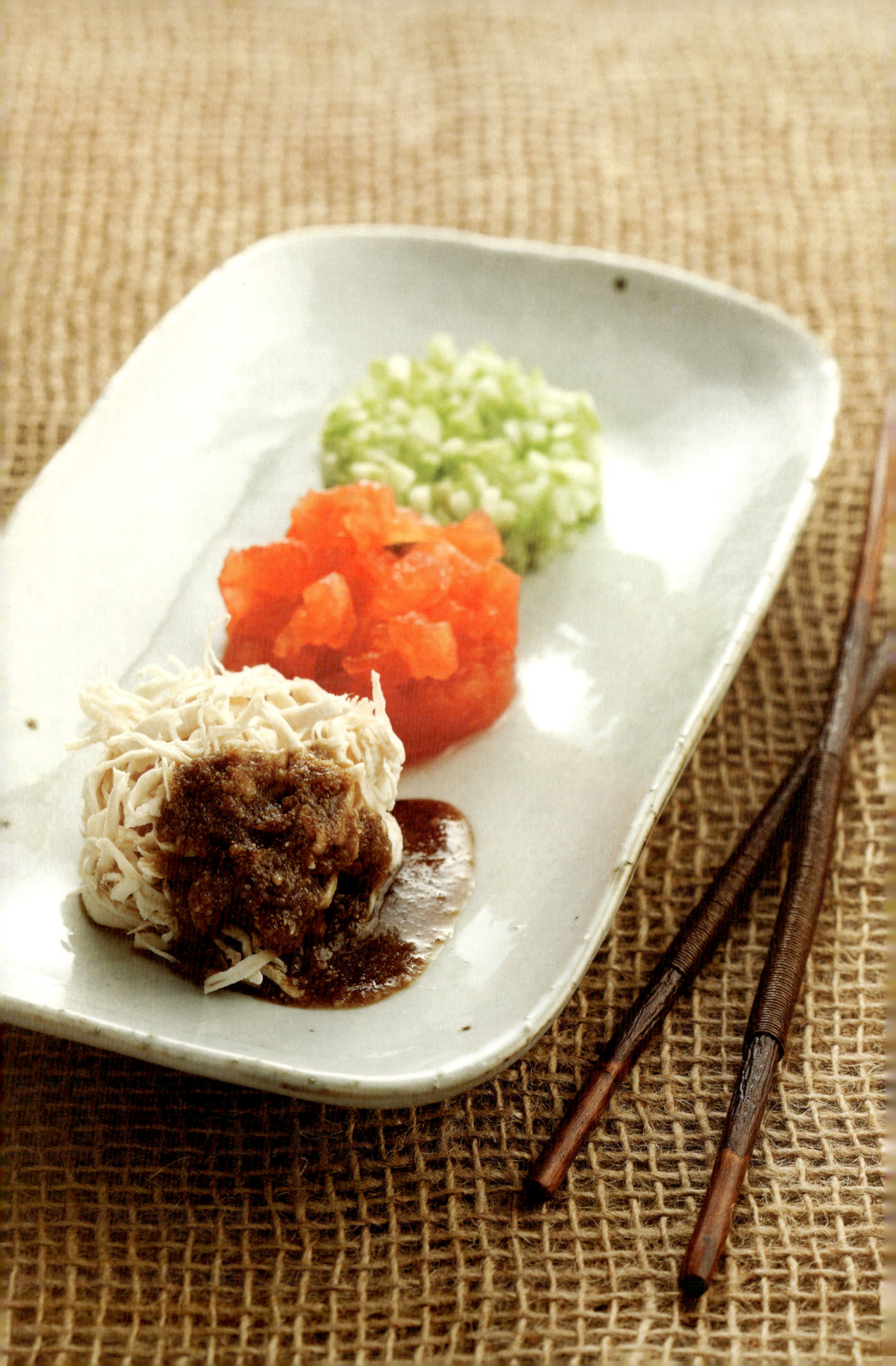

STEP 1 미음 단계 | **STEP 2 죽 단계** | STEP 3 된죽 단계 | STEP 4 밥 단계

Recipe 11
닭살무침

닭가슴살은 저지방 고단백 식품으로, 수술 후 단백질 보충을 위해 섭취하면 좋습니다.
기름기가 적기 때문에 다소 퍽퍽할 수 있으므로, 부드럽게 삶아서 씹기 편하도록 가늘게 찢어 주세요.
여기에 고소한 참깨 양념을 곁들여 아삭한 오이와 감칠맛 나는 토마토를 함께 무쳐서
상큼하게 먹을 수 있도록 만들었습니다. 참깨소스를 만들 때 참깨는 곱게 갈아서 사용해야
수술 부위에 달라붙는 것을 막을 수 있습니다.

재료(2인분)

닭가슴살	80g	**참깨소스 재료**	
토마토	60g	참깨 갈은 것	8g
오이	60g	간장	4g
밑간 양념 재료		올리고당	8g
미림	6g	식초	2g
소금	소량		

만들기

1. 닭가슴살은 소금을 넣은 끓는 물에 데친 후 식힌 다음, 가늘게 찢어 2등분 길이로 자릅니다.
2. 토마토는 윗부분에 열십자로 칼집을 낸 뒤 끓는 물에 넣었다가 건져서 식힌 후, 껍질과 씨를 제거하고 0.5cm 크기로 다져서 준비합니다.
3. 오이는 껍질을 벗기고 속의 씨를 제거하여 0.5cm 크기로 다져서 준비합니다.
4. 곱게 갈은 참깨에 간장, 올리고당, 식초를 넣어 골고루 섞어 참깨소스를 만듭니다.
5. 그릇에 다진 토마토와 다진 오이를 깔고, 그 옆에 잘게 찢은 닭가슴살을 올린 다음 참깨소스를 뿌려냅니다.

tip 참깨는 입자가 작아 믹서기로 잘 갈리지 않으므로, 참깨소스의 재료로 사용하기 위해서는 직접 깨갈이로 곱게 갈아서 사용하는 것이 좋습니다.

영양소 (1인분)
- 열량 141kcal
- 단백질 9g(26%)
- 지방 9g(57%)
- 당질 6g(17%)

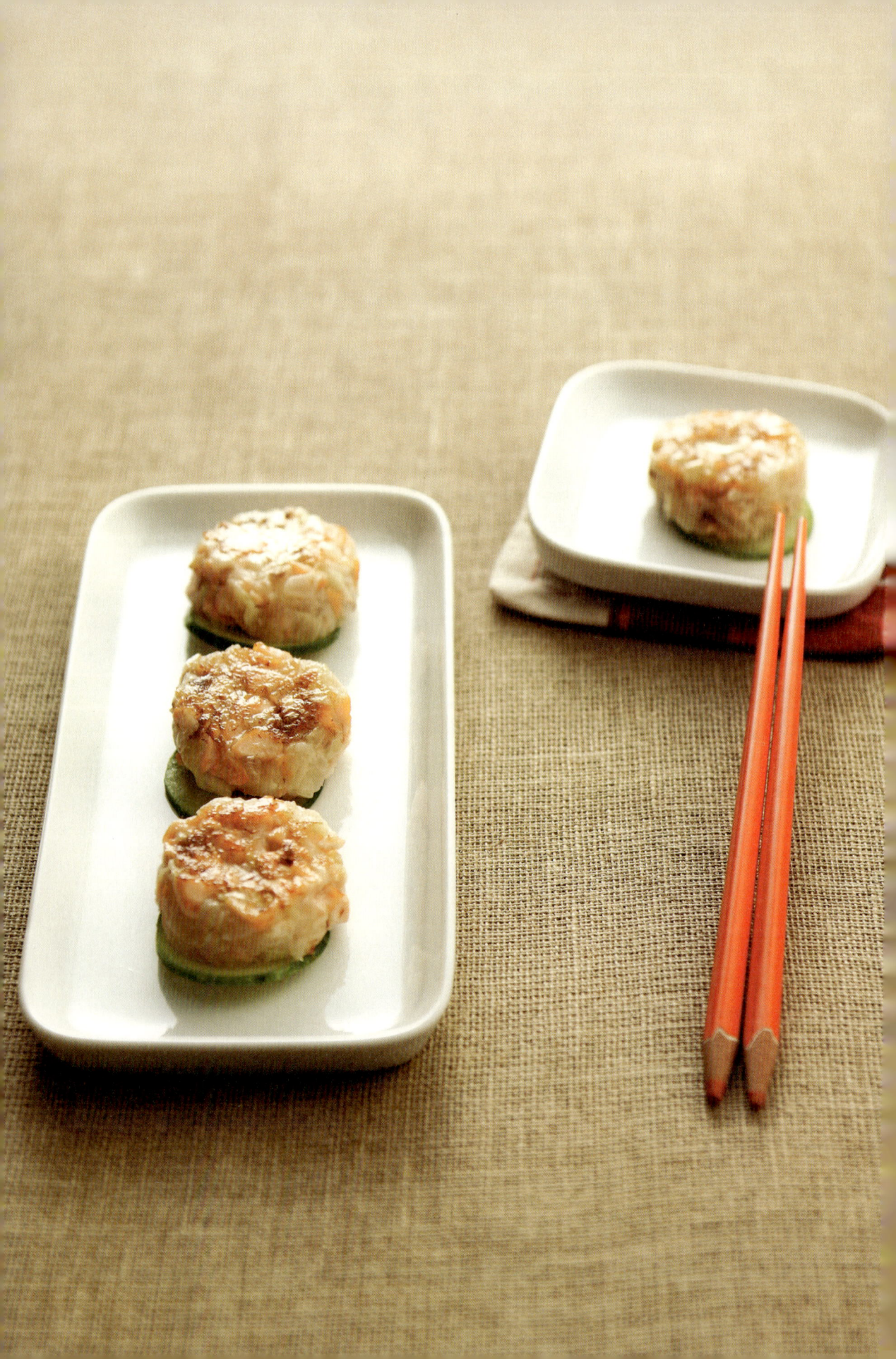

STEP 2

| STEP 1 미음 단계 | 죽 단계 | STEP 3 된죽 단계 | STEP 4 밥 단계 |

Recipe 12
연어완자

수술 후 1주일간은 소화되기 쉽고 부드러운 음식을 주로 먹어야 하는데,
고기와 야채를 다져서 만드는 일반적인 완자는 다소 퍽퍽할 수 있습니다. 그래서 채소 대신에
감자를 으깨어 속을 부드럽게 채우고, 연어를 다져 넣어 완자 모양으로 빚어보았습니다.
속이 부드러워 수술 직후에도 편하게 섭취할 수 있습니다.

재료(2인분)

연어	50g	식용유	10g
감자	120g	소금 · 머스터드	약간
양파	20g	**밑간 양념 재료**	
양배추	10g	우유 · 미림	약간

만들기

1. 연어살은 0.5cm로 깍둑썰기하고, 우유와 미림으로 밑간하여 비린 맛을 제거합니다.
2. 감자는 잘 씻어서 찜통에 찐 후 부드럽게 으깹니다.
3. 양파와 양배추는 곱게 다져서 팬에 올리고, 수분이 날아가도록 볶아줍니다.
4. 볼에 물기를 제거한 연어와 볶은 양파, 양배추를 넣은 다음 으깬 감자와 소금, 머스터드로 농도와 간을 맞춥니다.
5. 4를 완자 모양으로 빚어 팬에 식용유를 두르고 노릇노릇하게 구워냅니다.
6. 접시에 연어완자를 담아냅니다.

영양소 (1인분)
- 열량 127kcal
- 단백질 7g(22%)
- 지방 7g(50%)
- 당질 9g(28%)

tip
조리 전에 연어를 우유에 미리 재웠다가 사용하면 특유의 비린 맛을 없앨 수 있습니다.

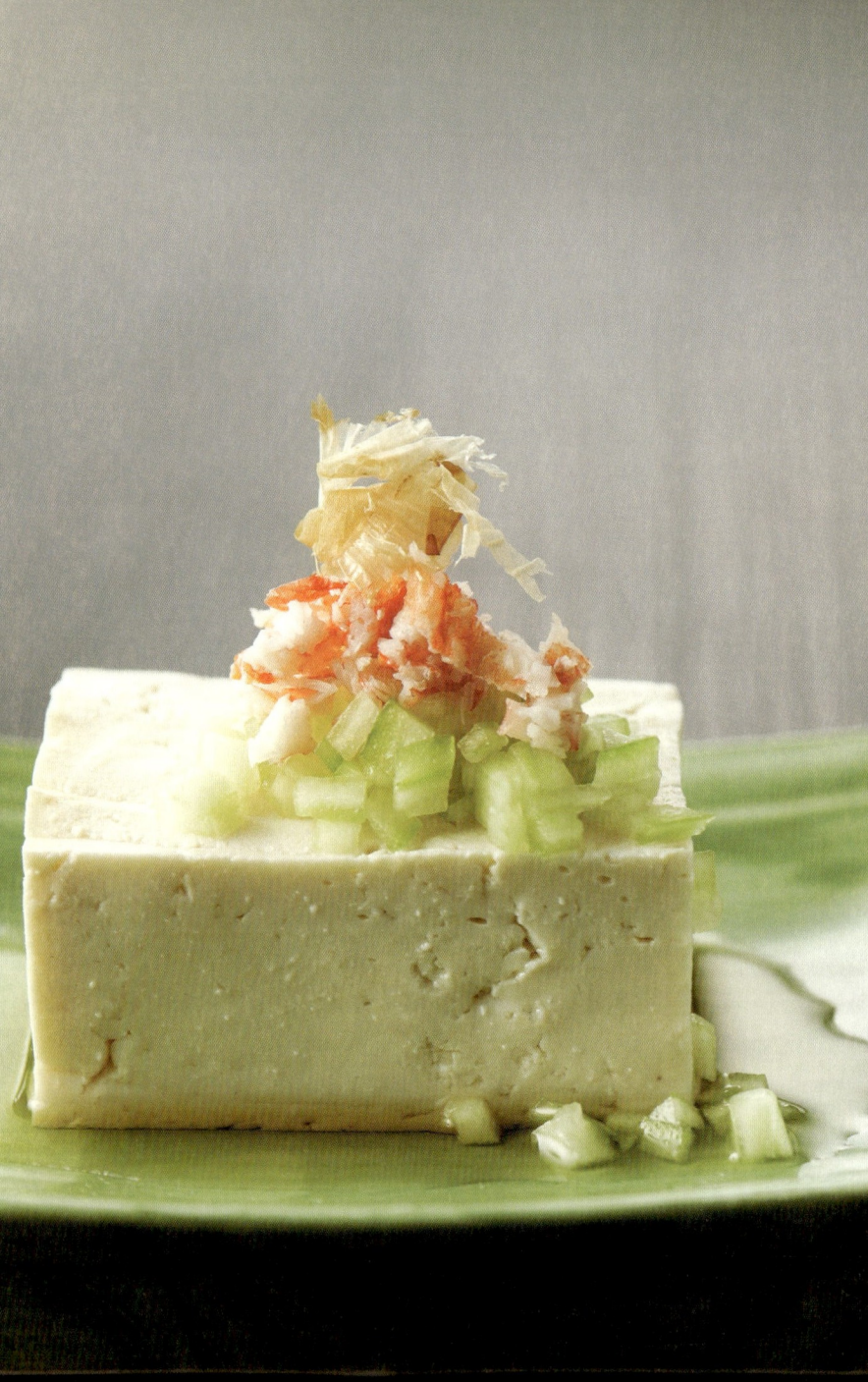

| STEP 1 미음 단계 | **STEP 2 죽 단계** | STEP 3 된죽 단계 | STEP 4 밥 단계 |

Recipe 13
게살토핑연두부찜

연두부는 수술 후 환자들이 가장 많이 먹는 단백질 식품 중 하나로, 그 자체로도
충분히 우수한 단백질 급원 식품이지만 좀 더 맛있게 즐길 수 있도록 준비했습니다.
연두부는 따뜻하게 찌고, 두부 위에 오이를 다져서 자극이 적은 폰즈소스로 농도와 간을 맞췄습니다.
게살의 쫄깃함과 연두부의 부드러운 맛이 잘 어우러져 소화를 잘되게 하고 입맛을 돋우는 메뉴입니다.

재료(2인분)
생식용 두부 ········· 120g	레몬즙 ········· 1g
게살 ········· 40g	가다랑어포국물 · 4ml(86페이지참고)
오이 ········· 60g	올리고당 ········· 8g
폰즈소스 재료	물 ········· 10ml
진간장 ········· 4g	**고명**
식초 ········· 8g	가다랑어포 ········· 약간

만들기
1 생식용 두부는 포장 그대로 끓는 물에 끓인 뒤 부서지지 않게 용기에서 꺼내어 1인분으로 썰어 준비합니다.
2 게살은 소금물에 씻은 후 끓는 물에 넣어 완전히 익힙니다.
3 오이는 껍질을 벗기고 씨를 제거한 후 끓는 물에 담가 살짝 데쳐 냅니다.
4 익힌 게살과 데친 오이는 식힌 후 도마 위에 올려 곱게 다집니다.
5 볼에 폰즈소스 재료를 모두 넣고 잘 섞어줍니다.
6 그릇에 누부를 담고 게살과 오이를 올린 후 폰즈소스를 뿌려줍니다.
7 고명으로 가다랑어포를 올립니다.

영양소 (1인분)
- 열량 70kcal
- 단백질 6g(34%)
- 지방 2g(26%)
- 당질 7g(40%)

> *tip*
> 오이 껍질에는 섬유소가 많으므로 껍질을 벗겨내고 속살만 사용합니다.

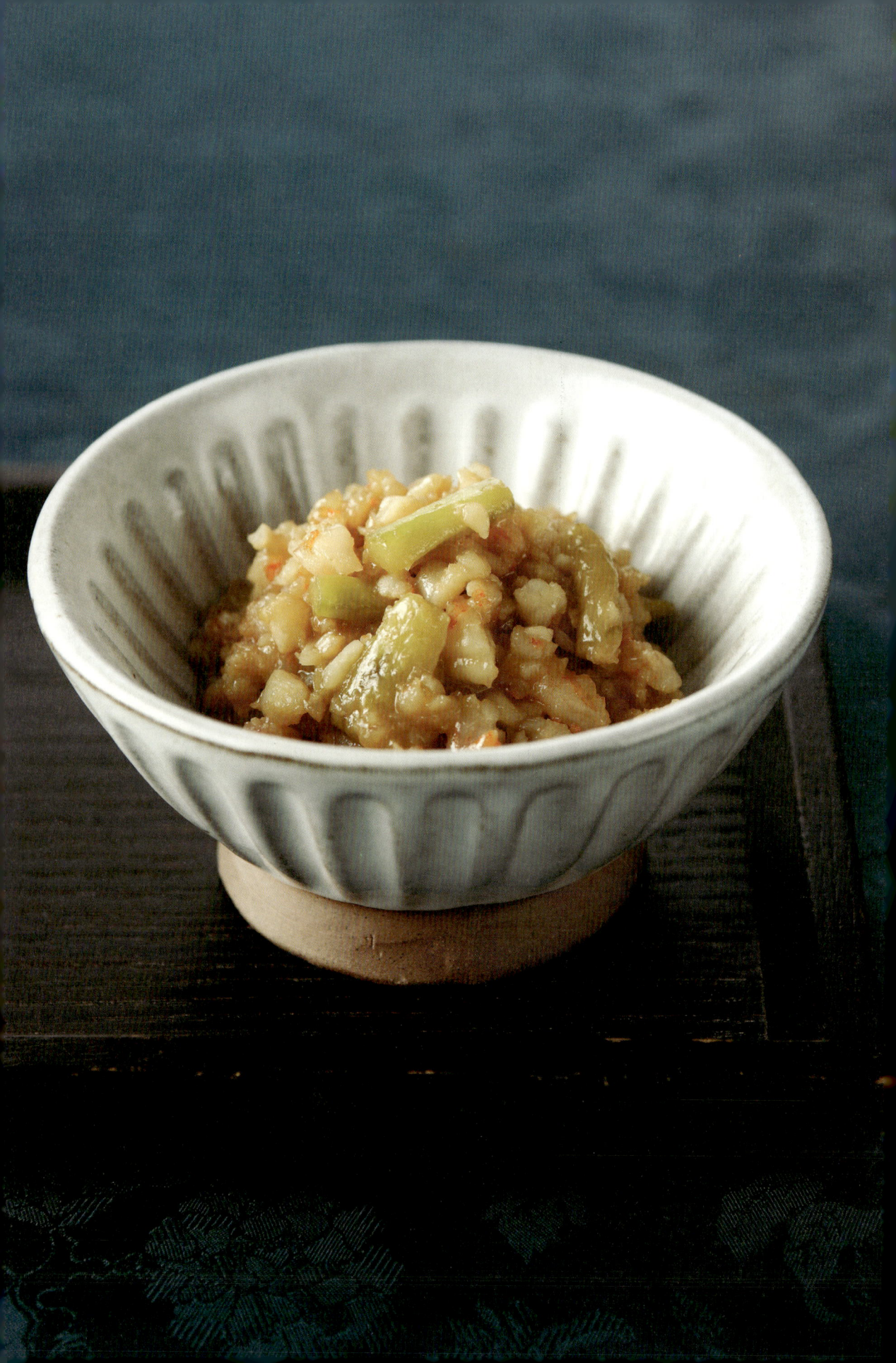

STEP 2

| STEP 1 미음 단계 | 죽 단계 | STEP 3 된죽 단계 | STEP 4 밥 단계 |

Recipe 14
새우가지조림

껍질을 벗긴 부드러운 가지에 새우의 쫄깃함이 더해져 식욕을 자극할 수 있는 메뉴로, 새우의 감칠맛이 가지에 스며들어 평소에 가지를 즐겨 먹지 않던 환자라도 거부감 없이 즐길 수 있도록 만들었습니다. 가지는 껍질에 섬유소가 다량 함유되어 있으므로 껍질은 제거하고 사용합니다.

재료(2인분)

새우살	100g	**조림 양념 재료**	
가지	100g	진간장	2g
식용유	10g	국간장	4g
전분	20g	미림	10g
물	20ml	물	80ml

만들기

1. 새우는 껍질을 벗기고 등에 있는 내장을 제거한 다음, 도마 위에 올려 칼로 다집니다.
2. 가지는 깨끗이 씻어 껍질을 벗기고 길에 반으로 가른 다음, 길이를 반으로 자르고 다시 2cm 길이의 막대 모양으로 자릅니다.
3. 팬에 식용유를 두르고 가열하기 전에 다진 새우와 섞어줍니다.
4. 중간 불로 새우를 볶고, 새우에서 물기가 나올 때 가지를 넣어 서로 잘 섞이게 볶아줍니다.
5. 가지가 익으면 조림 양념을 모두 넣고, 끓기 시작하면 불을 약하게 줄이고 조립니다.
6. 가지가 다 익으면 같은 양의 전분과 물을 녹여서 넣고, 걸쭉하게 쉬이면 불을 끕니다.
7. 그릇에 새우가지조림을 담아냅니다.

tip
새우를 고를 때에는 껍질이 약간 단단하고, 투명감이 있으며, 윤기가 있는 것이 좋습니다. 냉동새우의 경우 표면이 건조하거나 붉은 갈색으로 변한 것은 좋지 않습니다.

영양소 (1인분)
- 열량 146kcal
- 단백질 11g(30%)
- 지방 6g(37%)
- 당질 12g(33%)

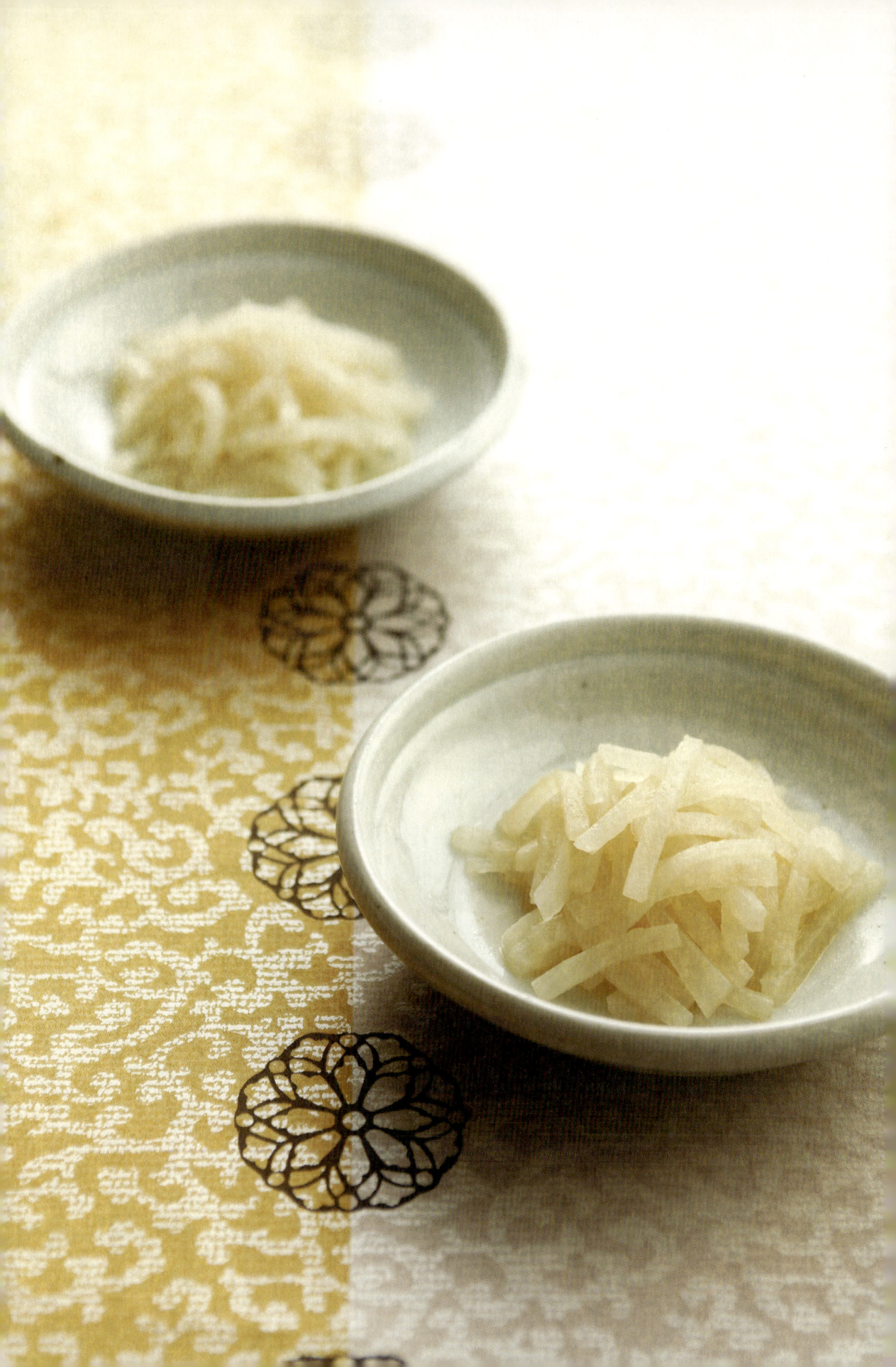

| STEP 1 미음 단계 | **STEP 2 죽 단계** | STEP 3 된죽 단계 | STEP 4 밥 단계 |

Recipe 15
무나물

수술 후 2~3개월까지는 섬유소의 섭취를 제한해야 하므로, 채소를 섭취할 때에도 각별한 주의를 기울여야 합니다. 섬유소가 적은 무에 새우·표고버섯가루를 사용하여 감칠맛을 더했습니다. 수술 직후에는 나물의 양념 재료로 사용되는 참깨와 깨소금은 가급적 사용을 줄이고, 고소한 맛을 내고 싶다면 참기름이나 들기름을 사용합니다.

재료(2인분)

무	120g	표고버섯가루	2g
물	약간	국간장	2g
참기름	약간	소금	약간
나물 양념 재료		물	100ml
새우가루	2g		

만들기

1 무는 길이 4~5cm, 굵기 0.3cm로 결대로 채를 썹니다.
2 새우가루, 버섯가루, 국간장, 소금, 물은 볼에 담아 골고루 섞어 나물 양념을 만듭니다.
3 무나물을 담백하게 볶기 위해 참기름을 두르고, 채를 썬 무를 넣고 볶다가 나물 양념을 약간 넣고 뚜껑을 덮습니다.
4 무가 푹 익으면 불을 끄고 준비한 그릇에 담아냅니다.

tip
무의 쓴맛은 미림을 넣고 끓이면 없어지며, 동절기 무는 당분이 많아 그냥 삶아도 맛있습니다.

영양소 (1인분)

열량 25kcal

단백질 1g(16%)

지방 1g(36%)

당질 3g(48%)

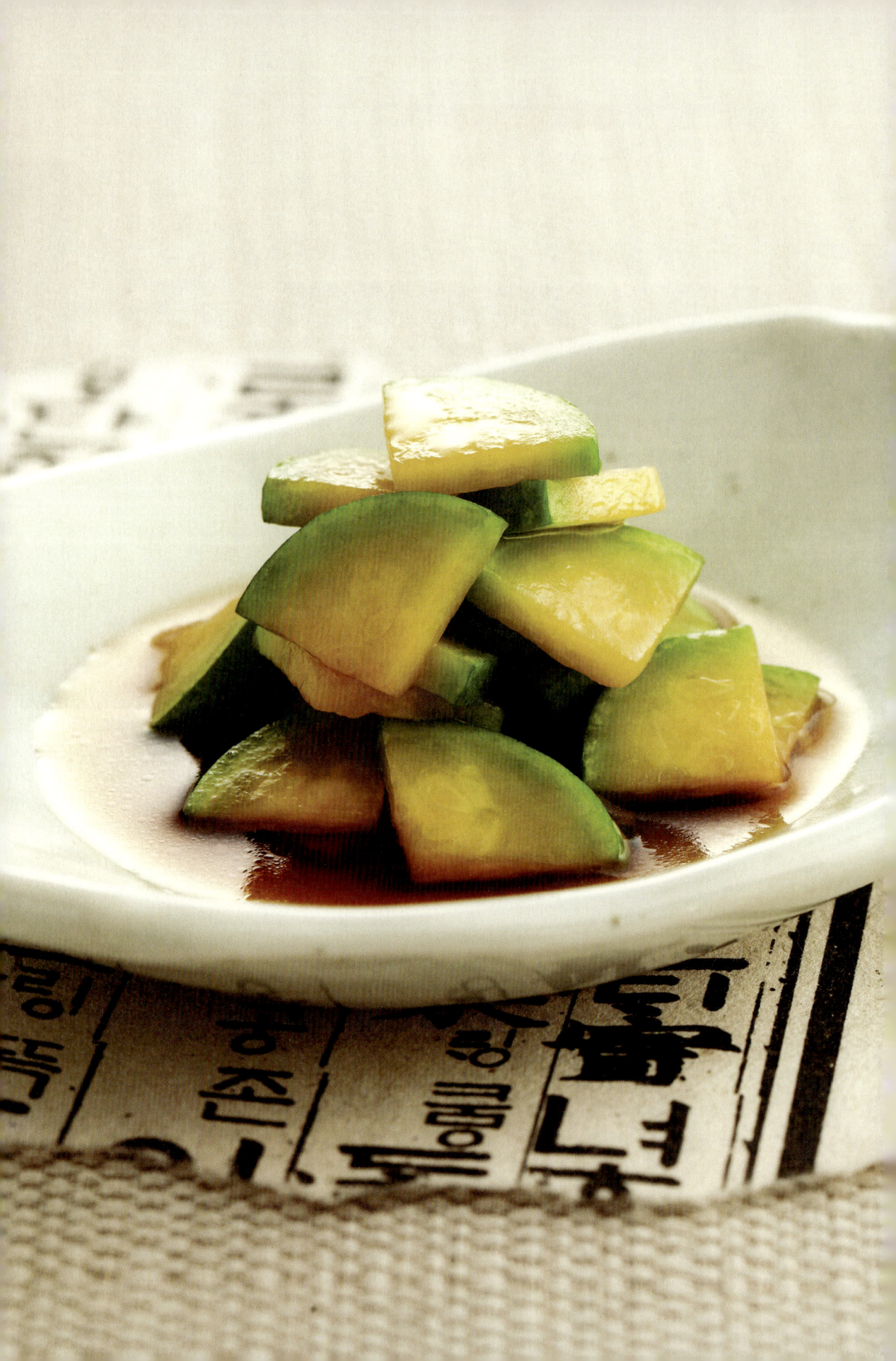

| STEP 1 미음 단계 | **STEP 2** 죽 단계 | STEP 3 된죽 단계 | STEP 4 밥 단계 |

Recipe 16
애호박조림

부드럽고 소화흡수가 잘되는 애호박을 가다랑어포국물로 졸여서 자극적이지 않고 깊은 맛을 낼 수 있는 채소반찬으로 만들었습니다. 조림국물을 넉넉하게 만들어 죽을 먹을 때 죽간장 대신 함께 곁들여도 좋습니다.

재료(2인분)

애호박 ············ 140g	올리고당 ············ 60g
조림 양념 재료	가다랑어포국물 ······ 100ml
진간장 ············ 10g	(86페이지 참고)

만들기

1 애호박은 0.5cm 두께로 썰고 4등분하여 준비합니다.
2 볼에 진간장, 올리고당, 가다랑어포국물을 넣고 골고루 섞어서 조림 양념을 준비합니다.
3 냄비에 애호박을 넣고 조림 양념을 부어 충분히 조립니다.
4 완성된 호박조림을 그릇에 담아냅니다.

영양소 (1인분)
- 열량 40kcal
- 단백질 1g(10%)
- 지방 0g(0%)
- 당질 9g(90%)

tip

호박 껍질은 섬유소가 적은 편이므로 껍질을 벗기지 않고 사용해도 됩니다. 또한 양념장에 자주 사용하는 참깨는 수술 직후에는 사용하지 않도록 합니다.

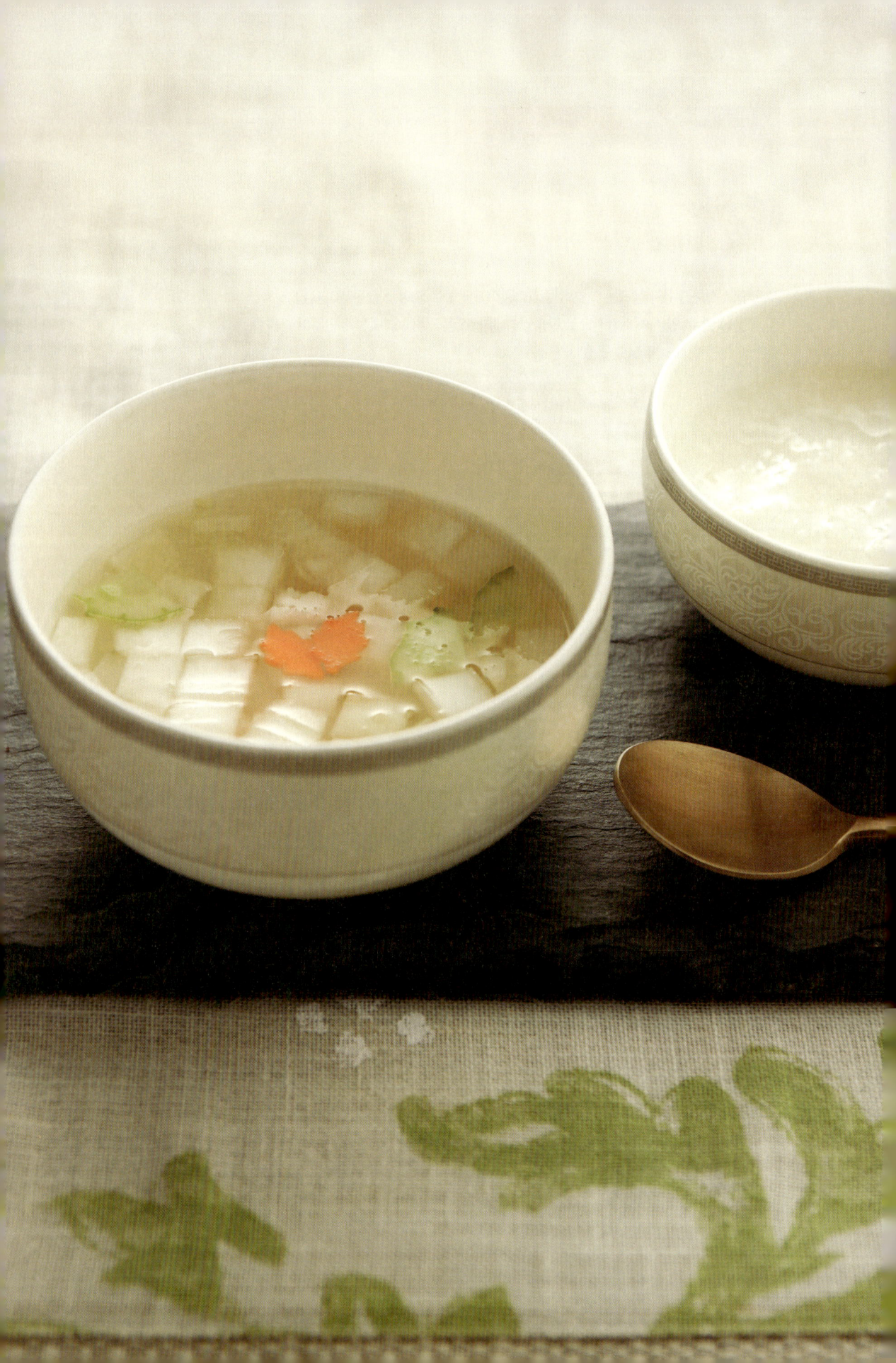

STEP 1 미음 단계 | **STEP 2 죽 단계** | STEP 3 된죽 단계 | STEP 4 밥 단계

Recipe 17
물김치

섬유질이 적은 채소를 이용하여 물김치 국물을 넉넉히 준비하여 만든 김치입니다. 물김치의 재료로 들어가는 배추와 무 등은 작은 크기로 잘라 소화를 도울 수 있도록 준비하면 좋습니다.

재료(2인분)

배추	40g	다시마	3g
무	10g	밀가루	2g
오이	10g	식초	15g
배	10g	설탕	5g
저염 물김치 양념	300g	소금	1g

저염 물김치 양념(5인분) 재료 / **고명**

물	350ml	당근	약간

만들기

1 양념은 미리 만들어 준비합니다.
2 배추, 무, 오이, 배는 1.5×1.5×0.2cm 크기로 썰어 준비합니다.
3 그릇에 준비한 야채를 넣고 저염 물김치 양념을 부어 냉장고에 보관합니다.

저염 물김치 양념

1 물에 다시마를 넣고 끓인 후 다시마 국물이 우러나면 밀가루를 넣어 맑게 끓인 후 불을 끕니다.
2 식초와 소금, 설탕을 넣은 후 차갑게 식혀둡니다.

> **tip**
> 물김치의 재료로 미나리, 풋고추, 홍고추 등을 사용하지만 향이 강하여 자극적이므로 수술 후 초기에는 피하는 것이 좋습니다.

영양소 (1인분)

- 열량 8kcal
- 단백질 0g(0%)
- 지방 0g(0%)
- 당질 2g(100%)

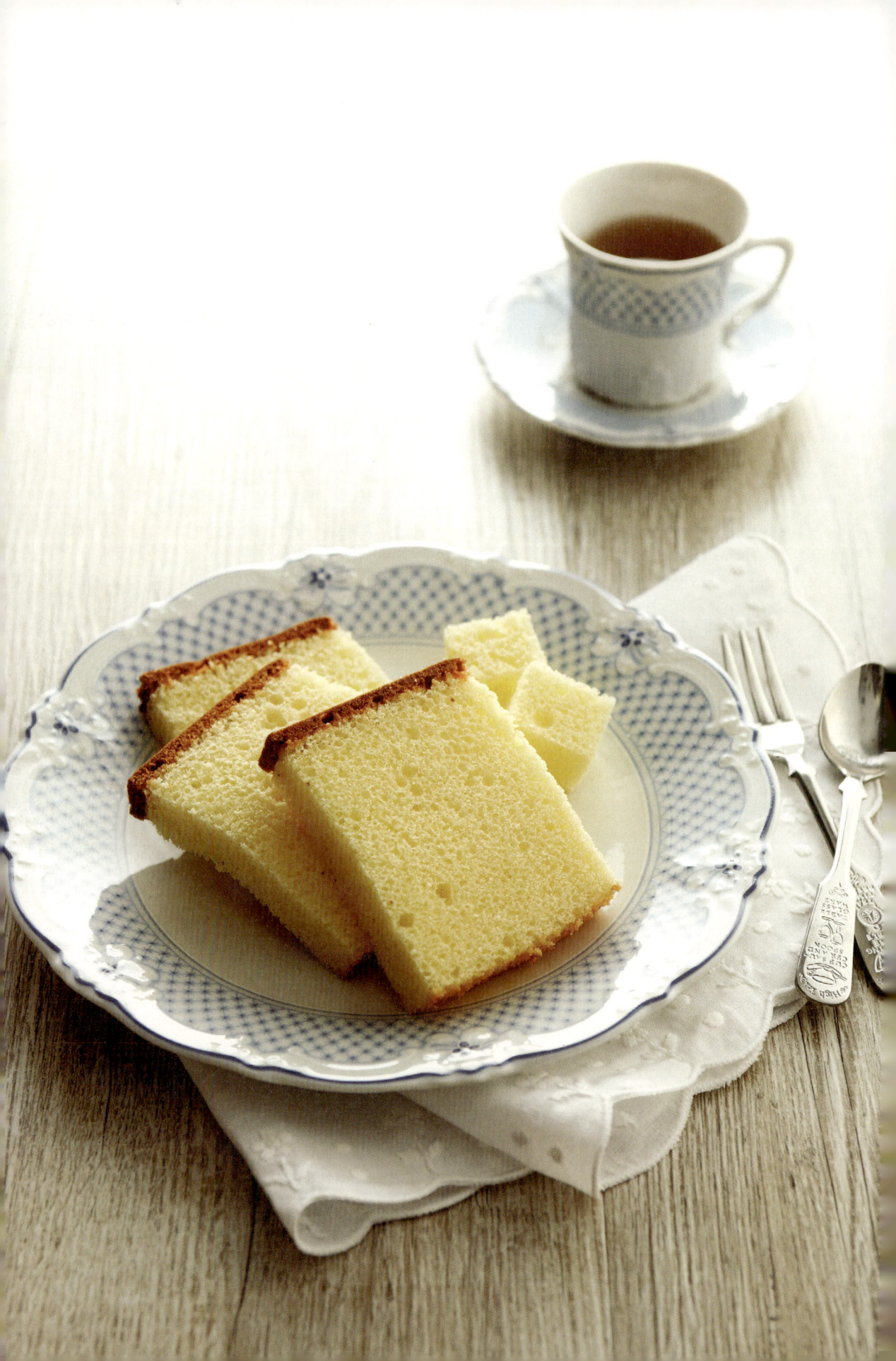

| STEP 1 미음 단계 | **STEP 2 죽 단계** | STEP 3 된죽 단계 | STEP 4 밥 단계 |

Recipe 18
카스텔라

카스텔라는 결이 곱고, 먹었을 때 느낌이 부드러우며 촉촉해서 수술 후 입맛이 없는 환자가 부담 없이 즐길 수 있는 간식입니다. 시중에 판매하는 카스텔라는 당분이 많이 함유되어 있어 단맛이 강하므로 집에서 직접 만들어 먹으면 좋습니다.

재료(2인분)

계란 흰자	40g	미림	2g
계란 노른자	10g	우유	6ml
설탕	12g	밀가루 박력분	20g
올리고당	6g	버터	2g

만들기

1 흰자는 설탕 1/2과 섞어 휘핑하여 거품을 올립니다.
2 노른자는 나머지 설탕과 섞어 휘핑하여 거품을 올립니다.
3 올리고당, 미림, 우유를 같이 섞어 전자레인지에 30초간 가열하여 미지근하게 둡니다.
4 1과 2를 섞은 후 3을 첨가하여 섞어줍니다(주의점: 흰자의 머랭이 가라앉지 않게 살살 조심스럽게 섞어줍니다.).
5 4에 박력분을 조금씩 첨가하여 섞어줍니다.
6 준비된 틀에 버터를 바르고 반죽을 채운 다음, 오븐 170℃에서 15~20분간 익힙니다.

tip
계란을 섞을 때에는 노른자 거품이 담긴 볼에 흰자 거품을 조금씩 넣어가며 실리콘 주걱으로 볼의 가장자리에서 볼의 중심으로 조심스럽게 저어가며 섞어줍니다.

영양소 (1인분)
- 열량 87kcal
- 단백질 4g(18%)
- 지방 3g(31%)
- 당질 11g(51%)

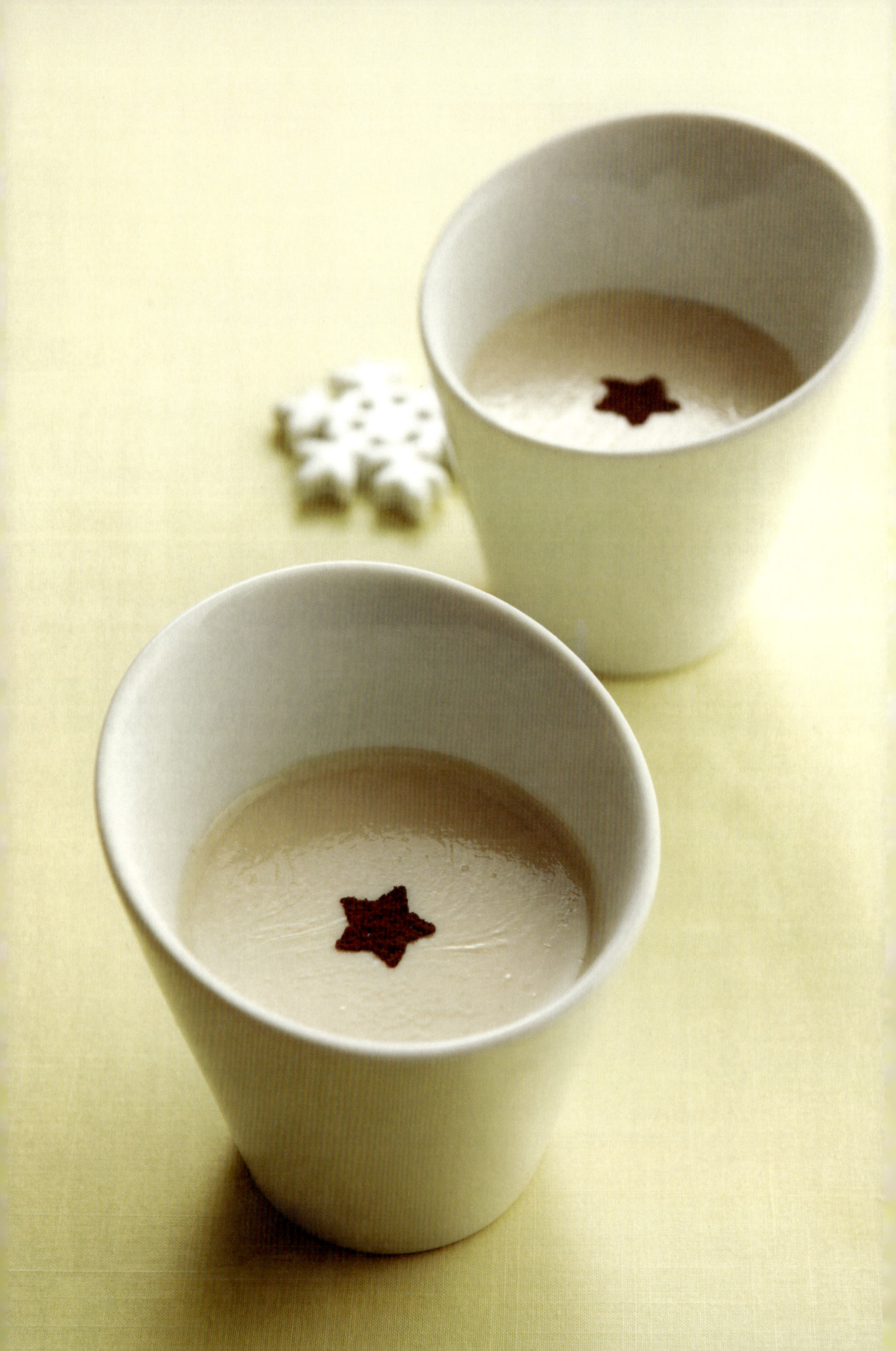

| STEP 1 미음 단계 | **STEP 2 죽 단계** | STEP 3 된죽 단계 | STEP 4 밥 단계 |

Recipe 19
두유젤리

흔히 과일젤리를 즐겨 먹지만, 과일에는 섬유소가 많으므로 과일 대신 고소한 두유를 넣어 두유젤리를 만들었습니다. 간단하게 만들 수 있고 외출 시에도 간편하게 챙겨 먹을 수 있을 뿐 아니라 두유를 이용하여 단백질 보충에도 도움이 되므로 활용도가 높은 간식입니다.

재료(2인분)
- 두유 ··············· 200ml
- 올리고당 ··············· 약간
- 가루젤라틴 ··············· 6g
- 물 ··············· 20ml
- **고명**
- 코코아가루 ··············· 약간

만들기
1. 젤라틴은 물에 넣어 적십니다.
2. 냄비에 두유와 올리고당을 넣고 데워 1을 넣어 끓입니다.
3. 용기에 넣고 냉장고에서 식혀 굳힙니다.
4. 먹기 직전에 코코아가루를 뿌려줍니다.

영양소 (1인분)
- 열량 83kcal
- 단백질 4g(19%)
- 지방 3g(33%)
- 당질 10g(48%)

tip
코코아가루는 당분이 높으므로 고명으로 살짝만 뿌려서 먹음직스럽게 준비합니다.

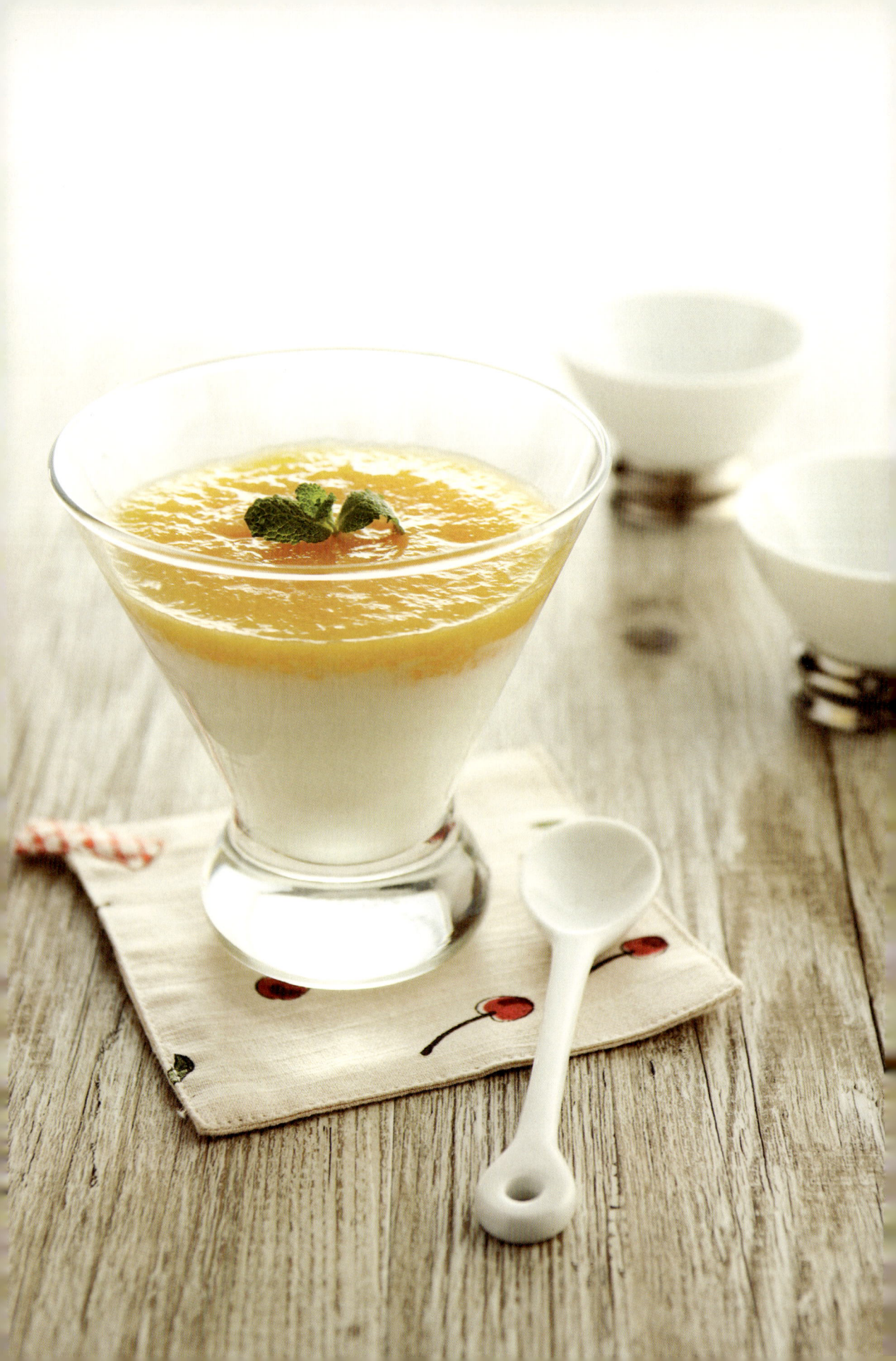

STEP 2
| STEP 1 미음 단계 | **죽 단계** | STEP 3 된죽 단계 | STEP 4 밥 단계 |

Recipe 20
황도요거트

수술 직후에는 섬유질이 많은 생과일보다 통조림 과일을 먹는 것이 도움이 될 수 있습니다.
단, 통조림 국물은 단맛이 강하므로 먹지 말고, 복숭아, 포도, 밀감 등의 통조림 과일은 물에 담가
단맛을 제거한 다음 믹서기에 곱게 갈아서 유산균이 많은 요거트와 함께 먹으면 좋습니다.

재료(2인분)
플레인요거트 ············ 200g   황도통조림 ············ 100g

만들기
1 황도통조림을 따서 체에 담아 국물은 모두 버립니다.
2 국물을 제거한 황도는 물에 1시간 정도 담가서 당분을 제거한 다음 믹서기에 곱게 갑니다.
3 플레인요거트 위에 갈아 놓은 황도를 올려서 마무리합니다.

tip
통조림을 개봉하여 요리하고 남은 황도는 캔에서 꺼내어 유리 밀폐용기에 보관하는 것이 좋습니다.

영양소 (1인분)
- 열량 143kcal
- 단백질 4g(11%)
- 지방 3g(19%)
- 당질 25g(70%)

STEP 2 죽 단계
세브란스병원 위암클리닉 권장 식단

1일 식단 A

아침	흰죽 150g + 근대된장국물 100ml + 섭산적 + 오이나물 + 물김치
간식	단호박죽 150ml
점심	대구미소죽 150g + 소고기무국물 100ml + 닭살무침 + 애호박조림 + 물김치 + 귤통조림 100g
간식	카스텔라 50g + 크림수프 150ml
저녁	가지죽 150g + 연두부맑은국 100ml + 연어완자 + 무나물 + 물김치
간식	황도요거트 150g
하루 섭취량	열량 1,402kcal	단백질 49g	지방 41g	당질 199g

1일 식단 B

아침	흰죽 150g + 북어국국물 100ml + 미트볼조림 + 청포묵무침 + 물김치
간식	대추죽 150ml
점심	흰죽 150g + 미역국국물 100ml + 다진돈육굴소스볶음 + 양송이계란전 + 물김치 + 포도통조림
간식	스폰지케이크 50g + 컬리플라워치즈수프 150ml
저녁	애호박죽 150g + 아욱국국물 100ml + 새우가지조림 + 시금치나물 + 물김치
간식	두유젤리 100g
하루 섭취량	열량 1,549kcal	단백질 55g	지방 55g	당질 203g

1일 식단 C

아침	적양배추죽 150g + 버섯국물 100ml + 닭완자구이 + 으깬감자샐러드 + 물김치
간식	잣죽 150ml
점심	흰죽 150g + 닭곰탕국물 100ml + 이면수조림 + 배추된장무침 + 물김치 + 파인통조림
간식	단호박찜 40g + 크림수프 150ml
저녁	흰죽 150g + 미소된장국물 100ml + 게살토핑연두부찜 + 무간장조림 + 물김치
간식	생크림요거트 150g
하루 섭취량	열량 1,372kcal	단백질 64g	지방 44g	당질 159g

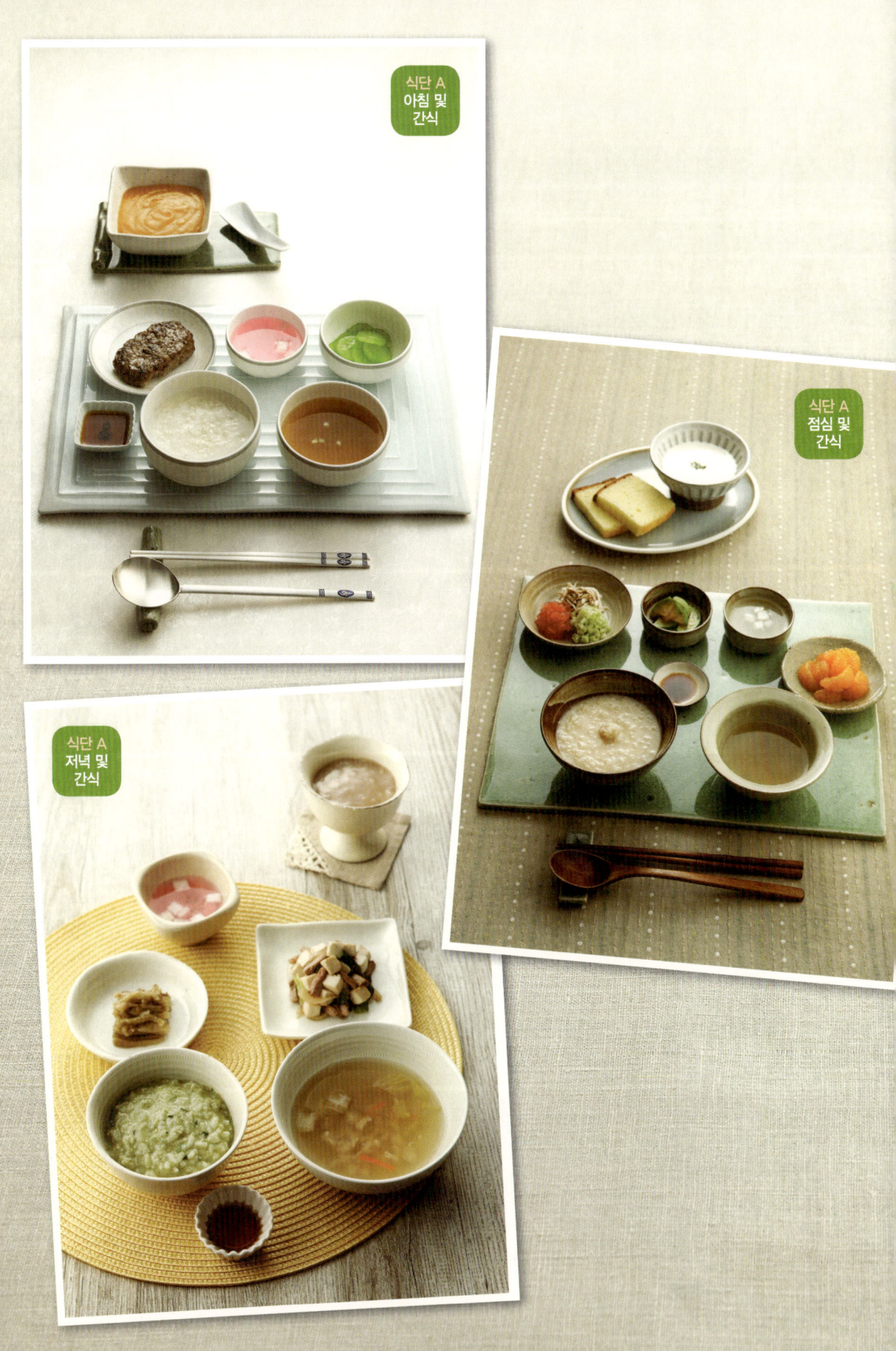

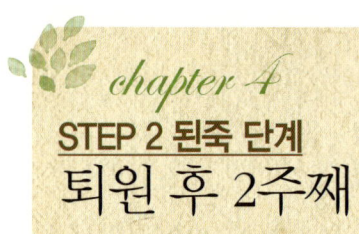

chapter 4
STEP 2 된죽 단계
퇴원 후 2주째

죽의 양이 서서히 증가하고 소화에 부담이 덜해지면, 이 단계부터는 영양밀도를 높이기 위해 죽의 농도를 높여 된죽 형태로 먹습니다. 한번에 먹는 양도 늘려서 매끼 200ml 정도씩 섭취하고, 부식의 종류와 양도 함께 증가시킵니다. 이 시기에는 수술 후 빠른 회복을 위해 단백질 요구량이 증가하므로 채소찬보다는 어육류를 재료로 한 단백질 찬을 한가지 정도 더 준비합니다. 만약 죽과 반찬을 따로 먹기가 부담스럽다면 반찬의 가짓수를 늘리는 대신 영양죽을 활용하는 방법도 좋습니다. 소고기나 닭고기, 계란, 콩 등을 첨가하여 죽을 쑤면 쌀죽만 섭취하는 것보다 영양 섭취를 골고루 할 수 있기 때문입니다. 식사 외 간식은 1일 3회씩 지속적으로 준비하고, 하루에 한번씩 과일과 유제품 섭취를 계속 유지하도록 합니다.

이 시기가 되면 수술 부위가 서서히 나아지고 있을 때이며, 식사를 섭취하는 데 있어서도 자신감이 조금씩 생기기 시작합니다. 하지만 덤핑증후군이나 식후 불편감은 없는지 계속 주의를 기울이면서 식사를 해야 합니다. 아직까지 죽의 형태로는 하루 에너지 필요량이 충분하지 못하므로 가급적 영양밀도가 높은 간식을 준비하도록 합니다. 그리고 식사 시 여유를 가지고 천천히 씹어먹어야 합니다.

이 시기부터는 육류를 잘게 다질 필요는 없습니다. 다만 기름기가 많거나 질긴 부분은 제거하여 준비하도록 하고, 채소류도 섬유소 함량이 낮은 채소를 선택하여 가급적 익혀서 먹도록 합니다. 생과일은 소량씩 먹을 수 있으나 덩어리째 먹기보다는 갈아서 먹다가 차츰 잘게 썰어 꼭꼭 씹어 먹도록 합니다. 특히 수술 후 조직의 재생과 빠른 회복을 위해 양질의 단백질 섭취가 필요하므로 육류, 생선, 계란, 두부 등의 단백질 식품을 반찬으로 매끼 갖추어 먹도록 합니다.

또한 수술로 소모된 체력과 감소한 체중을 회복하기 위해서 에너지 공급량의 증가가 필요합니다. 이를 위해 탄수화물과 지방의 섭취량도 어느 정도 늘릴 필요가 있습니다. 다만 지방은 위를 통과하는 시간이 길고 열량을 많이 내는 에너지원이지만 지나치게 섭취하면 위에 부담을 주므로, 튀김이나 전과 같은 요리는 피하도록 합니다.

만약 식사량이 충분히 회복되지 않으면 간식으로 영양음료를 마시거나 열량/단백질 보충제를 활용하는 방법도 있습니다.

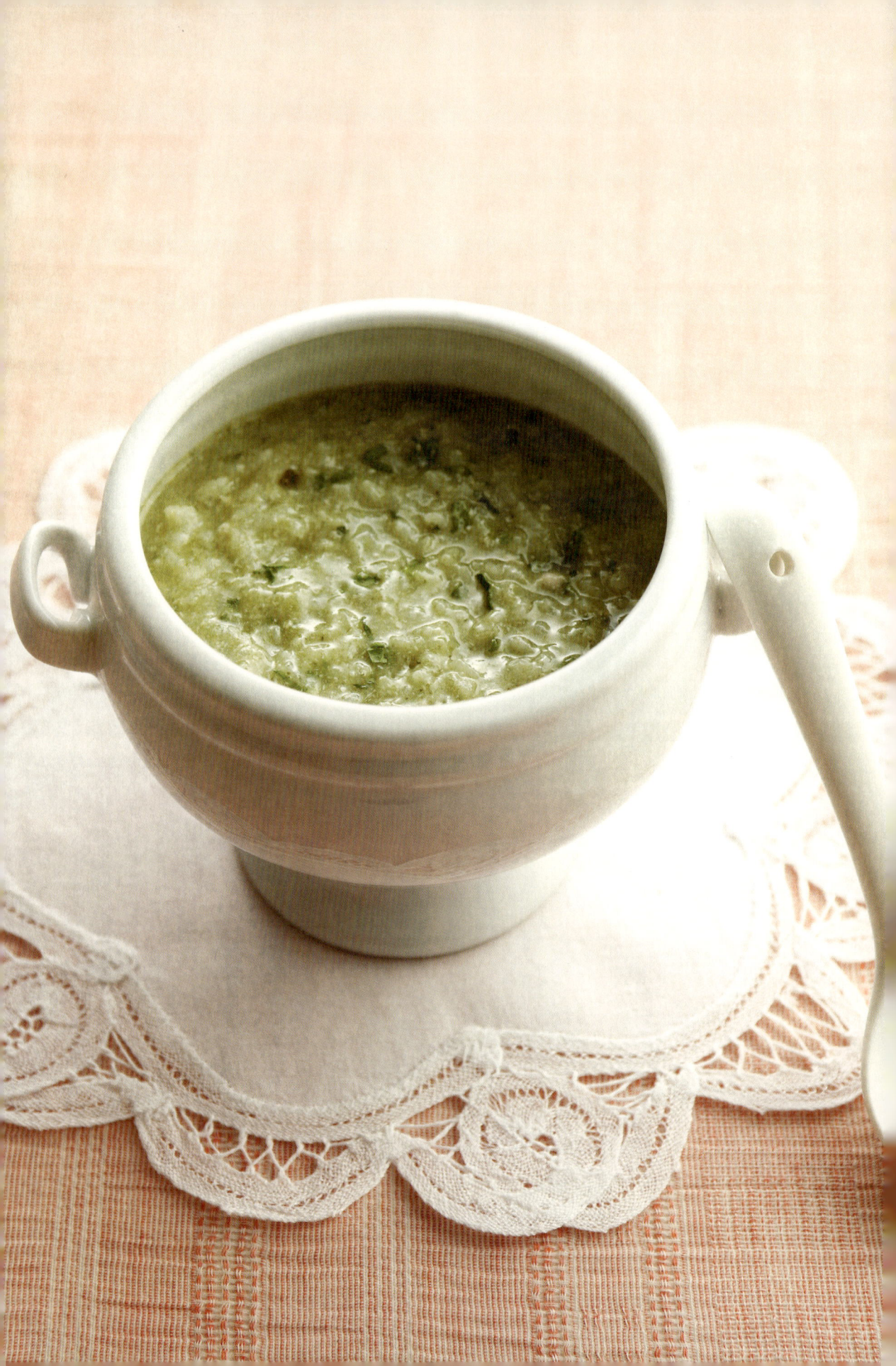

STEP 1 미음 단계 | STEP 2 죽 단계 | **STEP 3 ▼ 된죽 단계** | STEP 4 밥 단계

Recipe 1
시금치닭죽

닭고기는 고단백 저지방 식품으로 기름기가 적은 닭가슴살을 다져 넣고, 섬유소는 적지만 비타민 C와 철분이 풍부한 시금치와 함께 죽을 끓이면 단백질, 비타민, 무기질 등을 골고루 섭취할 수 있어 수술 후 환자의 체력 보강에 좋습니다.

재료(2인분)

쌀 …… 90g(불린 쌀 140g)	**닭가슴살 밑간 양념 재료**
시금치 …… 20g	소금·미림 …… 약간
양파 …… 20g	물 …… 640ml
닭가슴살 …… 80g	참기름·소금 …… 약간

만들기

1 쌀은 깨끗이 씻어 충분히 불린 후 조리 전 체에 밭쳐 물기를 빼줍니다.
2 시금치는 깨끗이 씻어 끓는 물에 데친 후 식혀서 곱게 다집니다.
3 양파는 곱게 다집니다.
4 닭가슴살은 소금과 미림으로 밑간하여 냄새를 제거한 다음 곱게 다집니다.
5 달군 냄비에 참기름을 두르고 불린 쌀이 투명해질 때까지 볶은 다음, 정량의 물을 붓고 다진 닭가슴살, 시금치, 양파를 넣고 끓입니다.
6 쌀알이 퍼지면서 되직한 농도가 되면 소금으로 간을 맞춥니다.
7 그릇에 200ml(1인분)를 먹음직스럽게 담아냅니다.

영양소 (1인분)
열량 227kcal
단백질 13g(23%)
지방 3g(12%)
당질 37g(65%)

> *tip*
> 시금치는 계절에 따라 질감에 차이가 많은데, 여름에는 크고 단단하며 겨울에는 야들야들하고 부드러운 것이 특징입니다.

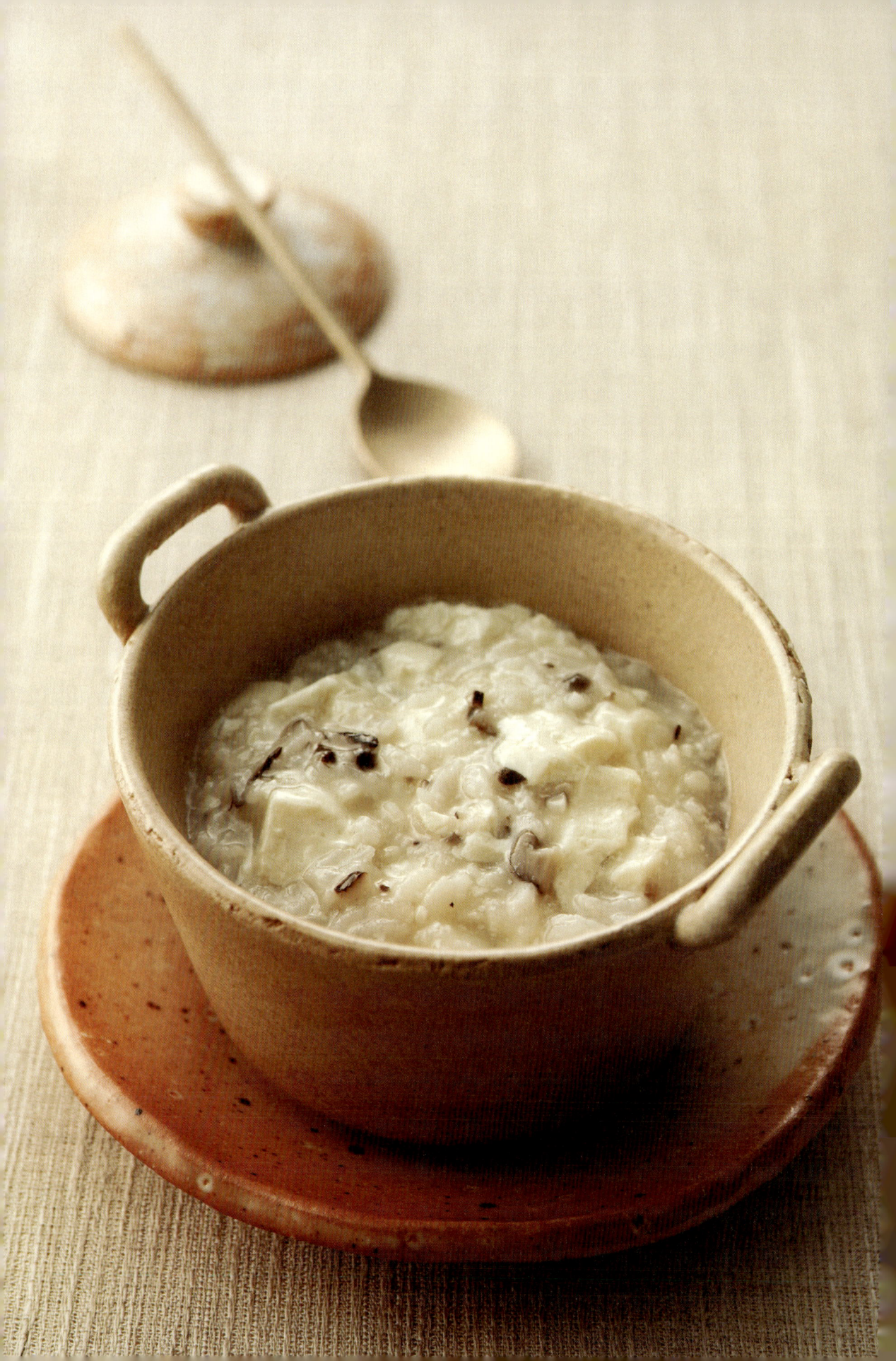

STEP 1 마음 단계 | STEP 2 죽 단계 | **STEP 3 된죽 단계** | STEP 4 밥 단계

Recipe 2
표고버섯연두부죽

버섯을 요리할 때는 버섯 특유의 향이 살아나도록 하기 위해 가급적이면
여러 가지 양념을 사용하지 않는 것이 좋습니다. 그러나 수술 후 향에 민감할 수 있으므로
미소된장을 옅게 풀어서 된장의 구수함과 연두부의 부드러운 맛이 잘 어우러지도록 했습니다.

재료(2인분)

쌀	90g(불린 쌀 140g)	양파	20g
표고버섯	20g	물	640ml
연두부	100g	참기름·소금	약간

만들기

1 쌀은 깨끗이 씻어 충분히 불린 후 조리 전 체에 밭쳐 물기를 빼줍니다.
2 표고버섯은 손에 얹어서 잡은 다음, 한속으로 톡톡 두드려 흙과 잡티를 털어낸 후 표고 기둥을 떼어내고 곱게 다져서 준비합니다.
3 연두부는 용기에서 꺼내어 도마 위에 올려놓고 으깹니다.
4 양파는 곱게 다집니다.
5 달군 냄비에 참기름을 두르고 불린 쌀이 투명해질 때까지 볶은 다음, 정량의 물을 붓고 다진 표고버섯과 양파를 넣고 끓입니다.
6 쌀알이 퍼지면 으깬 연두부를 넣고 끓이다가 되직한 농도가 되면 소금으로 간을 맞춥니다.
7 그릇에 200ml(1인분)를 먹음직스럽게 담아냅니다.

영양소 (1인분)
열량 204kcal
단백질 6g(12%)
지방 4g(18%)
당질 36g(70%)

tip
표고버섯을 고를 때에는 버섯 특유의 향이 나면서 연한 밤색을 띠고, 뒷면은 하얗고 주름이 선명한 것을 선택합니다. 또한 살이 두툼하고, 줄기가 짧으며, 갓이 너무 퍼지지 않은 것이 좋습니다.

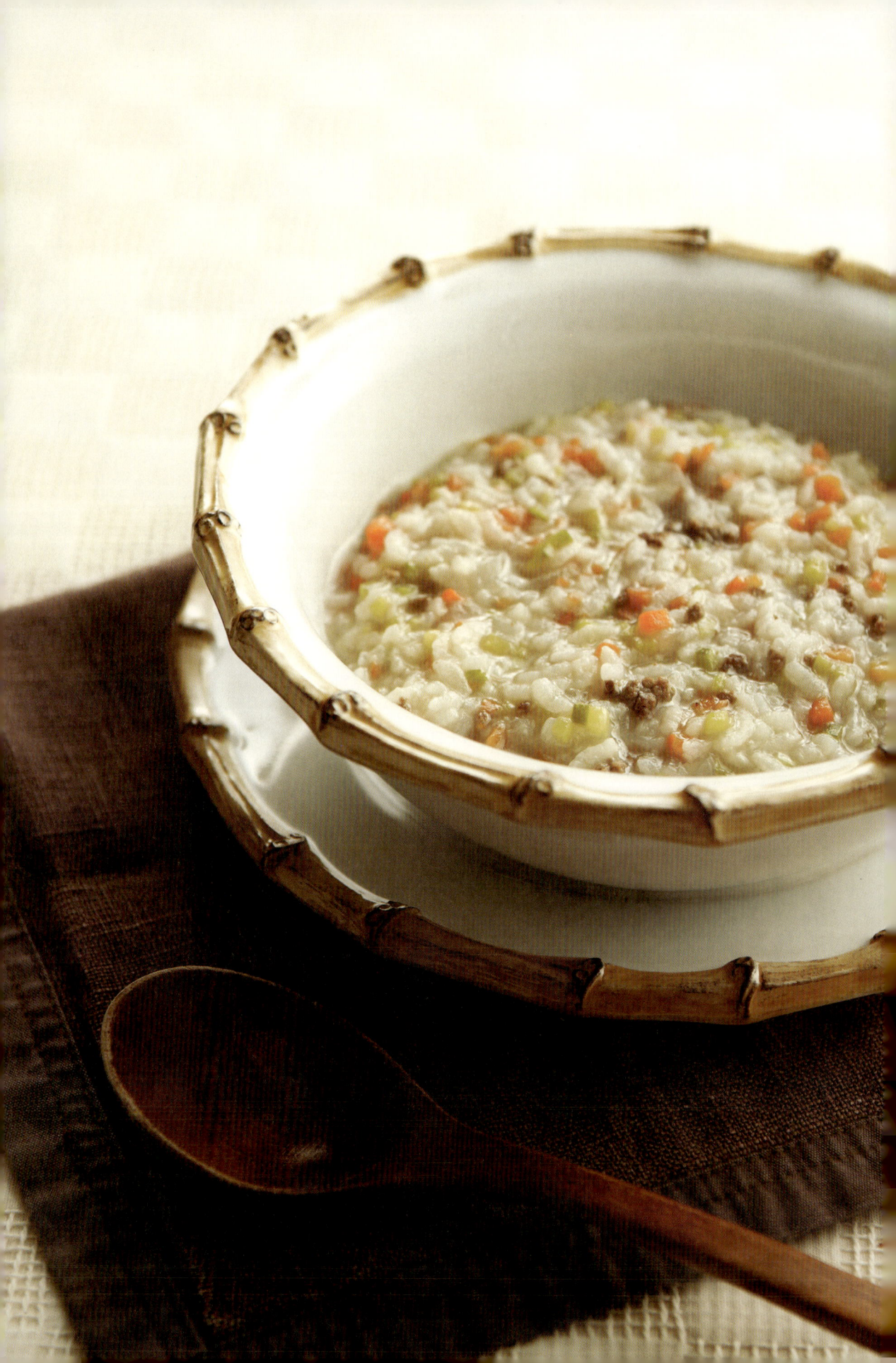

STEP 1 미음 단계 | STEP 2 죽 단계 | **STEP 3 된죽 단계** | STEP 4 밥 단계

Recipe 3
소고기야채죽

소고기는 산성 식품으로 알칼리성 식품인 채소들과 함께 죽으로 끓이면 여러 가지 영양소를 고루 섭취할 수 있습니다. 다만 김과 같은 해조류는 달라붙는 성질이 있어 수술 직후에는 피하는 것이 좋고, 채소를 선택할 때는 가지, 배추, 버섯 등과 같이 섬유소가 적은 것이 좋습니다.
흔히 죽을 먹을 때 고명으로 나오는 김가루나 참깨 등은 올리지 말고, 고소한 맛을 원할 때는 참기름이나 들기름을 몇 방울 뿌리는 것이 좋습니다.

재료(2인분)

쌀 ············ 90g(불린 쌀 140g)	물 ············ 640ml
소고기 다짐육 ········ 40g	참기름 · 소금 ········ 약간
호박 ············ 40g	**소고기 밑간 양념 재료**
양파 ············ 20g	소금 · 미림 ········ 약간
당근 ············ 20g	

만들기

1. 쌀은 깨끗이 씻어 충분히 불린 후 조리 전 체에 받쳐 물기를 빼줍니다.
2. 소고기는 소금과 미림으로 밑간하여 준비합니다.
3. 호박, 양파, 당근은 깨끗이 씻어 곱게 다집니다.
4. 달군 냄비에 참기름을 두르고 불린 쌀이 투명해질 때까지 볶은 다음, 정량의 물을 붓고 다진 소고기, 호박, 양파, 당근을 넣고 끓입니다.
5. 쌀알이 퍼지면서 되직한 농도가 되면 소금으로 간을 맞춥니다.
6. 그릇에 200ml(1인분)를 먹음직스럽게 담아냅니다.

> **tip**
> 호박, 양파, 당근 이외에도 냉장고에 보관되어 있는 채소를 사용해도 됩니다.
> 단, 시금치, 무, 가지, 숙주, 배추, 버섯, 양배추 등은 잘게 다져 사용합니다.

영양소 (1인분)
열량 220kcal
단백질 8g(15%)
지방 4g(16%)
당질 38g(69%)

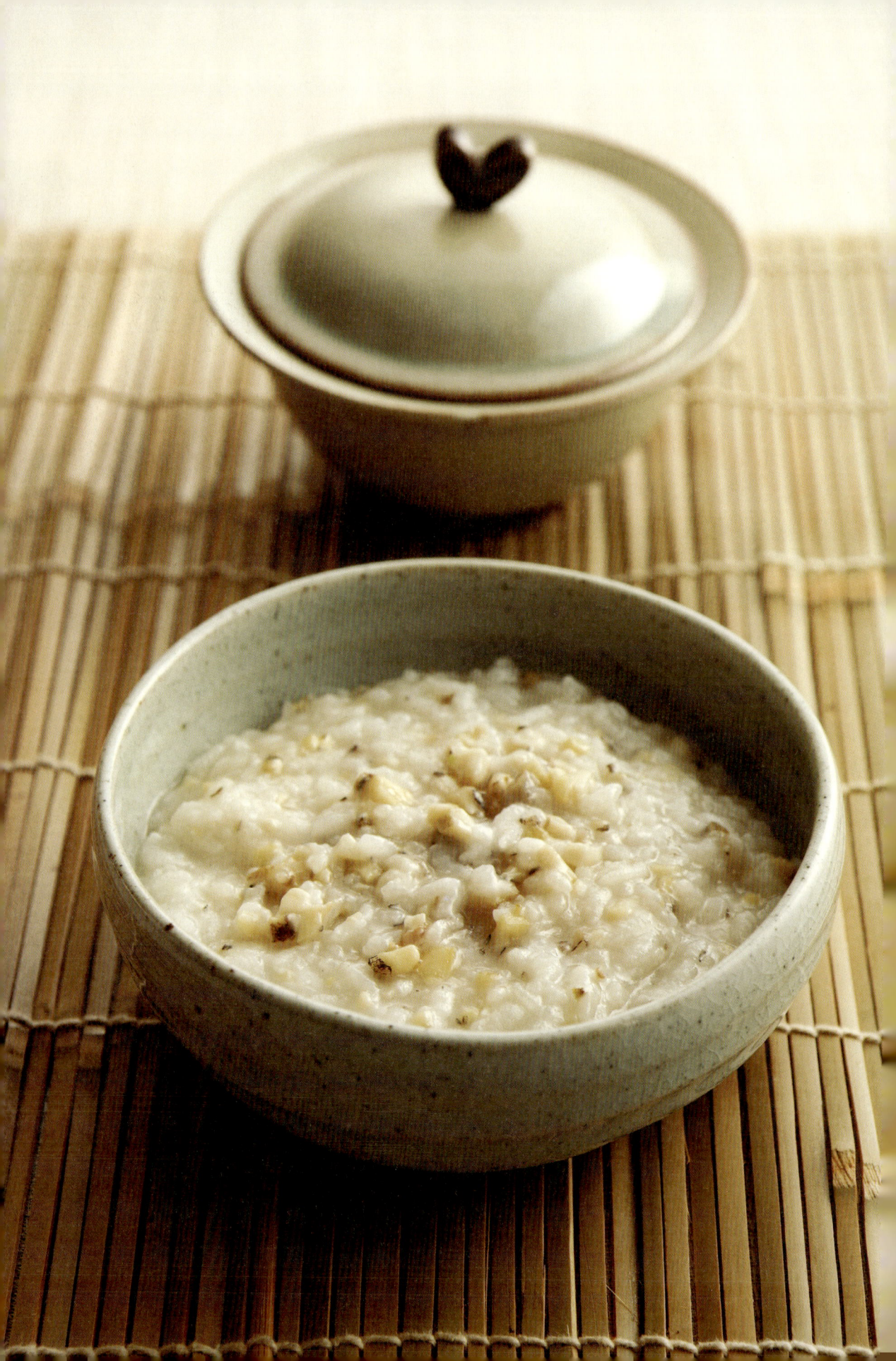

| STEP 1 미음 단계 | STEP 2 죽 단계 | **STEP 3 된죽 단계** | STEP 4 밥 단계 |

Recipe 4
전복죽

아플 때 먹는 보양식으로 가장 많이 떠오르는 음식이 전복죽입니다.
전복은 육질이 질겨서 입 안에서 완전히 씹기 어려울 수 있으므로 죽의 재료로 곱게 다져서 사용합니다.
전복은 생 것을 다져서 사용해도 좋습니다.

재료(2인분)
- 쌀 ········· 45g(불린 쌀 140g)
- 전복국물 ········· 640ml
- 전복 ········· 70g
- 참기름 · 소금 ········· 약간

만들기
1. 쌀은 깨끗이 씻어 충분히 불린 후 조리 전 체에 밭쳐 물기를 빼줍니다.
2. 냄비에 물을 붓고 끓으면 깨끗이 손질한 전복을 넣어 살짝 데칩니다. 데친 전복은 얇게 썰어 곱게 다지고, 국물은 따로 보관합니다(전복국물).
3. 달군 냄비에 참기름을 두르고 불린 쌀, 전복을 넣고 쌀이 투명해질 때까지 볶은 다음, 전복을 삶아낸 물을 붓고 끓입니다.
4. 쌀알이 퍼지면 소금으로 간을 맞춥니다.
5. 그릇에 200ml(1인분)를 먹음직스럽게 담아냅니다.

영양소 (1인분)
- 열량 194kcal
- 단백질 8g(17%)
- 지방 2g(9%)
- 당질 36g(74%)

tip
귀한 해산물인 전복은 질 좋은 것을 고르는 것이 무엇보다 중요합니다. 국산 전복은 대부분 참전복이나 까막전복으로 타원형 모양입니다. 반면에 수입산은 모양이 원형에 가까우며, 따뜻한 기후에서 짧은 기간 갑자기 성장하므로 그만큼 맛이나 영양이 떨어집니다. 암수 구별은 내장으로 하는데, 암컷은 진한 녹색을, 수컷은 노란색을 띱니다.

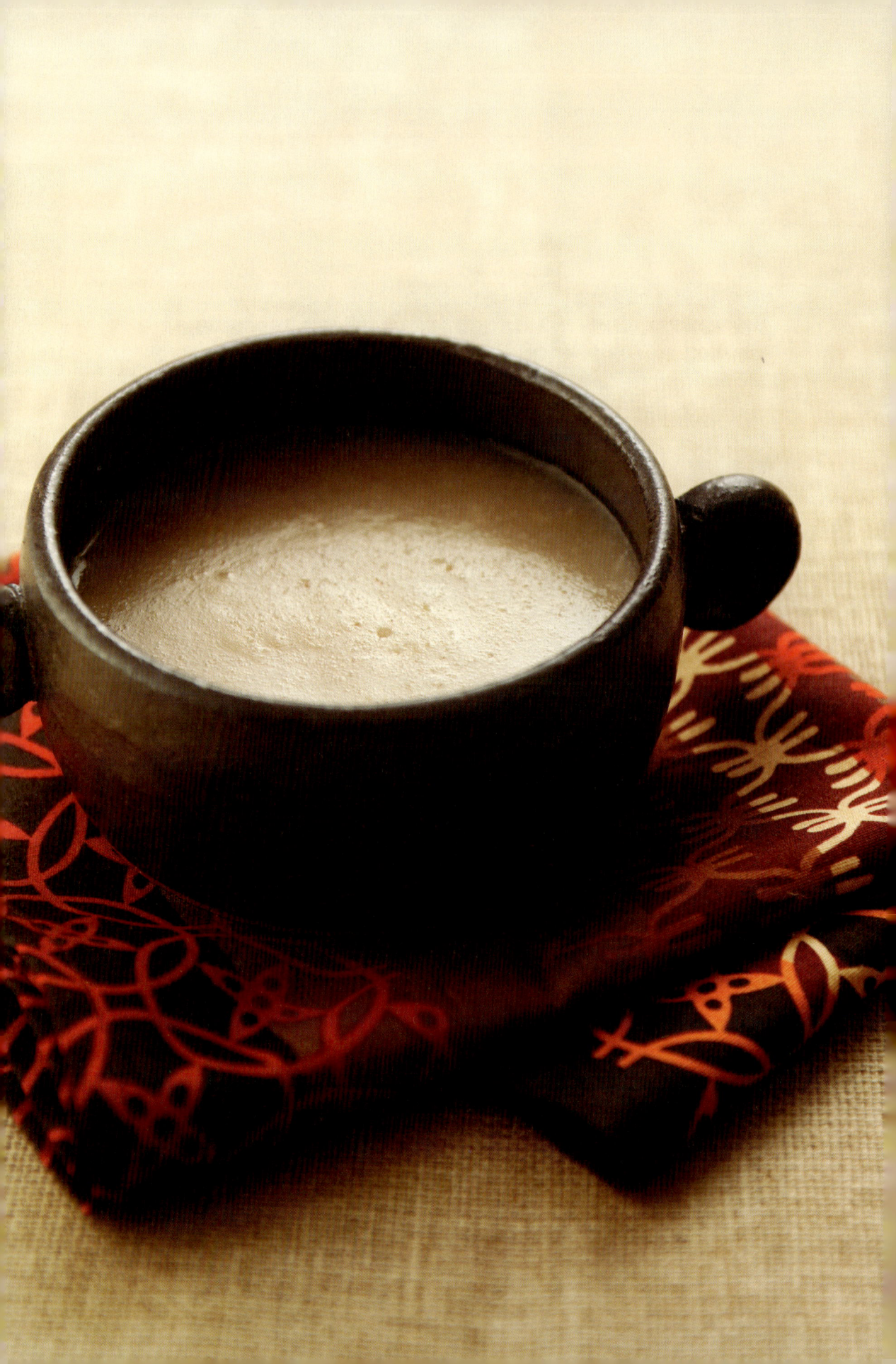

STEP 1 미음 단계 | STEP 2 죽 단계 | **STEP 3 된죽 단계** | STEP 4 밥 단계

Recipe 5
밤죽

밤은 탄수화물과 단백질뿐만 아니라 칼슘과 비타민 C가 많이 함유되어 있어 수술 후 회복기 환자의 영양 보충에 좋은 식품입니다. 하지만 질감이 퍽퍽하여 덩어리를 형성할 수 있고, 소화가 잘 안될 수 있으므로 수술 후 2주 정도 지난 후부터 섭취하는 것이 좋습니다.

재료(2인분)
- 삶은 밤 ······ 80g
- 찹쌀가루 ······ 40g
- 물 ······ 500ml
- 소금·올리고당 ······ 약간

만들기
1 삶은 밤은 믹서기에 넣어 물과 함께 곱게 갈아서 준비합니다.
2 찹쌀가루는 물에 잘 개어서 준비합니다.
3 냄비에 물을 붓고, 1과 2를 넣어 약한 불에서 퍼질 때까지 저어가며 끓입니다.
4 3에 올리고당을 넣고 간을 맞춘 다음 불을 끕니다.
5 그릇에 200ml(1인분)를 먹음직스럽게 담아냅니다.

tip 밤은 실온에 둘 경우 썩기 쉬우므로 장기간 보관하고자 할 때에는 삶아서 반을 갈라 티스푼으로 속을 파낸 후 냉동보관하는 것이 좋습니다. 또한 밤을 고를 때는 알이 굵고 도톰하며 윤이 나는 것을 선택합니다.

영양소 (1인분)
- 열량 144kcal
- 단백질 3g(8%)
- 지방 0g(0%)
- 당질 33g(92%)

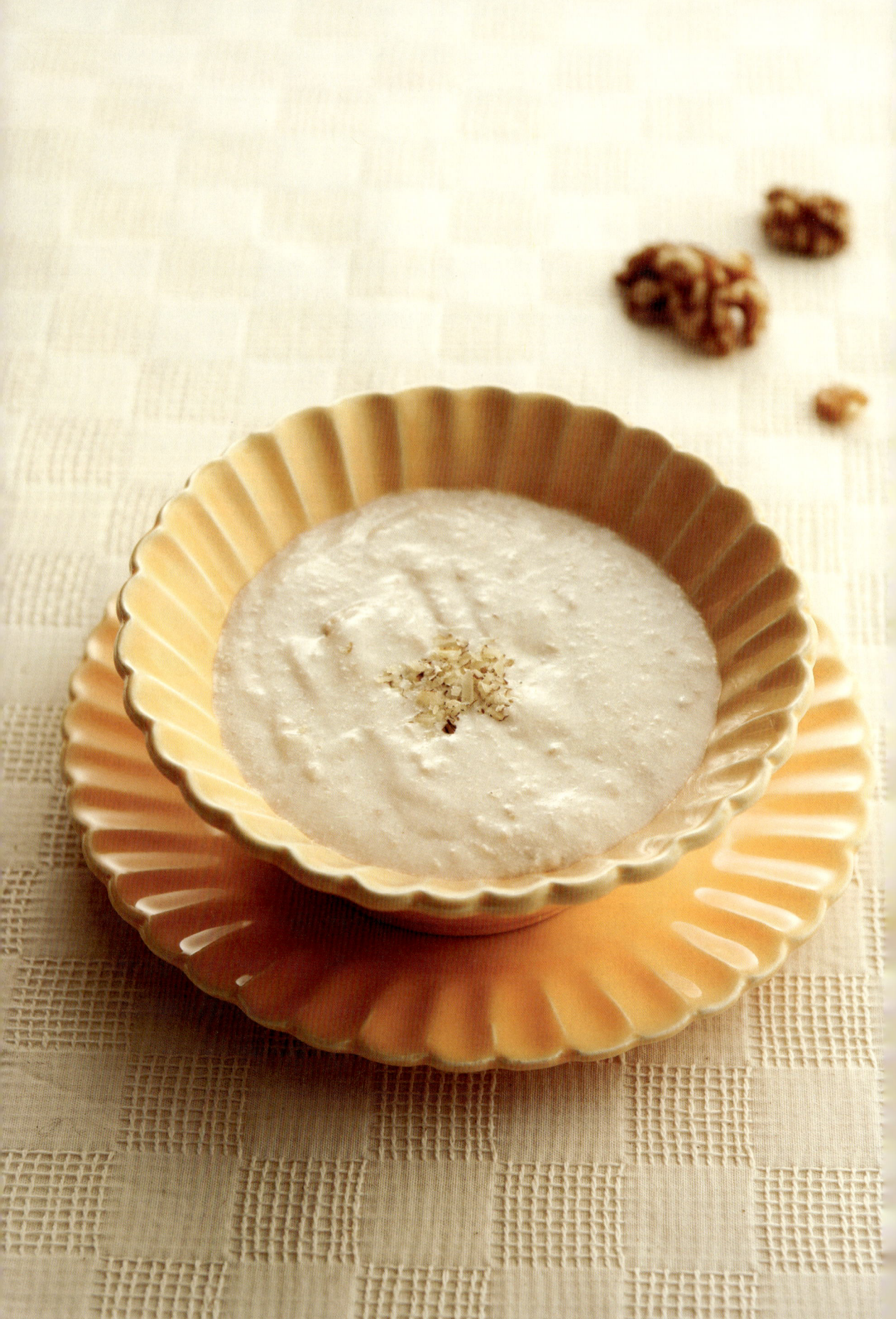

STEP 3
▼

| STEP 1 미음 단계 | STEP 2 죽 단계 | **된죽 단계** | STEP 4 밥 단계 |

Recipe 6
호두죽

대표적인 견과류 중 하나인 호두는 지방 함량이 높아 열량 보충 효과가 있고,
단백질 또한 다량 함유되어 있어 회복기 환자들에게 활용도가 높은 식품입니다.
단, 호두는 지방 성분 때문에 덩어리가 생기기 쉬우므로 갈아서 죽으로 섭취하는 것이 좋으며,
다량 섭취 시 설사를 유발할 수 있으므로 분량에 맞춰 섭취하도록 합니다.

재료(2인분)
호두 ············ 48g(6개)   물 ············ 500ml
찹쌀가루 ············ 40g   소금·올리고당 ············ 약간

만들기
1. 호두는 반으로 잘라 따뜻한 물에 잠시 불립니다. 이쑤시개로 속껍질을 벗겨내고 분량의 물을 부어 믹서기에 곱게 갈아서 준비합니다.
2. 찹쌀가루는 물에 잘 개어서 준비합니다.
3. 냄비에 물을 붓고, 1과 2를 넣어 약한 불에서 퍼질 때까지 저어가며 끓입니다.
4. 3에 올리고당을 넣고 간을 맞춘 다음 불을 끕니다.
5. 그릇에 200ml(1인분)를 먹음직스럽게 담아냅니다.

영양소 (1인분)
열량 248kcal
단백질 5g(8%)
지방 16g(58%)
당질 21g(34%)

tip
1. 껍질을 벗긴 호두는 산패하여 기름에 쩔은 냄새가 나기 쉬우므로 보관할 때는 조금씩 진공팩에 넣어 냉동보관하는 것이 좋습니다.
2. 호두죽 재료에 제시한 물은 사용량을 계량하여 1/3은 호두를 믹서기로 가는 데, 1/3은 찹쌀가루를 푸는 데, 1/3은 죽을 끓이는 데 사용해야 재료를 골고루 갈 수 있고 2회 분량에 맞추어 완성할 수 있습니다.

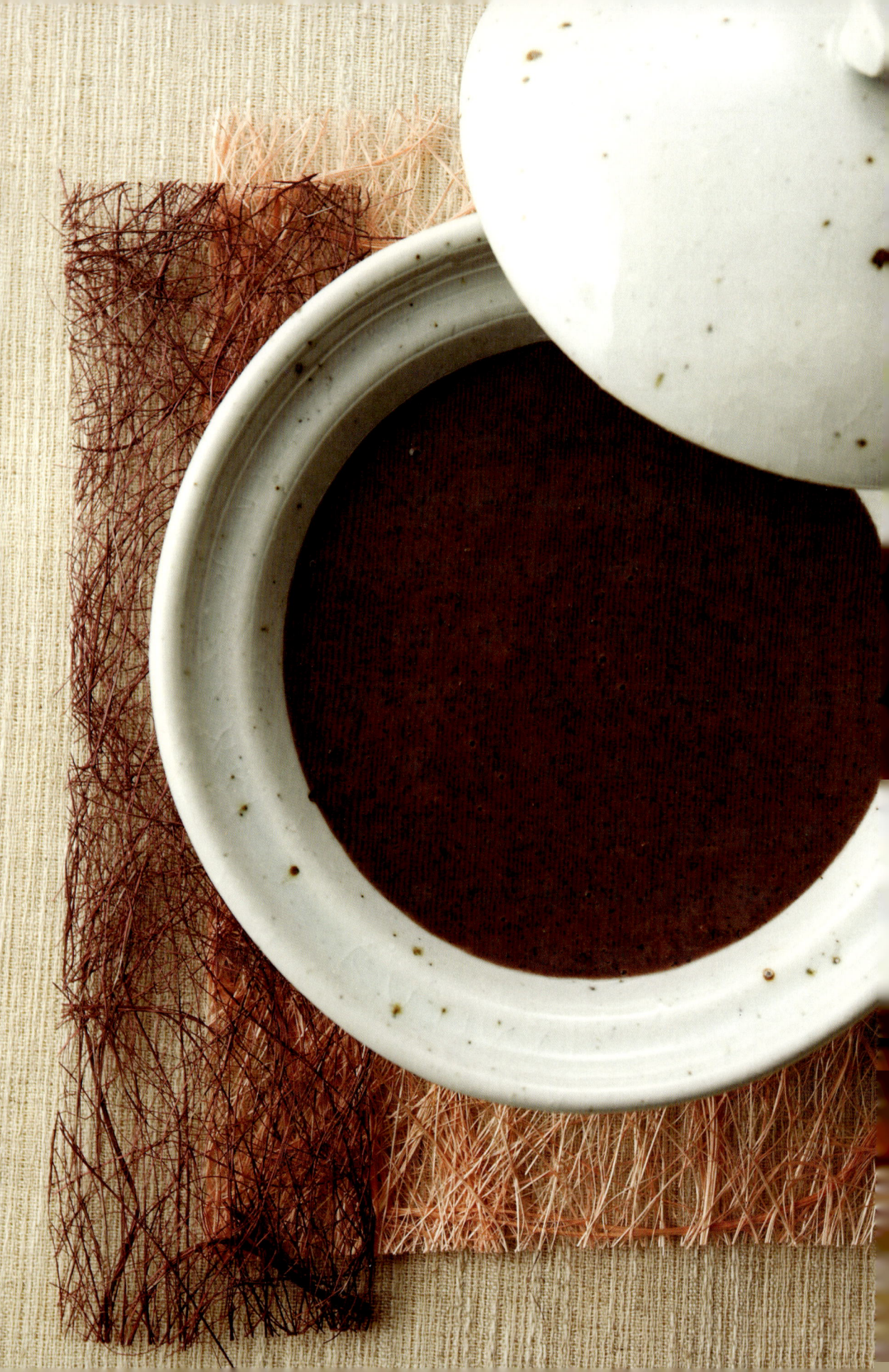

STEP 1 미음 단계 | STEP 2 죽 단계 | **STEP 3 ▼ 된죽 단계** | STEP 4 밥 단계

Recipe 7
흑미타락죽

쌀죽이 지겨울 때는 우유를 이용한 타락죽을 만들어 보는 것은 어떨까요?
단백질이 풍부하면서 맛이 고소하고 부드러울 뿐만 아니라 소화가 잘되어 끼니 사이의
간식으로도 활용할 수 있습니다.

재료(2인분)

검은쌀	40g	우유	300ml
흰쌀	40g	물	500ml
찹쌀가루	20g	소금	약간

만들기

1. 검은쌀과 흰쌀은 깨끗이 씻어 충분히 불린 다음 체에 받쳐 물기를 빼고 믹서기에 곱게 갈아줍니다.
2. 찹쌀가루는 물에 잘 개어서 준비합니다.
3. 달군 냄비에 갈은 검은쌀과 흰쌀을 넣고 볶다가 분량의 물을 부어 덩어리가 지지 않게 저으면서 끓입니다.
4. 쌀이 퍼지면 우유를 부어 뚜껑을 덮고 약한 불에서 뭉근히 끓입니다. 눋지 않게 저으며 걸쭉해질 때까지 끓인 다음 소금으로 간을 맞춥니다.
5. 그릇에 200ml(1인분)를 먹음직스럽게 담아냅니다.

영양소 (1인분)
- 열량 261kcal
- 단백질 8g(12%)
- 지방 5g(17%)
- 당질 46g(71%)

tip

1. 흑미는 윤기가 흐르고 낟알이 부서지지 않은 것이 좋습니다. 냄새를 맡았을 때 구수한 향이 나지 않는 것은 좋지 않습니다.
2. 우유는 강한 불에서 끓이면 단백질 변성이 일어나 덩어리가 생기므로 약한 불에서 끓이면서 자주 저어주도록 합니다.

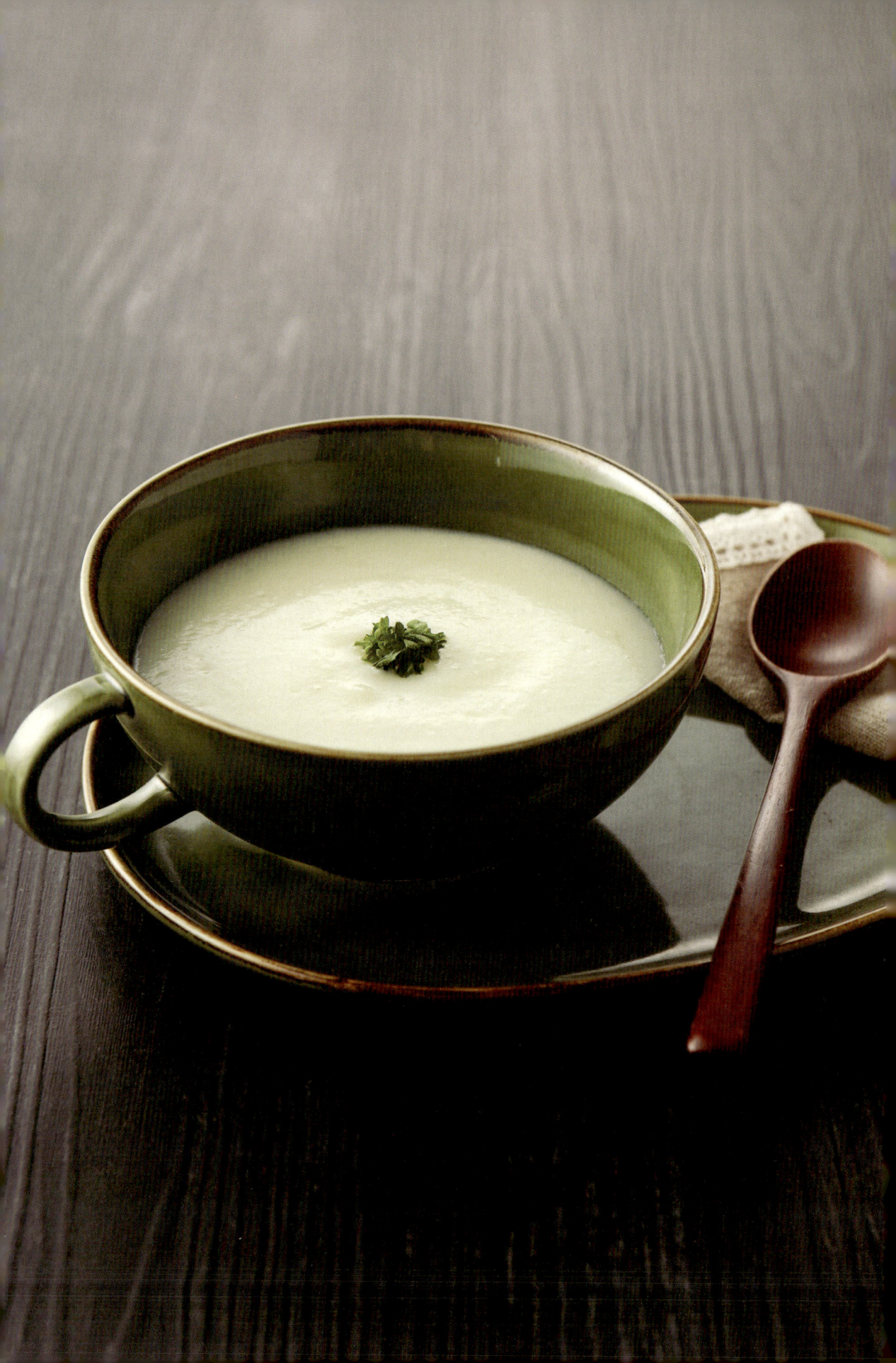

STEP 1 미음 단계 | STEP 2 죽 단계 | **STEP 3 된죽 단계** | STEP 4 밥 단계

Recipe 8
양배추감자수프

수분이 많고 위점막을 보호하는 데 도움이 되는 양배추와 열량이 높은 감자로 부드럽고 자극 없이 먹을 수 있는 수프를 만들었습니다. 다른 음식에 비해 향이 강하지 않아 수술 또는 항암 치료 후 냄새에 민감하여 식사하기 힘든 환자들이 섭취하기에 특히 좋습니다.

재료(2인분)
양배추	60g	버터	12g
양파	50g	물	500ml
감자	130g	소금	약간
통마늘	10g		

만들기

1 양배추는 0.5cm 두께로 채를 썰고 양파는 가늘게 반달썰기 합니다.
2 감자는 껍질을 벗겨서 깍둑썰어 준비합니다.
3 마늘은 세로로 2등분하여 준비합니다.
4 냄비에 버터를 부르고 강한 불에서 달군 다음, 양파를 넣고 3~4분 정도 볶습니다.
5 4에 마늘과 양배추를 넣고 약한 불에서 눌러 붙지 않게 10분 가량 더 볶습니다.
6 5에 감자와 물을 넣고 중간 불에서 감자가 모두 익을 때까지 끓인 뒤 약간 식힙니다. 그 다음 믹서기에 곱게 갈아 퓨레 상태로 만든 다음, 냄비에 넣고 한소끔 더 끓인 후 불을 끕니다.
7 따뜻한 수프볼에 200ml(1인분)를 먹음직스럽게 담아냅니다.

영양소 (1인분)
- 열량 109kcal
- 단백질 3g(11%)
- 지방 5g(41%)
- 당질 13g(48%)

tip
양배추는 열을 가해도 영양 손실이 거의 없으며 단맛도 많이 납니다. 겉은 윤기가 돌며, 들어봤을 때 속이 꽉 차고 묵직한 것을 고르는 것이 좋습니다.

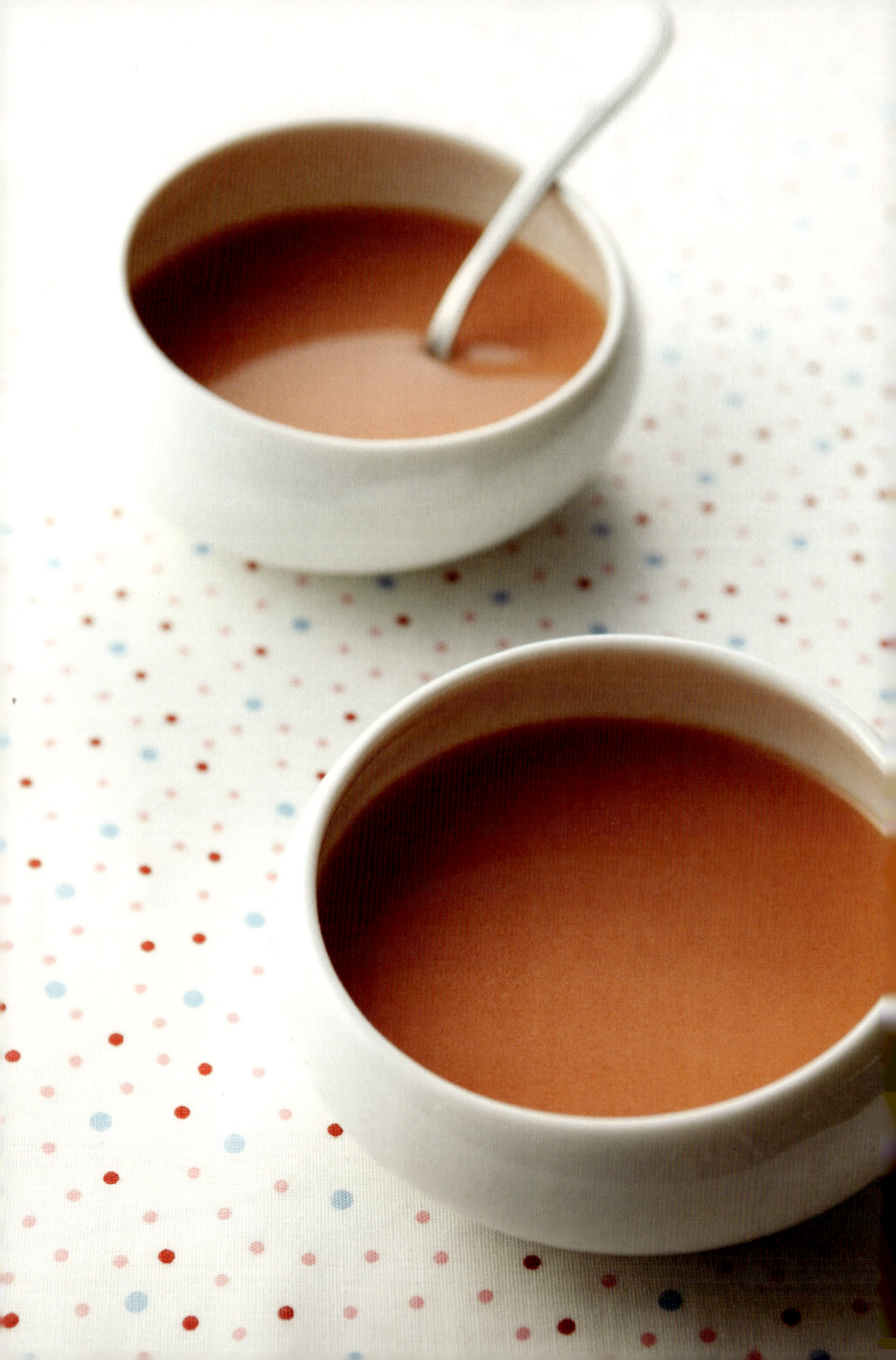

STEP 1 마음 단계 | STEP 2 죽 단계 | **STEP 3 된죽 단계** | STEP 4 밥 단계

Recipe 9
토마토크림수프

대표적인 항암 식품인 토마토로 만든 수프로, 우유와 생크림을 사용하여 영양 밀도를 높였습니다. 토마토의 붉은 색소인 라이코펜은 베타카로틴의 약 2배에 해당하는 강한 항산화작용을 하는데, 라이코펜은 열을 가했을 때 흡수율이 증가하므로 익혀서 먹는 것이 더 좋습니다.

재료(2인분)
- 토마토 ··················· 200g
- 양파 ····················· 40g
- 버터 ····················· 10g
- 토마토주스 ··············· 100ml
- 닭국물 ········ 100ml(85페이지 참고)
- 생크림 ··················· 30g
- 우유 ····················· 70ml

만들기
1 토마토는 콘카세하여 준비합니다.
2 양파는 가늘게 반달썰기 합니다.
3 달군 냄비에 버터를 녹인 뒤 양파를 5분 가량 볶은 다음, 토마토, 토마토주스, 닭국물을 넣고 끓입니다. 끓어오르기 시작하면 불을 줄이고 뚜껑을 덮어 15~20분 정도 더 끓여 채소를 익힌 후 불을 끕니다.
4 3을 믹서기에 넣고 부드럽게 간 다음, 냄비에 옮겨 생크림과 우유를 넣고 다시 한번 끓입니다.
5 따뜻한 수프볼에 150ml(1인분)를 먹음직스럽게 담아냅니다.

영양소 (1인분)
- 열량 131kcal
- 단백질 4g(12%)
- 지방 7g(48%)
- 당질 13g(40%)

> **tip**
> 콘카세란 토마토 꼭지를 제거하고 윗부분에 열십자로 칼집을 낸 뒤 끓는 물에 넣었다가 얼음물로 식혀 껍질과 씨를 제거하고 다진 것을 말합니다.

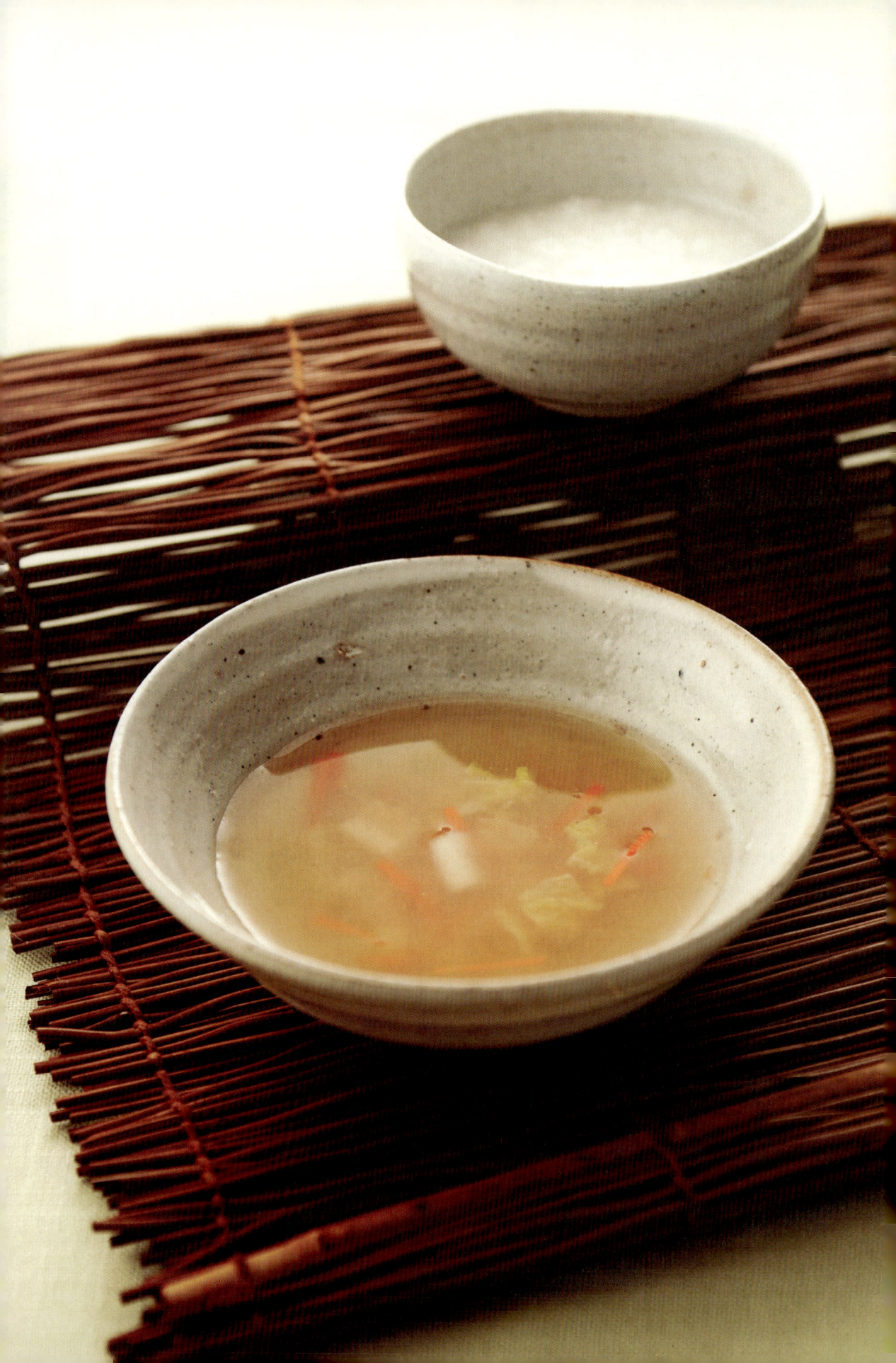

STEP 1 미음 단계 | STEP 2 죽 단계 | **STEP 3 ▼ 된죽 단계** | STEP 4 밥 단계

Recipe 10
배추국

담백한 멸치국물과 부드러운 배추가 잘 어우러져 먹는 데 부담이 없도록 만들었습니다. 국물에 전분물을 사용하여 다른 국과 달리 약간의 점도가 있으므로 목넘김을 한층 부드럽게 할 수 있는 메뉴입니다.

재료(2인분)

닭가슴살	40g	
배추	20g	
당근	10g	
미림	6g	
간장	4g	
소금	약간	
전분	6g	
물	6ml	

닭가슴살 밑간 양념 재료
소금·미림 ········· 약간

멸치국물 재료
마른 멸치 ········· 10g
다시마 ············ 4g
무 ················ 10g
대파 ·············· 10g
물 ················ 적당량

만들기

1. 닭가슴살은 깨끗이 씻어 미림과 소금으로 밑간한 후 곱게 다집니다.
2. 배추는 깨끗이 씻어 축과 잎을 나눠 자르고, 축은 섬유에 수직으로 자르며, 잎은 먹기 편하게 자릅니다.
3. 당근은 껍질을 벗기고 곱게 채를 썰어 준비합니다.
4. 냄비에 마른 멸치, 다시마, 무, 대파, 물을 넣고 끓여 멸치국물을 준비합니다.
5. 냄비에 식용유를 두르고 닭가슴살을 볶다가 배추와 당근을 넣고 볶습니다.
6. 5에 멸치국물(100ml), 미림, 간장, 소금을 넣어 간을 맞추고, 뚜껑을 닫은 후 10~15분 정도 끓입니다.
7. 물에 전분가루를 풀어 6에 넣고 끈적임을 냅니다.
8. 그릇에 국물이 100ml(1인분) 되도록 담아냅니다.

영양소 (1인분)
- 열량 63kcal
- 단백질 4g(25%)
- 지방 3g(43%)
- 당질 5g(32%)

tip
배추는 통째로 신문지 여러 겹으로 싼 후 서늘한 곳에서 밑동이 아래쪽을 향하도록 보관하면 좋습니다.

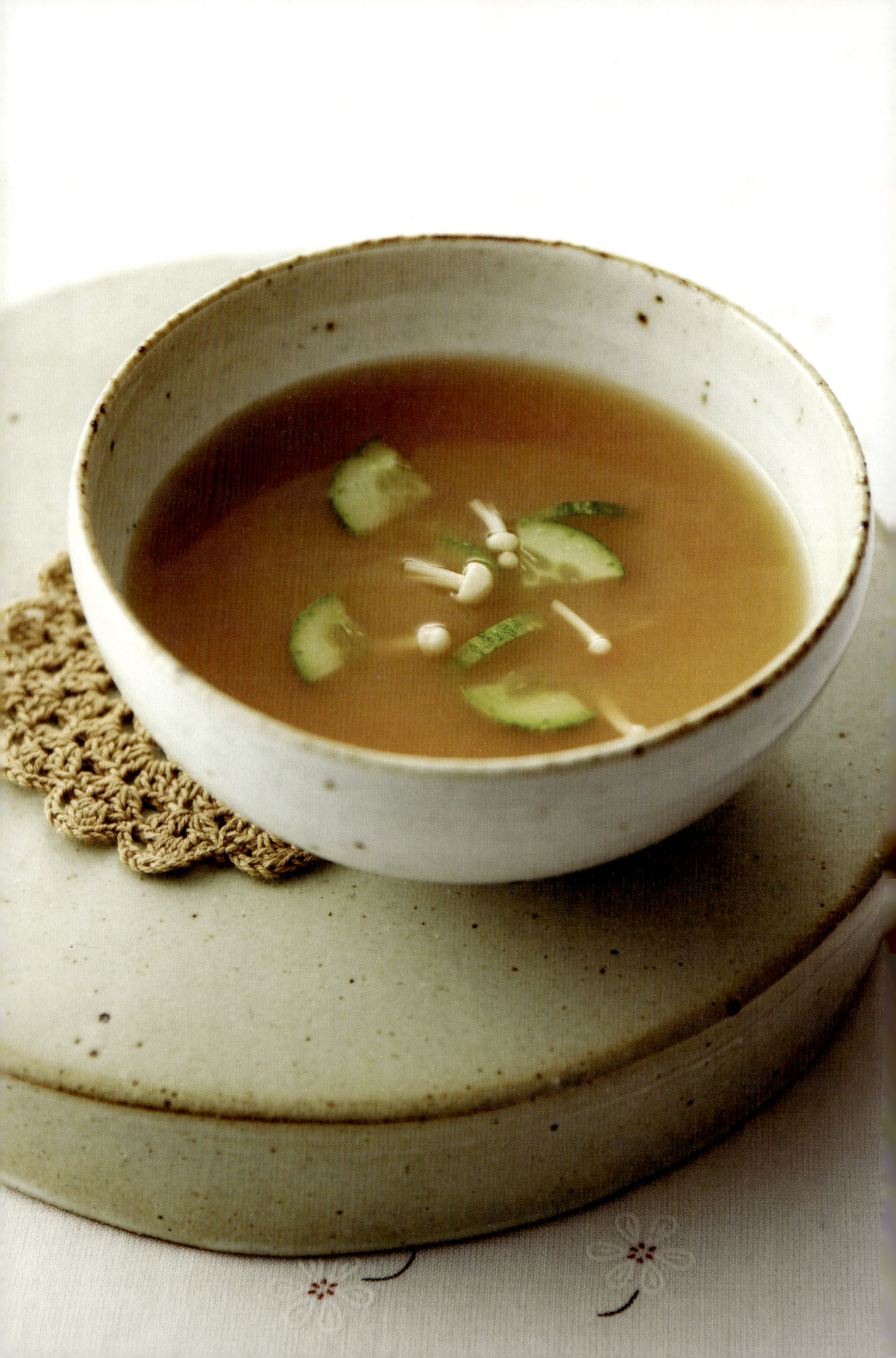

STEP 3
STEP 1 미음 단계 | STEP 2 죽 단계 | **된죽 단계** | STEP 4 밥 단계

Recipe 11
오이된장국

무침으로 즐겨먹는 오이는 섬유소가 적어 수술 후 환자에게 좋은 식품입니다. 깊은 맛을 내는 소고기국물을 이용한 된장국에 오이를 넣어 색다르게 만들었습니다. 된장이 짜다고 느껴질 때는 집된장과 일본된장(미소)을 1:1로 섞어서 사용하면 짠맛은 줄이고 고소함을 더할 수 있습니다.

재료(2인분)
오이 ················· 70g
소고기국물 재료
소고기 양지머리 ········ 80g
대파·양파·무 ········· 약간
물 ················· 적당량

된장국물 양념 재료
된장 ················· 10g
날콩가루 ············· 10g
갈은 무 ··············· 20g
표고버섯가루 ·········· 2g
고명 팽이버섯 ········· 약간

만들기
1 오이는 깨끗이 씻어 0.2cm 두께로 은행썰기 합니다.
2 소고기는 30분 정도 찬물에 담가 핏물을 뺀 다음, 냄비에 물을 새로 붓고 살짝 끓인 후 첫물은 따라 버립니다.
3 냄비에 분량의 물을 붓고 소고기, 대파, 양파, 무를 넣어 강한 불에서 소고기국물을 끓입니다.
4 거품을 걷어내며 한소끔 끓인 뒤 약한 불로 줄여서 고기가 흐물흐물해지면 고기를 건져내고, 국물은 체에 걸러 맑은 국물만 준비합니다.
5 볼에 된장, 날콩가루, 갈은 무, 표고버섯가루를 넣고 된장국물 양념을 만듭니다.
6 냄비에 소고기국물을 붓고 된장국물 양념을 육수에 푼 다음 오이를 넣고 끓입니다.
7 그릇에 국물이 100ml(1인분)가 되도록 담아냅니다.

> **tip**
> 오이는 모양이 곧거나 휘어진 것은 상관없으나 아래위가 대칭인 것이 좋습니다. 오이 대신 섬유소가 적은 양배추, 호박, 가지, 시금치 등을 된장국의 재료로 사용해도 됩니다.

영양소 (1인분)
열량 37kcal
단백질 2g(22%)
지방 1g(24%)
당질 5g(54%)

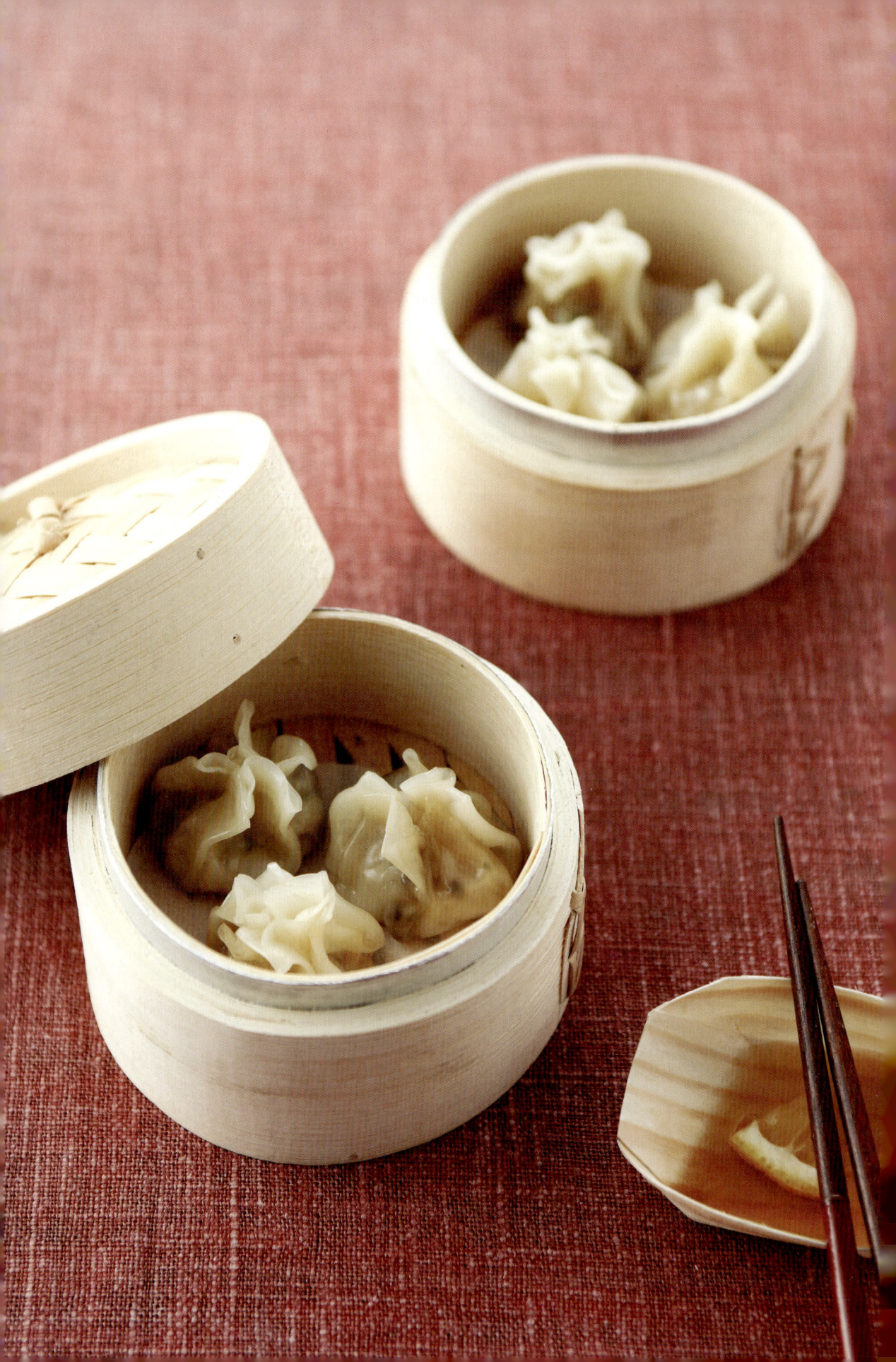

| STEP 1 미음 단계 | STEP 2 죽 단계 | **STEP 3 ▼ 된죽 단계** | STEP 4 밥 단계 |

Recipe 12
딤섬(샤오마이)

딤섬은 돼지고기를 속 재료로 만든 샤오롱바오와 새우를 재료로 사용한 샤오마이가 대표적입니다.
수술 후 한동안은 지방을 소화하는 능력이 떨어지므로 기름기가 적은 샤오마이가 권장되며,
속 재료를 모두 다져서 사용하는 메뉴이므로 위장 기능이 저하된 환자들이 소화하기에도 무리가 없습니다.

재료(2인분)

밀가루 중력분	40g	대파	20g
물	25ml	생강	4g
소금	약간	굴소스	10g
새우	100g	미림	30g
표고	20g	식용유	6g
죽순	20g	참기름	4g

만들기

1. 밀가루에 물과 소금을 넣고 반죽한 뒤 밀대로 얇게 밀어 만두피를 준비합니다(속 재료를 싸는 피는 시중의 만두피 혹은 춘권피를 사용해도 무방합니다).
2. 새우는 껍질을 벗기고 등에 있는 내장을 제거한 다음, 도마 위에 올려 칼로 다집니다.
3. 표고버섯은 손에 얹어서 잡은 다음, 한속으로 톡톡 두드려 흙과 잡티를 털어낸 후 표고기둥을 떼내고 곱게 다집니다.
4. 죽순은 빗살 모양 사이의 이물질을 제거한 뒤 곱게 다집니다. 대파와 생강도 곱게 다집니다.
5. 볼에 곱게 다진 새우, 표고, 죽순, 대파, 생강을 담고, 굴소스, 미림, 식용유, 참기름, 소금을 넣어 골고루 버무려서 딤섬의 소를 만듭니다.
6. 만두피에 소를 싸서 꽃모양으로 만들어 찜통에 20분간 찐 다음 그릇에 담아냅니다.

영양소 (1인분)
- 열량 198kcal
- 단백질 13g(26%)
- 지방 6g(27%)
- 당질 23g(47%)

tip 딤섬의 소를 만들 때 새우, 표고, 죽순의 물기를 잘 제거해야 딤섬 피로 꽃모양을 잡을 때 물기가 생기지 않게 만들 수 있습니다.

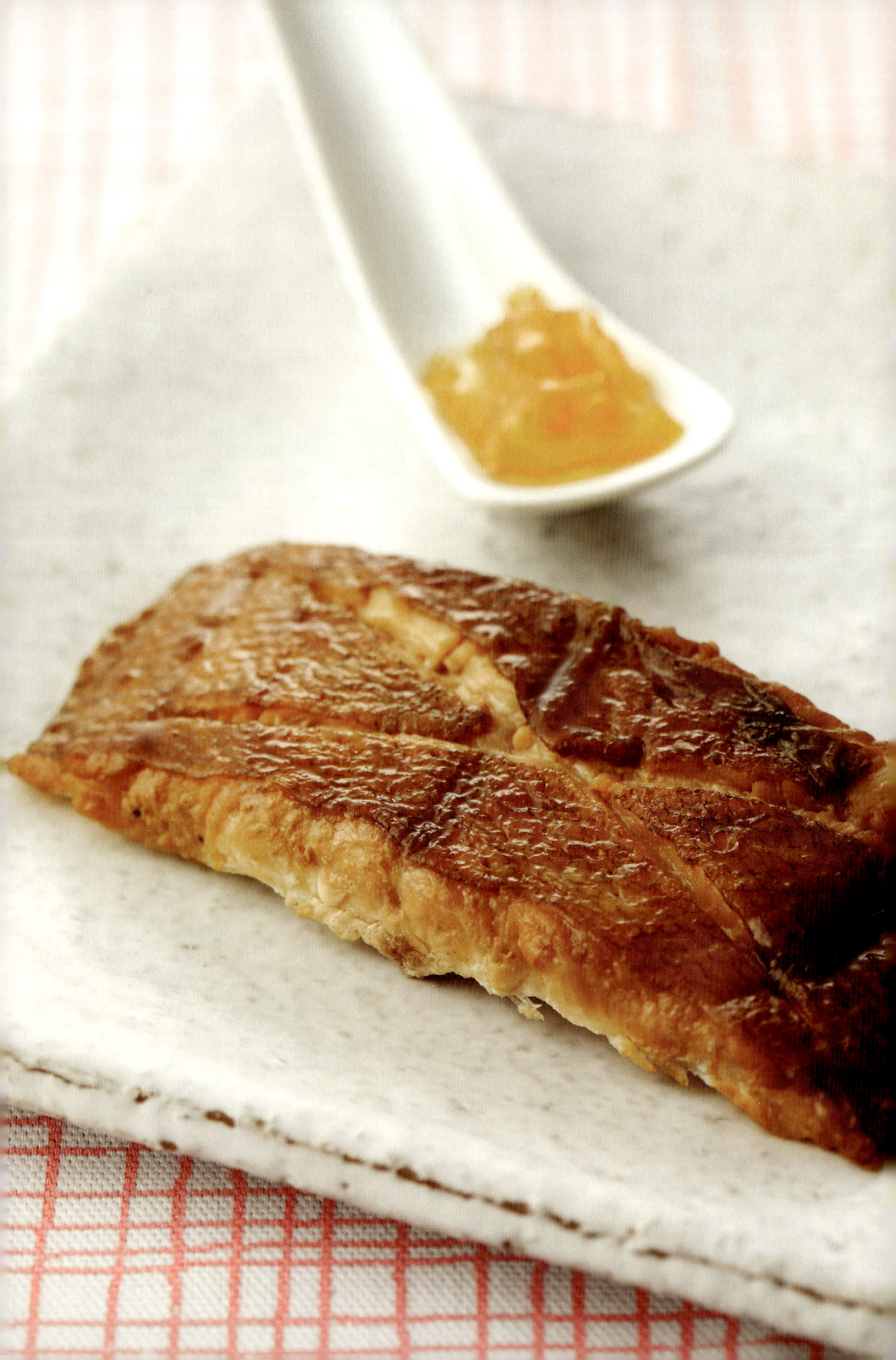

| STEP 1 미음 단계 | STEP 2 죽 단계 | **STEP 3 된죽 단계** | STEP 4 밥 단계 |

Recipe 13
가자미유자간장구이

생선류는 단백질의 좋은 급원 식품이나 비린 맛 때문에 피하는 사람들이 있습니다. 생선 고유의 비린 맛을 제거하기 위해 유자간장 양념에 밑간 한 후 양념이 잘 배어나도록 반나절 정도 재어 생선의 촉촉한 느낌을 유지하면서 맛있게 먹을 수 있도록 했습니다.

재료(2인분)

가자미	100g	유자청	6g
식용유	약간	다진 마늘	2g
밑간 양념 재료		다진 대파	4g
소금·미림	약간	다진 양파	10g
유자간장 양념 재료		레몬	2g
진간장	20g	생강	1g
미림	10g	올리고당	4g
물	20ml	가스오부시·월계수잎	약간

만들기

1. 가자미는 칼집을 넣은 다음 소금과 미림으로 밑간을 하여 준비합니다.
2. 볼에 유자간장 양념을 넣고 골고루 섞어서 준비합니다.
3. 2에 1을 넣고 양념이 가자미에 잘 배어들도록 반나절 정도 재워 둡니다.
4. 팬에 식용유를 두르고 3의 가자미가 속까지 잘 익도록 약한 불에서 굽습니다.
5. 그릇에 구운 생선을 담고 마무리합니다.

영양소 (1인분)
- 열량 117kcal
- 단백질 12g(41%)
- 지방 5g(38%)
- 당질 6g(21%)

tip
유자청에는 당분이 많이 들어있으므로 유자간장 양념을 만들 때 유자청은 유자의 향이 날 정도만 합니다.

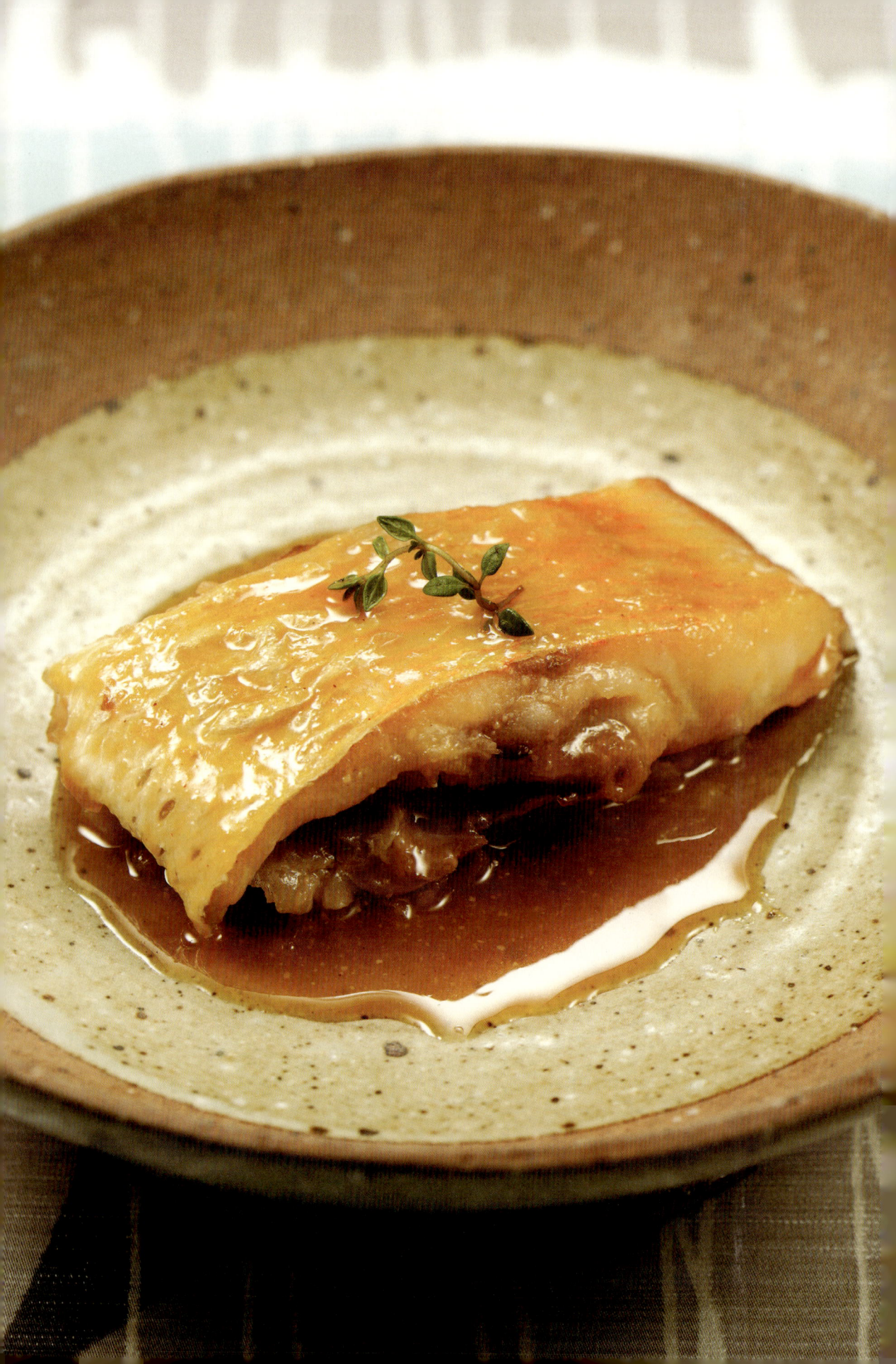

STEP 1 미음 단계 | STEP 2 죽 단계 | **STEP 3 된죽 단계** | STEP 4 밥 단계

Recipe 14
도미미소양념조림

고단백 저지방 식품인 도미는 소화가 잘되어 수술 후 회복기의 식사에 좋은 생선입니다.
고추장, 고춧가루, 소금 등의 양념 대신 자극이 적은 미소 양념을 이용하여 담백한 맛을 냈습니다.

재료(2인분)

도미살 100g	**미소된장 양념 재료**
생강즙 4g	미소된장 8g
양배추 4g	미림 10g
	물 80ml

만들기

1. 도미는 비늘, 내장, 머리, 지느러미를 제거하고 토막을 낸 다음, 찬물에 헹궈 키친타월로 물기를 닦아냅니다.
2. 양배추는 0.5cm 두께로 채를 썰어 준비합니다.
3. 볼에 미소된장, 미림, 물을 넣고 골고루 섞어 미소된장 양념을 만듭니다.
4. 달궈진 팬에 도미살의 앞뒤가 노릇해지도록 굽습니다.
5. 냄비에 4의 도미를 올리고, 미소된장 양념을 얹어서 졸입니다.
6. 양념이 1/2로 졸으면 도미를 뒤집어 더 익힌 다음 불을 끕니다.
7. 그릇에 완성된 도미를 담고 채를 썬 양배추를 곁들여냅니다.

영양소 (1인분)
- 열량 65kcal
- 단백질 11g(68%)
- 지방 1g(14%)
- 당질 3g(18%)

tip 미림을 넣으면 생선의 잡내가 제거되고, 알코올 성분이 휘발되면서 감칠맛과 달콤한 맛이 나며, 윤기가 나서 식감이 좋아집니다.

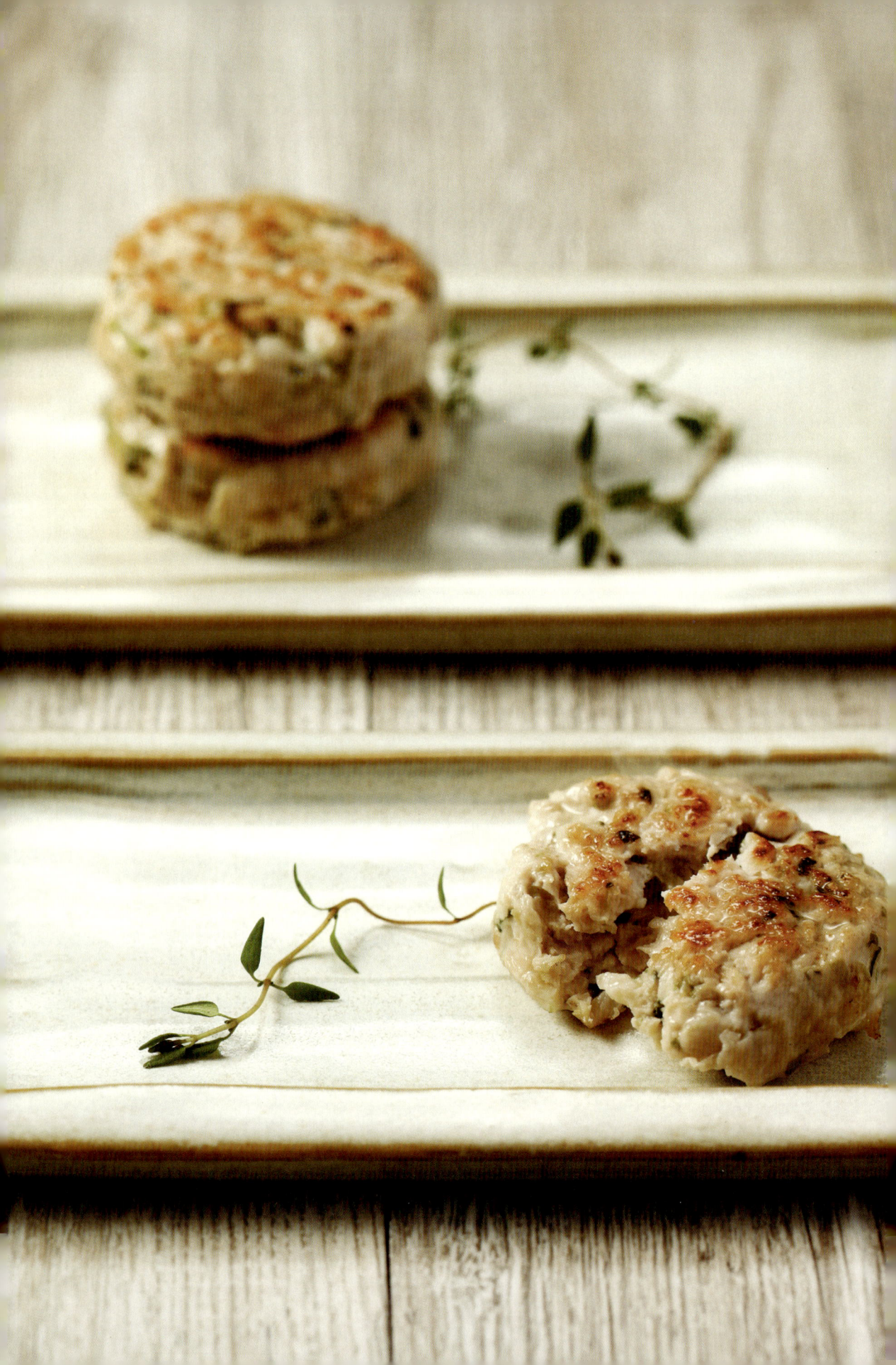

STEP 1 미음 단계 | STEP 2 죽 단계 | **STEP 3 된죽 단계** | STEP 4 밥 단계

Recipe 15
백김치닭가슴살전

저지방 고단백 식품인 닭가슴살은 수술 후 회복을 위한 우수 단백질 급원 식품이지만, 특유의 퍽퍽한 질감 때문에 수술 후 입맛이 없거나 입안이 까끌거리는 느낌이 있는 환자들은 다소 먹기 힘들 수도 있습니다. 그래서 닭가슴살과 백김치를 다져 넣고 완자로 빚어 닭가슴살의 쫄깃함과 백김치의 아삭함을 함께 즐길 수 있도록 만들었습니다.

재료(2인분)
- 닭가슴살 ······ 80g
- 백김치 ······ 40g
- 진간장 ······ 10g
- 미림 ······ 10g
- 올리고당 ······ 10g
- 소금 · 생강즙 ······ 약간
- 식용유 ······ 10g

닭가슴살 밑간 양념 재료
- 소금 · 미림 ······ 약간

만들기
1. 닭가슴살은 소금과 미림으로 밑간한 후 곱게 다집니다.
2. 백김치는 체에 밭쳐 국물을 빼고 곱게 다집니다.
3. 볼에 다진 닭가슴살과 백김치를 담고 진간장, 미림, 올리고당, 소금, 생강즙을 넣어 찰지게 치댑니다.
4. 3의 반죽을 완자 모양으로 둥글게 만듭니다.
5. 팬에 식용유를 두르고 약한 불에서 노릇하게 구워냅니다.
6. 완성된 전은 그릇에 담아 마무리합니다.

영양소 (1인분)
- 열량 122kcal
- 단백질 10g(33%)
- 지방 6g(44%)
- 당질 7g(23%)

> *tip*
> 닭껍질을 제거하고 요리합니다. 닭가슴살은 믹서기로 가는 것보다 칼로 다져서 반죽하면 닭가슴살의 퍽퍽한 느낌을 줄일 수 있습니다.

PART 4 회복 단계별 요리를 만들다

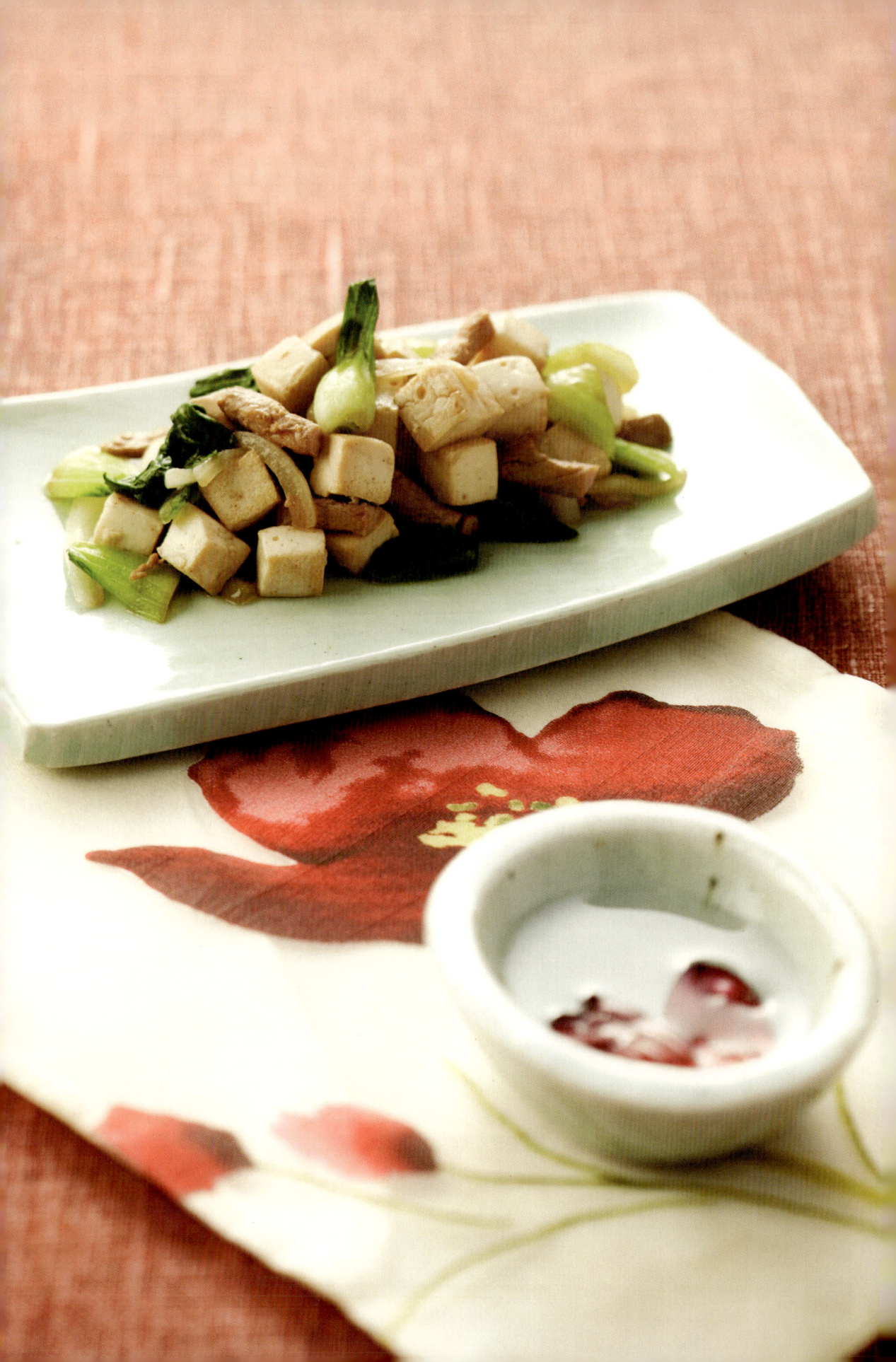

| STEP 1 미음 단계 | STEP 2 죽 단계 | **STEP 3** 된죽 단계 | STEP 4 밥 단계 |

Recipe 16
두부굴소스볶음

밭의 고기로 불리는 콩은 필수아미노산이 풍부한 좋은 단백질 급원 식품입니다. 콩의 원료인 두부는 단백질도 많고 소화 흡수율까지 높아 고기를 먹었을 때 소화가 잘 안되는 환자들도 어려움 없이 먹을 수 있습니다. 두부는 먹기 좋게 네모 모양으로 썰은 후 굴소스와 잘 어울리는 청경채와 함께 양념하였습니다.

재료(2인분)

두부 ··· 80g	**굴소스 양념 재료**
돼지고기 안심 ··· 40g	굴소스 ··· 10g
청경채 ··· 20g	미림 ··· 6g
양파 ··· 10g	진간장 ··· 4g
식용유 ··· 6g	전분가루 ··· 6g
돼지고기 밑간 양념 재료	참기름 ··· 4g
미림·생강즙 ··· 약간	물 ··· 40ml

만들기

1 두부는 1~2cm 두께로 자릅니다.
2 돼지고기는 키친타월로 핏물을 닦아내고 가늘게 채를 썰어 미림과 생강즙으로 밑간을 합니다.
3 청경채는 끓는 물에 살짝 익힌 후 물기를 빼고, 1cm 길이로 자릅니다.
4 양파는 곱게 채를 썰고 길이를 반으로 자릅니다.
5 볼에 굴소스, 미림, 진간장, 전분가루, 참기름, 물을 넣고 잘 섞어서 굴소스 양념을 만듭니다.
6 프라이팬에 식용유를 두른 후 돼지고기를 볶고, 두부, 청경채, 양파를 함께 넣어 살짝 볶습니다.
7 6에 굴소스 양념을 넣고 볶다가 그릇에 담아냅니다.

tip
돼지고기 대신 닭가슴살, 새우살 등의 단백질 식품을 다양하게 사용해도 좋습니다.

영양소 (1인분)
- 열량 133kcal
- 단백질 7g(21%)
- 지방 9g(61%)
- 당질 6g(18%)

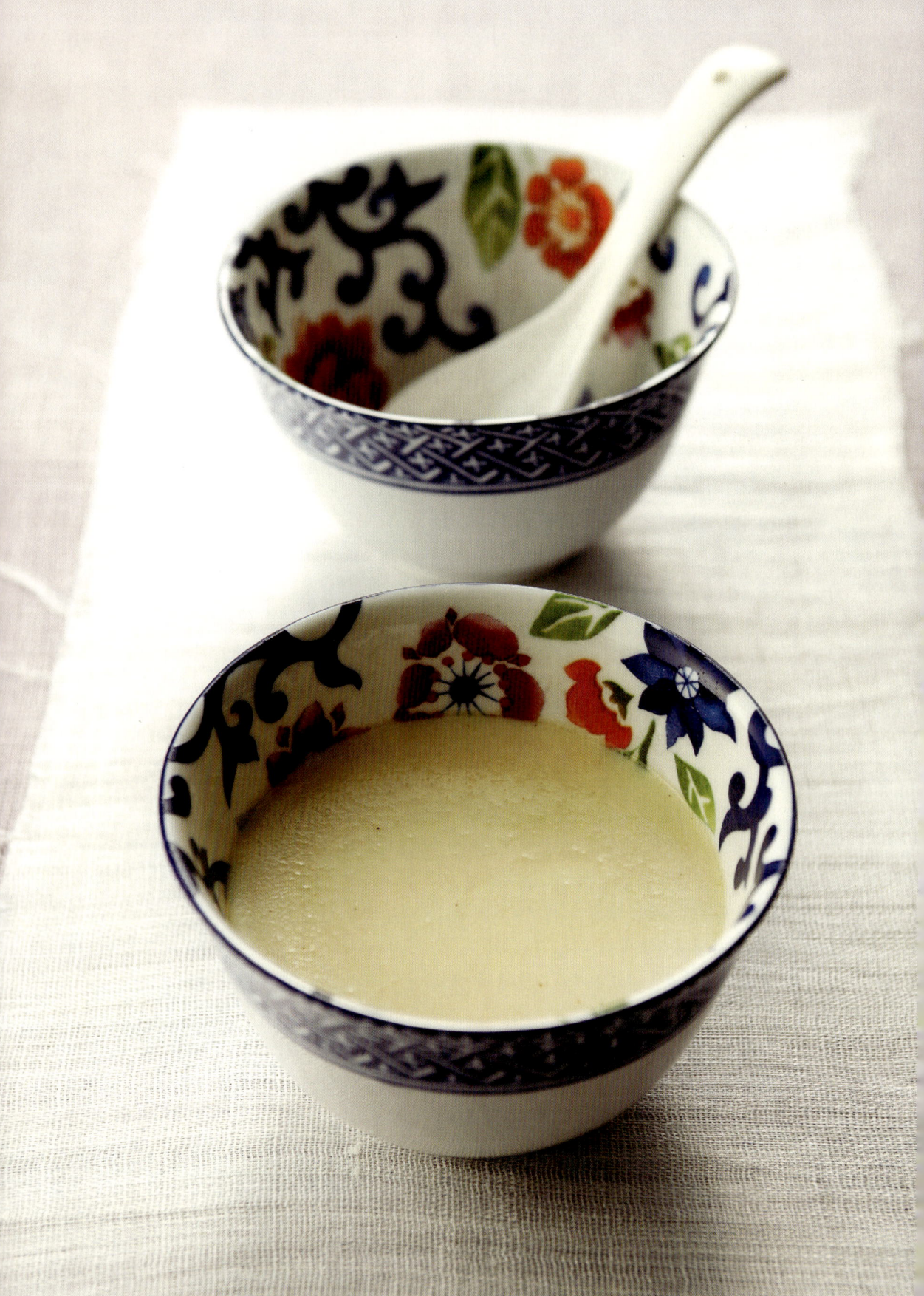

| STEP 1 미음 단계 | STEP 2 죽 단계 | **STEP 3** 된죽 단계 | STEP 4 밥 단계 |

Recipe 17
두유계란찜

계란찜은 물이나 채소국물을 이용하여 요리를 하지만, 영양 밀도를 높이기 위해 두유를 사용한 찜을 만들어서 고소한 향미와 단백질을 높였습니다.
질감도 물을 넣어 만든 계란찜보다 더욱 부드러워 먹기에도 편합니다.

재료(2인분)
계란	80g	미림	5g
두유	150g	진간장	3g
다시마국물	80ml	소금	약간

만들기
1 볼에 계란을 풀은 후 두유, 다시마국물, 미림, 진간장, 소금을 넣고 섞어서 체에 거르며 그릇에 담습니다.
2 김이 올라 온 찜기에 넣고 약한 불에서 15분 정도 쪄서 마무리합니다.

영양소 (1인분)
- 열량 111kcal
- 단백질 7g(25%)
- 지방 7g(57%)
- 당질 5g(18%)

tip 계란찜을 만들 때 계란물은 도자기 그릇 등에 담은 후 면포 같은 것으로 그릇을 덮습니다. 그 다음 찜솥에 그릇을 넣고 찜솥 뚜껑을 덮어야 뚜껑에 생긴 물이 계란찜에 들어가지 않아 계란찜의 표면이 매끈하게 만들어집니다.

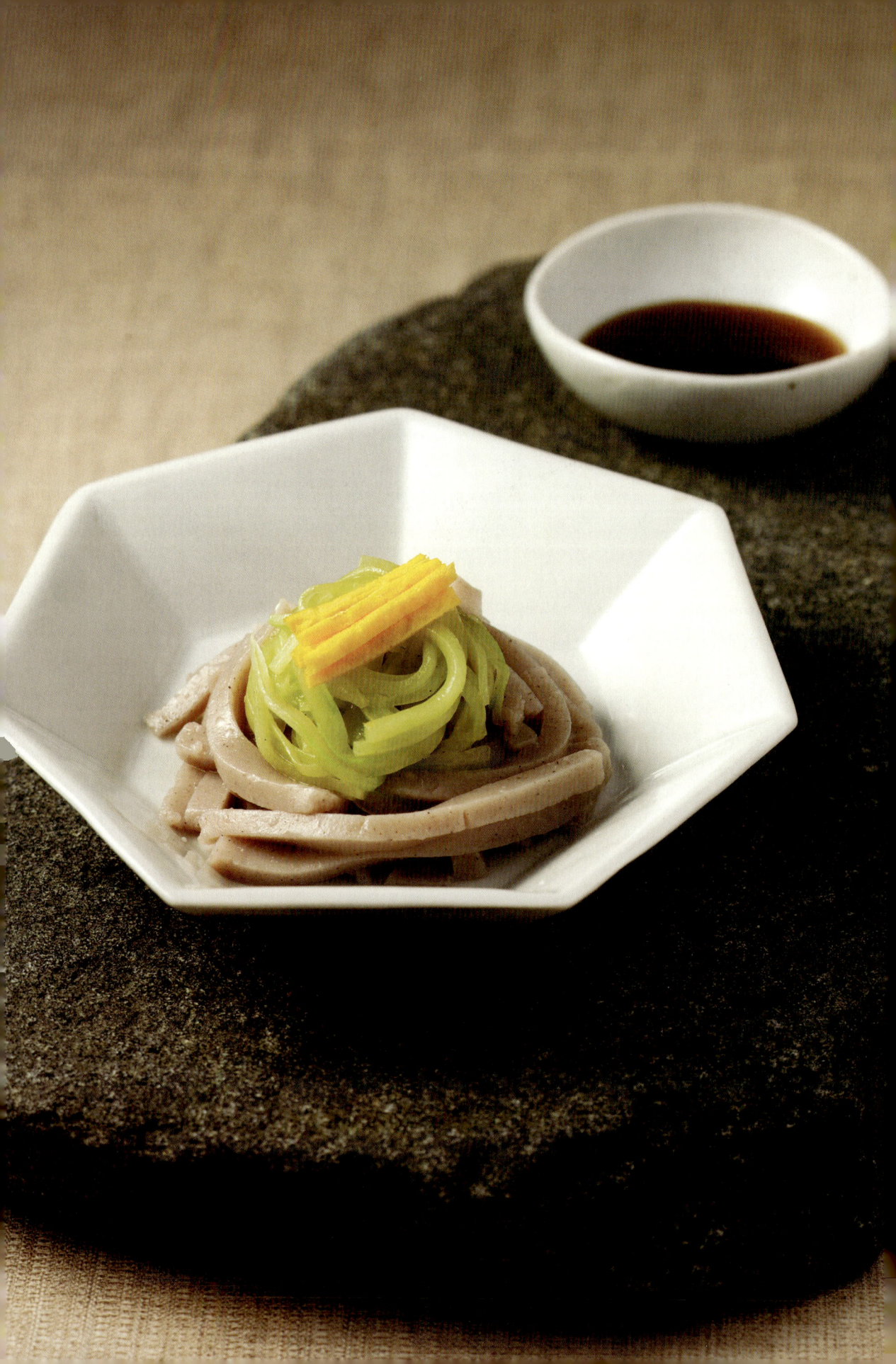

| STEP 1 미음 단계 | STEP 2 죽 단계 | **STEP 3** 된죽 단계 | STEP 4 밥 단계 |

Recipe 18
메밀묵오이무침

묵은 질감이 부드럽고 삼키기도 편하여 수술 후 꼭꼭 씹어서 먹기에 좋은 식품입니다.
부드러운 맛의 묵과 아삭한 식감의 오이가 깊은 맛의 무침 간장과 잘 어울리는 메뉴입니다.

재료(2인분)
메밀묵	100g	식초	10g
오이	70g	올리고당	10g
참기름·식용유	약간	**고명**	
무침 간장	30g(86페이지 참고)	계란지단	약간

만들기
1 메밀묵은 곱게 채를 썰어 끓는 물에 충분히 데친 후, 체에 밭쳐 물기를 빼고 달라붙지 않도록 참기름으로 버무립니다.
2 오이는 깨끗이 씻어 돌려깍기 하여 껍질 부분을 제거하고, 오이 속살을 0.2cm 두께로 곱게 채를 썰어 프라이팬에 식용유를 두르고 살짝 볶습니다.
3 볼에 무침 간장, 식초, 올리고당을 넣고 골고루 섞은 다음 메밀묵을 양념합니다.
4 그릇에 양념한 메밀묵을 담고 오이와 계란지단을 올려서 마무리합니다.

tip
흰색의 청포묵 이외에 메밀묵, 올방개묵, 단호박묵 등에도 여러 영양소가 들어있고, 색깔도 고운 다양한 묵을 이용하면 식욕을 자극하고 영양가도 높일 수 있어 좋습니다.

영양소 (1인분)
- 열량 88kcal
- 단백질 2g(9%)
- 지방 4g(41%)
- 당질 11g(50%)

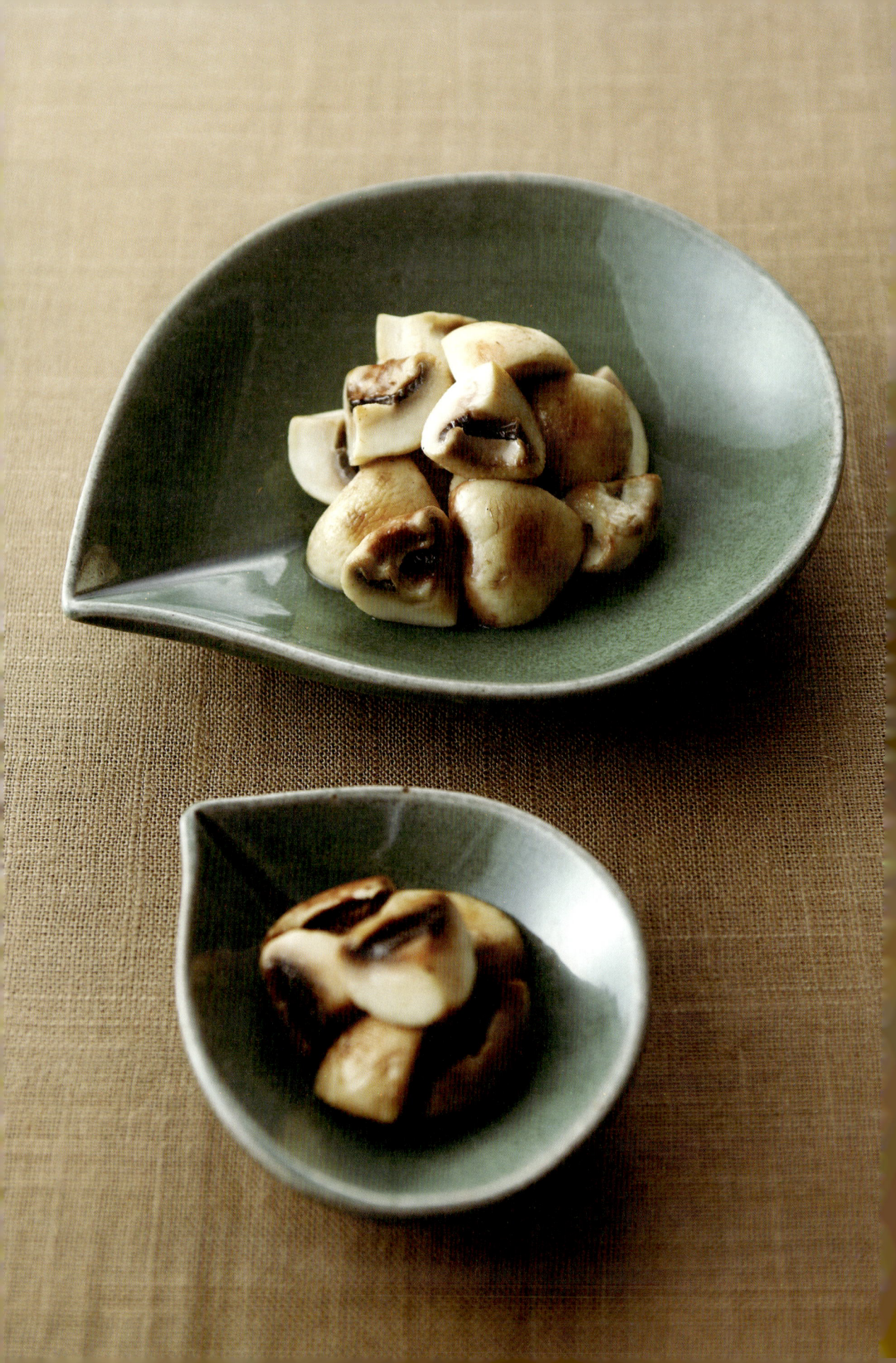

| STEP 1 미음 단계 | STEP 2 죽 단계 | **STEP 3** ▼ 된죽 단계 | STEP 4 밥 단계 |

Recipe 19
양송이볶음

부드러운 맛을 낼 때 주로 생크림과 우유를 사용하는데, 가끔씩 우유를 먹으면 속이 더부룩하다고 말하는 환자들이 있습니다. 이럴 때에는 우유 대신 두유를 사용해 고소한 소스를 만들어 봅시다. 두유에는 콜레스테롤이 없으므로 고지혈증이 있는 환자에게 더욱 좋습니다.

재료(2인분)
양송이 · · · · · · 140g	다진 양파 · · · · · · 10g
식용유 · · · · · · 약간	다진 파 · 다진 마늘 · · · · · · 약간
두유소스 재료	소금 · 참기름 · 물 · · · · · · 약간
두유 · · · · · · 80ml	

만들기
1. 양송이버섯은 깨끗이 씻어 먹기 좋게 썰어둡니다.
2. 팬에 식용유를 두르고 다진 양파를 넣어 볶다가, 물을 붓고 끓인 후 두유를 넣어 섞습니다.
3. 2에 다진 파와 다진 마늘을 넣고 졸이다가 불을 끄고 소금과 참기름을 넣어 두유소스를 완성합니다.
4. 팬에 식용유를 두르고 양송이버섯을 볶다가 두유소스를 넣어 소스가 버섯에 잘 배어나도록 볶은 다음 불을 끕니다.
5. 그릇에 양송이버섯을 담아 완성합니다.

영양소 (1인분)

열량 104kcal

단백질 4g(15%)

지방 8g(70%)

당질 4g(15%)

tip
양송이버섯은 물에 씻지 말고 먼지를 털어낸 다음, 갓 안쪽에서부터 살짝 잡아 당기는 방법으로 껍질을 벗깁니다.

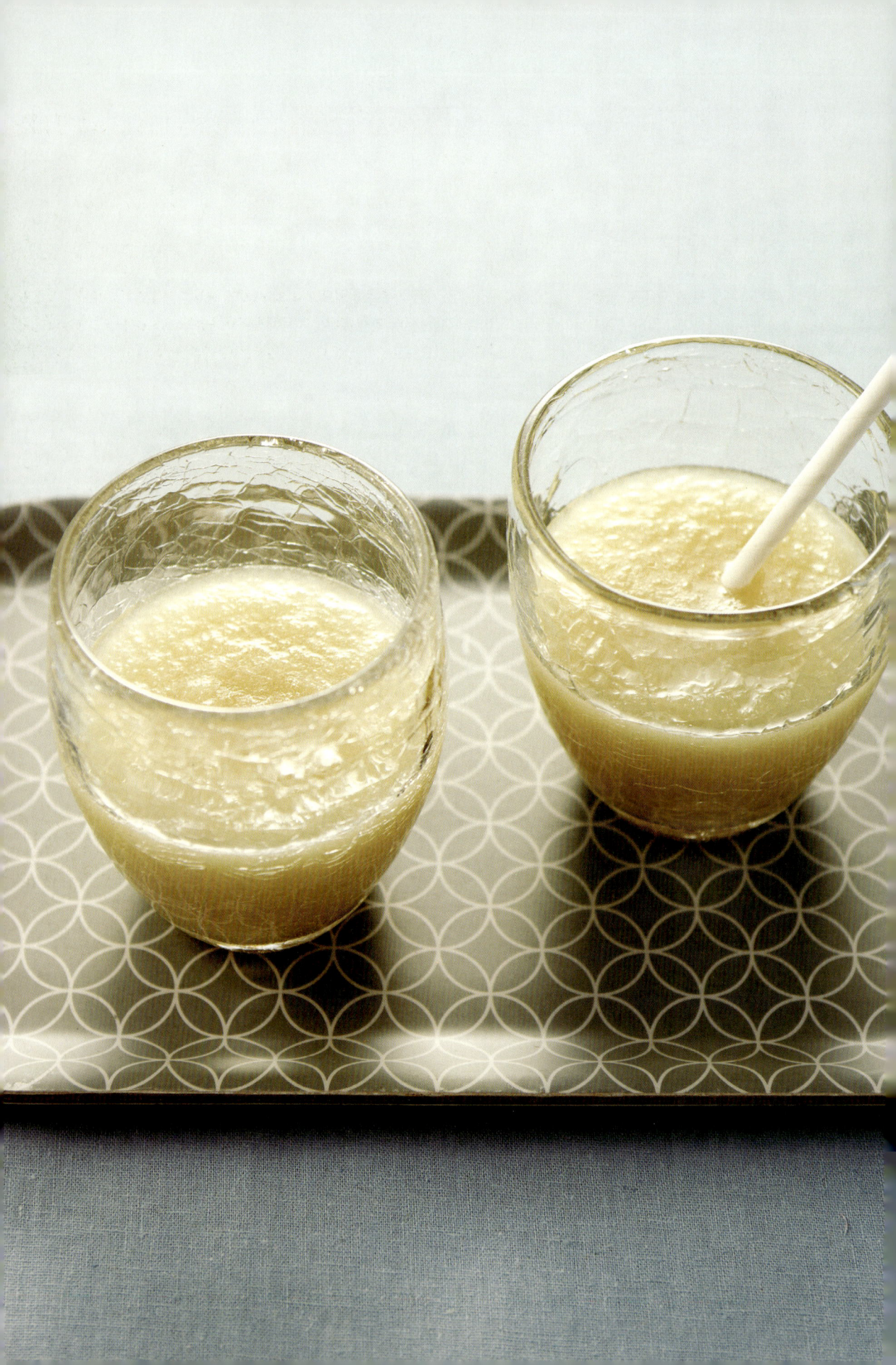

STEP 1 미음 단계 | STEP 2 죽 단계 | **STEP 3 된죽 단계** | STEP 4 밥 단계

Recipe 20
배사과주스

배와 사과는 맛과 질감이 상큼하여 흔히 즐겨먹는 과일이나 섬유질이 많아 그대로 먹으면 위장에 부담을 줄 수 있습니다. 과일을 생으로 먹을 경우 껍질과 씨를 제거하고 통째로 씹어먹기보다는 곱게 갈아 주스로 섭취하면 편안하게 먹을 수 있습니다.

재료(2인분)
배 ·············· 140g 물 ·············· 100ml
사과 ············ 60g

만들기
1 배와 사과는 껍질을 벗기고 한입 크기로 썰어둡니다.
2 배, 사과, 물을 믹서기에 넣고 곱게 갈아서 완성합니다.
3 주스 잔에 150ml(1인분)를 담아냅니다.

영양소 (1인분)
- 열량 44kcal
- 단백질 1g(9%)
- 지방 0g(0%)
- 당질 10g(91%)

> **tip**
> 우리나라에서 수확한 제철과일을 이용하여 제시된 재료의 분량만큼 다양한 주스로 만들기 바랍니다. 단, 바나나와 감은 변비를 유발할 수 있으므로 피하는 것이 좋습니다.

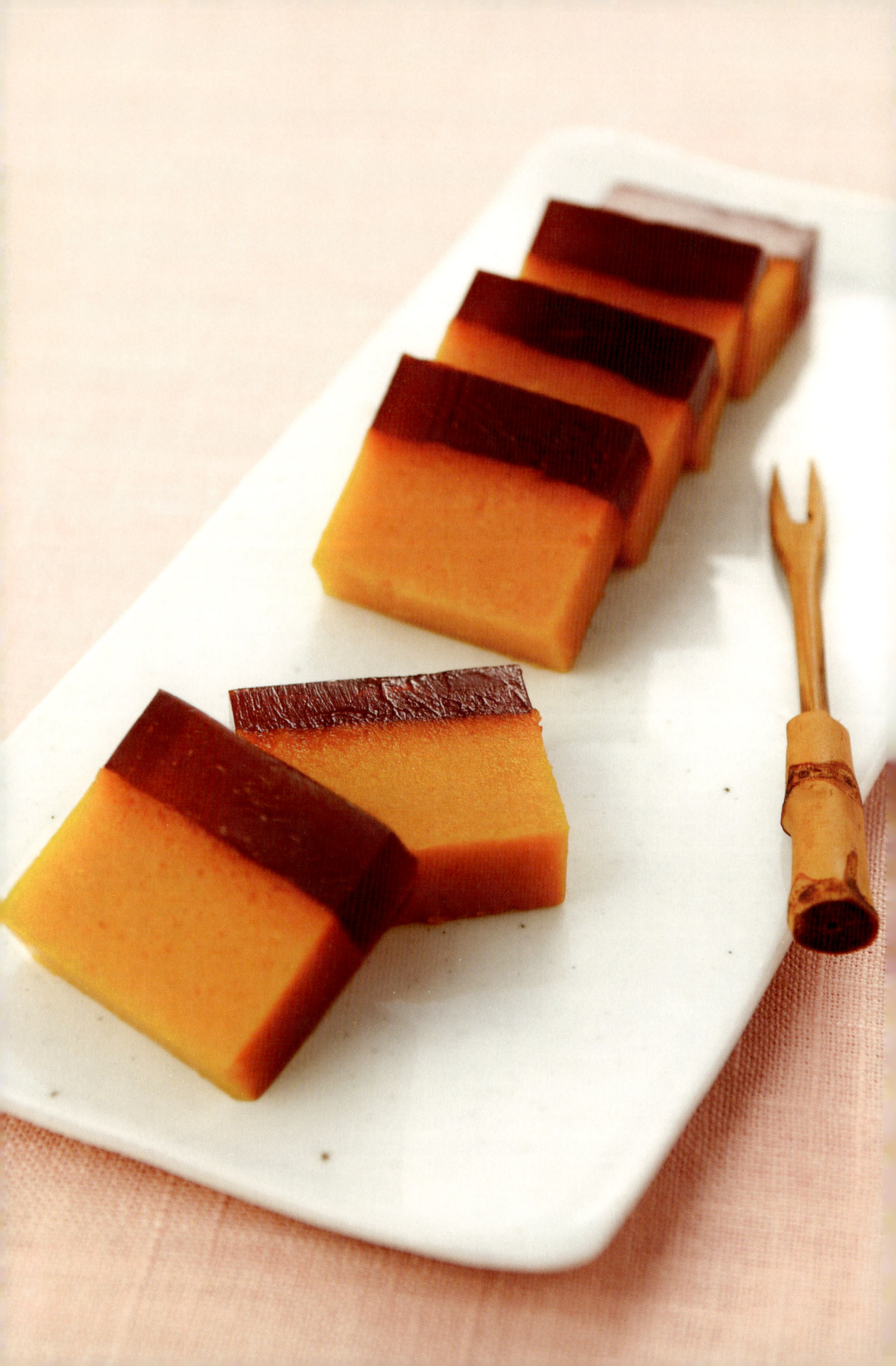

STEP 1 미음 단계 | STEP 2 죽 단계 | **STEP 3** 된죽 단계 | STEP 4 밥 단계

Recipe 21
복분자단호박편

일반적으로 단호박편은 멥쌀가루에 단호박 찐 것을 넣고 쪄내는 떡을 말합니다. 그러나 수술 후에는 떡을 제한해야 하므로 멥쌀가루가 아닌 한천을 사용하여 먹을 수 있도록 간식 메뉴를 개발했습니다. 단호박편과 복분자편을 함께 먹을 수 있도록 만들어 구수한 맛과 새콤달콤한 맛을 한입에 즐길 수 있습니다. 단호박은 볶거나 조릴 때보다 찜기에 푹 쪘을 때 당도가 가장 높습니다.

재료(2인분)
단호박 ······ 80g   설탕 ······ 20g
복분자 원액 ······ 20g   이온물엿 ······ 10g
한천 ······ 2g   물 ······ 120ml

만들기
1 한천은 미지근한 물에 5분 이상 불립니다.

복분자편 만들기
1 냄비에 복분자 원액, 물, 설탕, 불린 한천을 넣고 약한 불에서 끓여줍니다.
2 한천이 녹아 물에 모두 풀어지면 사각 틀에 부어 덮개를 덮은 다음, 냉장고에서 식히면서 모양을 잡아줍니다.

단호박편 만들기
1 단호박은 적당한 크기로 잘라서 찜솥에서 쪄냅니다.
2 믹서기에 물과 단호박을 넣고 갈아줍니다.
3 냄비에 2의 단호박, 물엿, 불린 한천을 넣고 약한 불에서 끓여줍니다.
4 한천이 녹아 물에 모두 풀어지면 복분자편을 굳힌 사각 틀 위에 부어서 덮개를 덮은 후 냉장고에서 식히면서 모양을 잡아줍니다.
5 미지근한 물로 사각 틀의 옆면과 아랫면을 닦아주면 틀과 완성된 편이 분리됩니다.
6 도마 위에 완성된 편을 올려 먹기 좋은 크기로 자른 다음 그릇에 담아냅니다.

PART 4 회복 단계별 요리를 만들다

영양소 (1인분)

열량 76kcal

단백질 1g(5%)

지방 0g(0%)

당질 18g(95%)

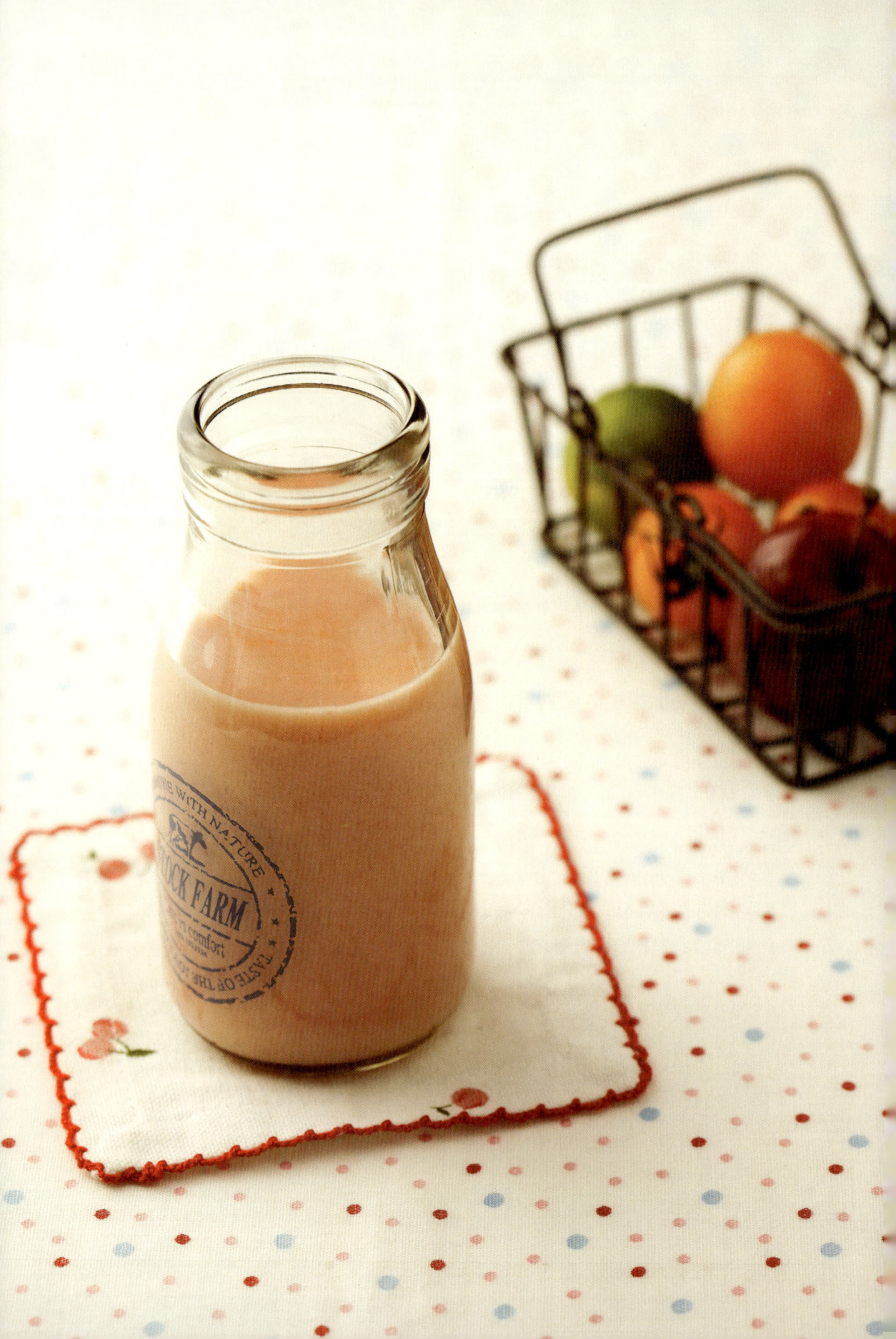

STEP 3
▼

| STEP 1 미음 단계 | STEP 2 죽 단계 | **된죽 단계** | STEP 4 밥 단계 |

Recipe 22
토마토우유

토마토는 라이코팬을 비롯한 지용성 비타민이 풍부하여 지방과 함께 섭취하면 비타민 흡수율이 높아집니다. 그래서 토마토는 지방을 이용하여 조리하는 것이 그냥 먹는 것보다 영양적으로 훨씬 우수합니다. 끓는 물에 살짝 데친 토마토를 우유와 함께 갈아 토마토우유로 만들어 먹으면 우유의 지방에 의해 토마토에 들어있는 각종 영양소의 흡수율도 증가하고, 우유의 단백질과 칼슘도 보충할 수 있어 영양적으로 매우 우수합니다.

재료(2인분)
토마토 ·············· 200g   올리고당 ·············· 약간
우유 ·············· 200ml

만들기
1. 토마토는 꼭지를 제거하고 윗부분에 열십자로 칼집을 낸 뒤 끓는 물에 넣어서 익힌 다음, 식으면 껍질과 씨를 제거하고 한입 크기로 자릅니다.
2. 믹서기에 토마토, 우유, 올리고당을 넣고 곱게 갈아서 주스잔에 200ml를 담아냅니다.

영양소(1인분)
- 열량 83kcal
- 단백질 4g(19%)
- 지방 3g(33%)
- 당질 10g(48%)

> **tip**
> 토마토는 만졌을 때 단단하고, 손에 들었을 때 묵직한 것을 고릅니다. 둥근 원형이 좋고 지나치게 큰 것보다는 200g 내외의 크기가 좋습니다.

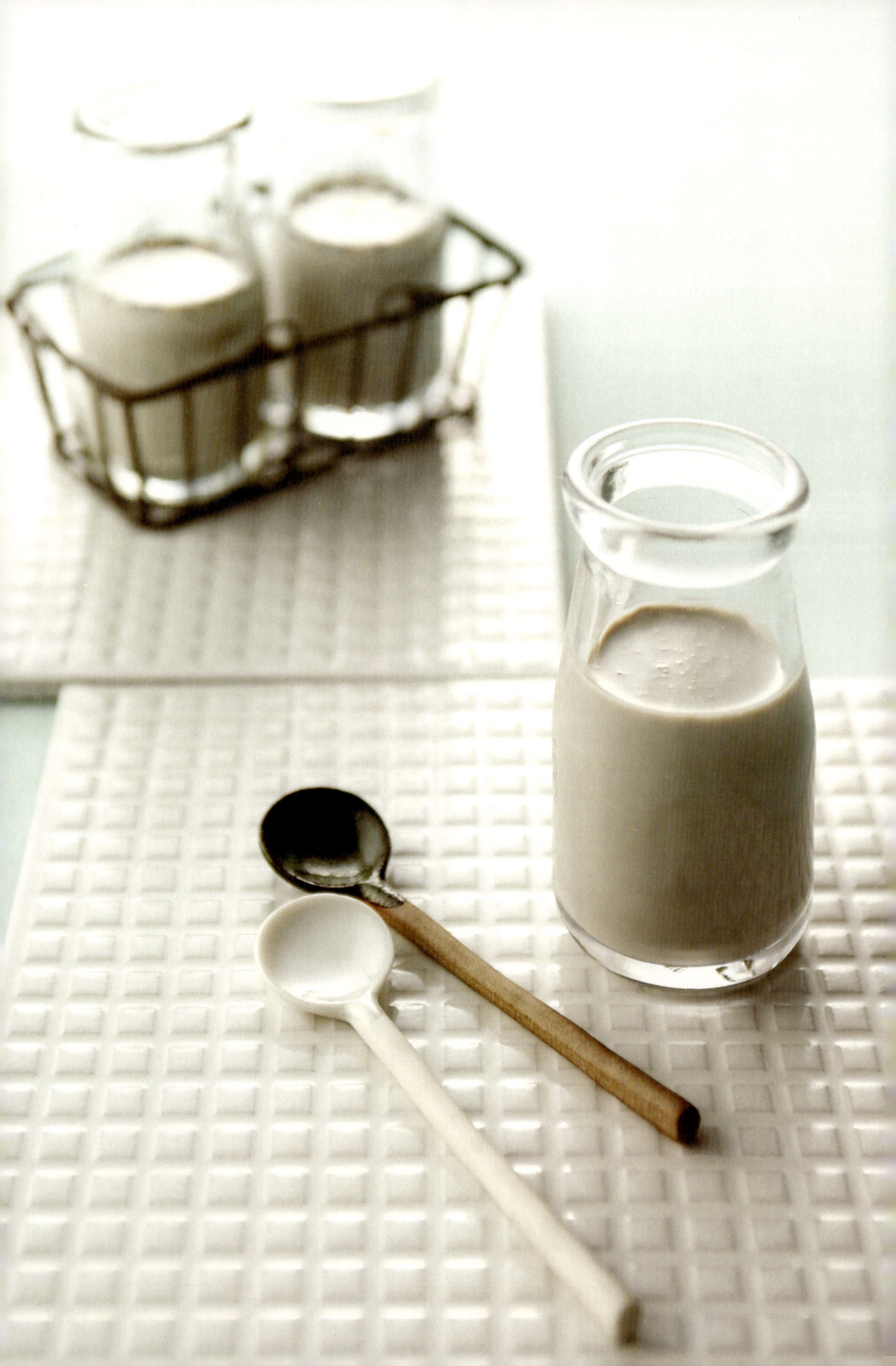

STEP 1 미음 단계 | **STEP 2** 죽 단계 | **STEP 3** 된죽 단계 | **STEP 4** 밥 단계

Recipe 23
검은깨푸딩

기존의 푸딩은 기름과 설탕이 많이 들어가서 달고 기름집니다. 따라서 수술 후 환자들을 위해 별도의 설탕과 크림을 사용하지 않아 달지 않고 부드럽게 먹을 수 있도록 새롭게 개발한 간식입니다.

재료(2인분)
검은깨두유	140ml	젤라틴가루	2g
흑참깨	6g	물	10ml

만들기
1 두유는 정량을 계량하여 따뜻하게 데웁니다.
2 젤라틴가루를 물에 풀고, 전자레인지로 10초 동안 가열하여 녹입니다.
3 흑참깨는 곱게 으깨고 고운 체에 밭쳐 흑참깨의 굵은 건지가 없도록 준비합니다.
4 볼에 으깬 흑참깨를 넣고, 1에 2를 넣고 섞어줍니다.
5 푸딩을 굳힐 그릇에 4를 담고 냉장고에 넣어 굳힌 다음 간식으로 제공합니다.

영양소 (1인분)
- 열량 64kcal
- 단백질 3g(19%)
- 지방 4g(56%)
- 당질 4g(25%)

tip
최근에는 국산 흑임자를 구하기가 어려운데, 국산은 알이 적고 검은색에 윤기가 돕니다. 수입품은 볶은 것이 대부분이고 그렇지 않은 것은 윤기가 없습니다.

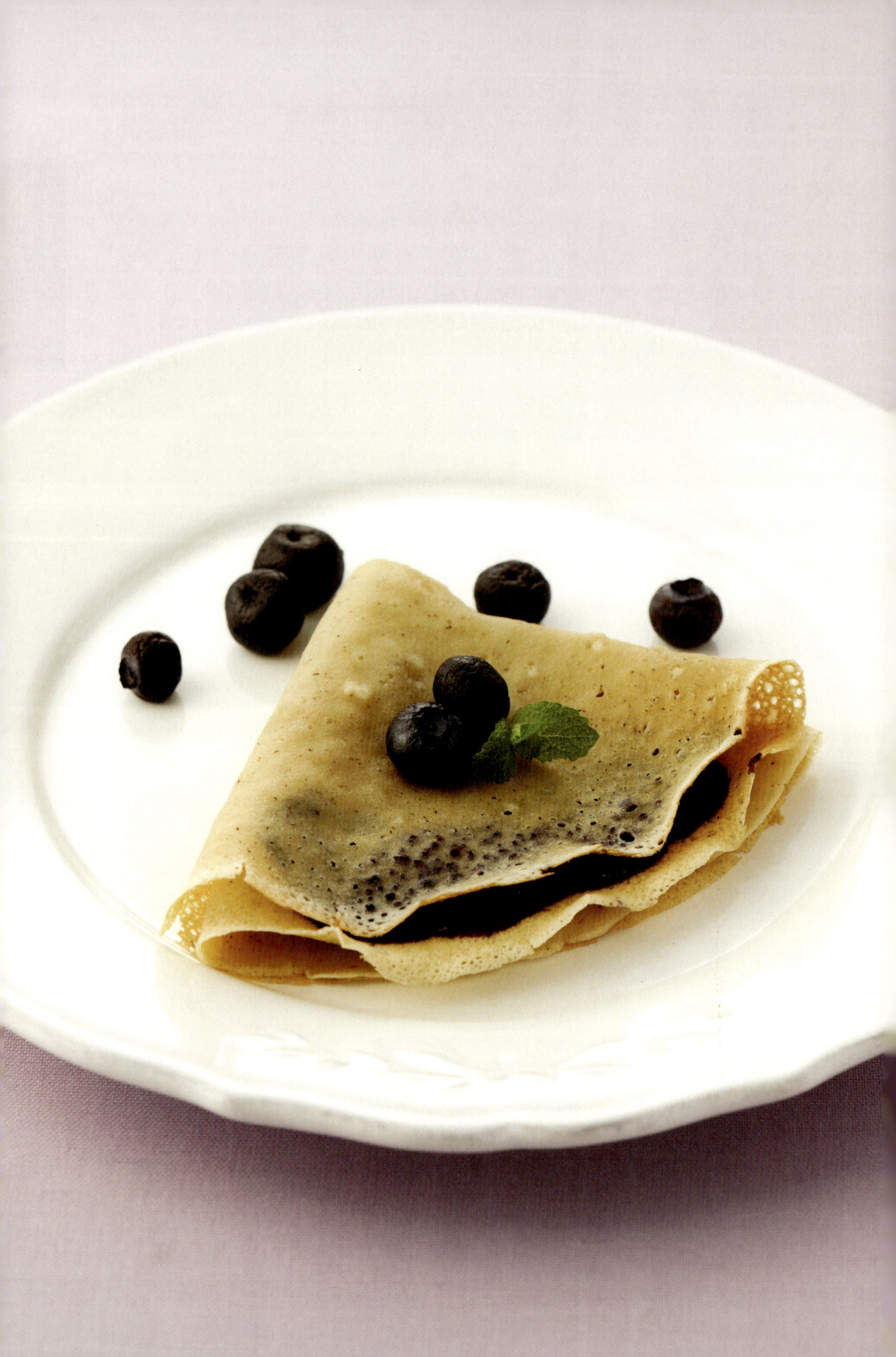

STEP 1 미음 단계 | STEP 2 죽 단계 | **STEP 3 된죽 단계** | STEP 4 밥 단계

Recipe 24
블루베리크레이프

부드럽게 구운 크레이프에 잼이나 생크림 등을 듬뿍 넣으면 달콤한 크레이프를 즐길 수 있지만, 덤핑증후군을 유발할 수 있으므로 수술 후 잼은 피하는 것이 좋습니다. 그래서 잼 대신 블루베리를 이용한 크레이프 속재료를 만들어보았습니다. 블루베리에는 비타민 C가 풍부하여 항산화 효과가 있고 칼슘 흡수를 도와주기 때문에 위절제술을 받은 환자에게도 좋은 과일입니다. 말리거나 가열 조리하면 비타민 C가 많이 파괴되므로 신선한 블루베리를 먹기 직전에 곱게 갈아서 크레이프의 속재료로 사용하면 좋습니다.

재료(2인분)
- 밀가루 ······ 15g
- 메밀가루 ······ 7g
- 계란 ······ 20g
- 우유 ······ 50ml
- 버터·소금·식용유 ······ 약간
- 블루베리 ······ 20g

고명
- 블루베리·슈거파우더 ······ 약간

만들기
1. 볼에 밀가루와 메밀가루를 넣고 계란을 넣어 거품을 낸 용기에 잘 섞어줍니다. 여기에 우유를 조금씩 넣으며 섞고 버터와 소금을 넣고 섞어줍니다(반죽).
2. 프라이팬에 식용유를 얇게 두르고, 반죽의 1/2 가량을 넣고 둥글고 얇게 펴줍니다. 반죽이 구워지면 뒤집어주고, 나머지 한 장도 같은 방법으로 굽습니다.
3. 블루베리는 깨끗하게 씻어 믹서기에 곱게 간 다음, 냄비에 담고 약한 불에서 졸여냅니다.
4. 도마에 구워진 크레이프를 펴고 3의 블루베리를 올린 후 2번 접어 부채 모양으로 만듭니다.
5. 그릇에 완성된 크레이프를 담고 블루베리를 올린 뒤 슈거파우더를 살짝 뿌려서 마무리합니다.

> **tip**
> 메밀가루로 요리해도 좋지만, 메밀을 직접 불려서 만들면 맛이 깊어지고 씹는 질감과 고소한 맛이 더욱 좋습니다.

영양소 (1인분)
- 열량 140kcal
- 단백질 3g(9%)
- 지방 8g(51%)
- 당질 14g(40%)

STEP 3 된죽 단계
세브란스병원 위암클리닉 권장 식단

1일 식단 A

아침	시금치닭죽 200g + 배추국 100ml + 두부굴소스볶음 + 찢은가지무침 + 물김치
아침 간식	밤죽 150ml
점심	소고기야채죽 200g + 콩나물국물 100ml + 도미미소양념조림 + 돼지고기볶음 + 양송이볶음 + 물김치 + 람부탄통조림
점심 간식	블루베리크레이프 50g + 토마토우유 150ml
저녁	된죽 200g + 가쓰오장국 100ml + 백김치닭가슴살전 + 가자미유자간장구이 + 메밀묵오이무침 + 물김치
저녁 간식	복분자단호박편 + 배사과주스 150ml
하루 섭취량	열량 2,011kcal	단백질 98g	지방 65g	당질 259g

1일 식단 B

아침	표고버섯연두부죽 200g + 건새우맑은국 100ml + 조기찜 + 소고기볶음 + 연근갈은전 + 물김치
아침 간식	호두죽 150ml
점심	된죽 200g + 오이된장국 100ml + 메로구이 + 두유계란찜 + 청경채나물 + 물김치 + 굴통조림
점심 간식	딤섬 + 복숭아우유 150ml
저녁	전복죽 200g + 다시마무국 100ml + 장똑똑이 + 두부구이 + 호박채볶음 + 물김치
저녁 간식	검은깨푸딩 + 토마토당근주스 150ml
하루 섭취량	열량 2,040kcal	단백질 108g	지방 73g	당질 239g

1일 식단 C

아침	모닝빵 2개 + 토마토크림수프 100ml + 스크램블에그(계란 2개) + 구운야채 + 오렌지주스 100ml
아침 간식	감자죽 150ml
점심	된죽 200g + 무채국 100ml + 대구포구이 + 치킨볼케첩조림 + 근대나물 + 물김치
점심 간식	핫케이크 50g(달지 않게) + 블루베리우유 150ml
저녁	된죽 200g + 열무된장국 100ml + 연어구이 + 순두부찜&양념장 + 단호박편올리브유무침 + 물김치
저녁 간식	녹차양갱 + 당근사과주스 150ml
하루 섭취량	열량 1,831 kcal	단백질 88g	지방 51g	당질 258g

식단 A
아침 및
간식

식단 A
점심 및
간식

식단 A
저녁 및
간식

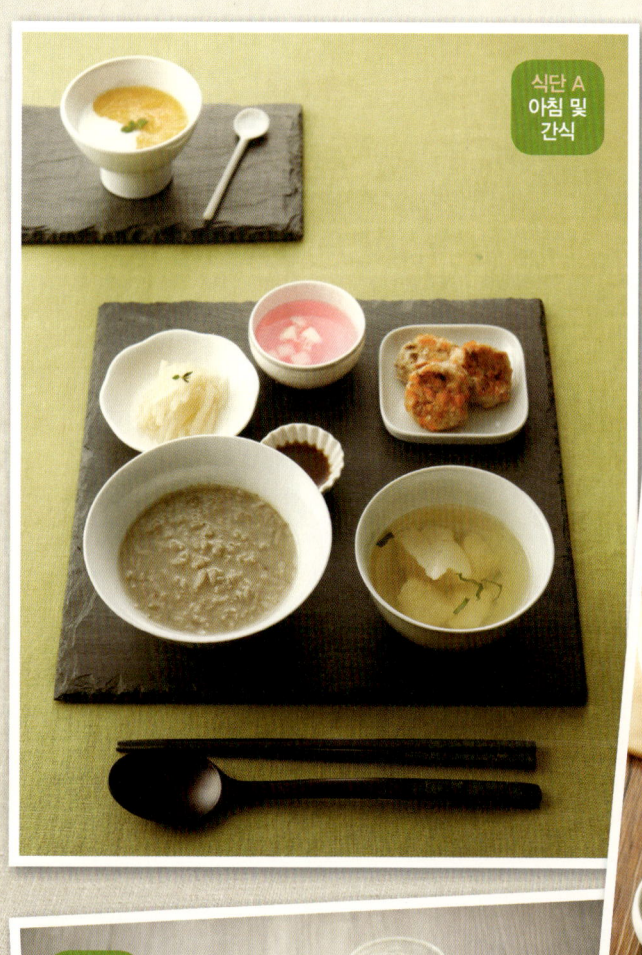

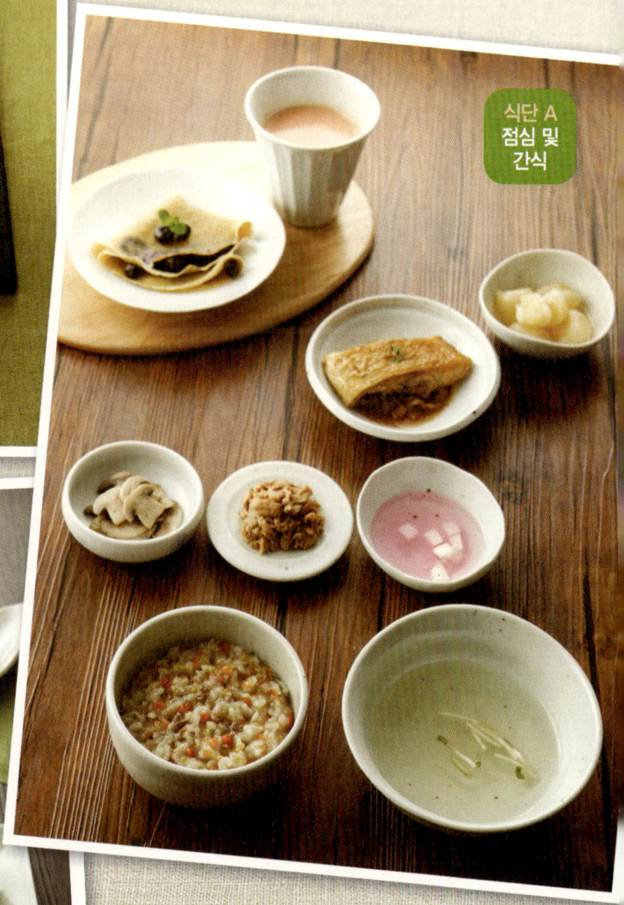

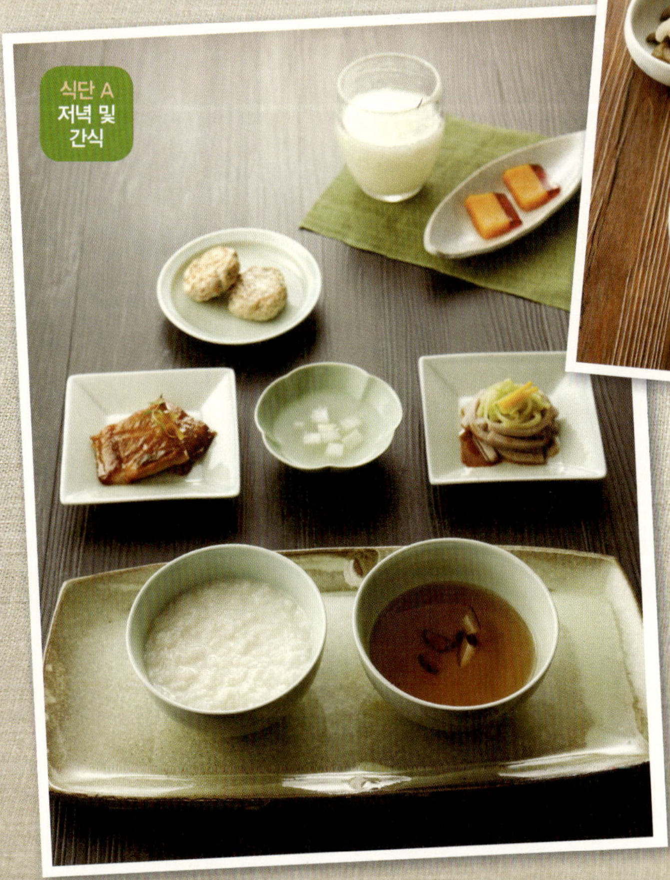

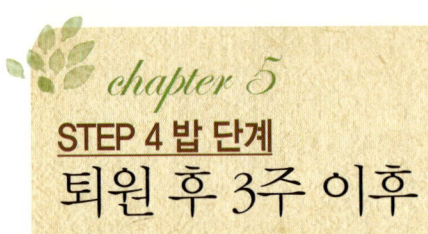

chapter 5
STEP 4 밥 단계
퇴원 후 3주 이후

이 시기가 되면 체중이 수술 전보다 많이 감소하고 기력까지 떨어져 뭔가 잘못된 것 아닌가 걱정이 슬슬 되기 시작합니다. 그러나 수술 후 작아진 위에 맞게 마치 아기 이유식처럼 조금씩 먹었던 식사량을 생각하면 체중이 줄어드는 것은 당연한 일입니다. 이제부터 체중을 회복시키고 기력을 되찾기 위해서 식사 섭취량을 늘려야 합니다.

된죽 섭취에 어느 정도 적응되면 진밥으로 넘어갑니다. 처음에는 섬유질이 적은 쌀밥을 진밥 형태로 섭취하고, 1주 정도 적응한 뒤에는 일반적인 쌀밥의 농도로 조리합니다. 처음에는 반 공기 정도 먹다가 차츰 양을 늘려가도록 합니다. 반찬으로는 매끼 어육류찬 2가지와 채소찬 1가지 정도를 준비하면 좋고, 단조로운 식생활에 변화를 주기 위해 탕이나 일품요리를 이용하면 색다른 느낌을 줄 수 있습니다. 체중 감소를 막고 정상 체중으로 회복하기 위해 하루 2~3번의 간식은 계속 유지하도록 하고, 과일은 제철과일로 하루 2회 정도 섭취하도록 합니다. 또한 위 절제 후 나타날 수 있는 골다공증 예방과 양질의 단백질 공급을 위해 하루 한번은 우유나 유제품을 지속적으로 섭취하도록 합니다.

이 시기부터는 식사에 적응하면서 점차 자신감이 생기게 됩니다. 그러다 보면 빨리 먹던 예전 습관이 되살아나 음식물을 대충 씹고 삼키며 급하게 먹는 경우가 있는데 절대 조심해야 합니다. 이러한 습관은 장에 큰 부담을 주고 잘못하면 장폐색이나 장유착을 일으킬 수 있으므로 천천히 충분히 씹어먹도록 합니다. 이 식습관은 지속적으로 유지해야 한다는 것을 명심하십시오.

퇴원 후 한달 정도 지나면 질기고 딱딱한 음식이나 맵고 짠맛이 강한 자극적인 음식을 제한하고는 이제 거의 일상 수준의 식사를 유지할 수 있습니다. 우선은 식사량 회복에 목표를 두어야 하나, 섭취량이 어느 정도 늘어나면 영양의 질적인 면에도 주의를 기울여야 합니다. 균형 잡힌 영양 섭취를 위해서는 밥 1공기에 한두 가지 단백질 찬을 포함하여 다양한 채소류를 섭취하는 것이 좋습니다. 그 외에 과일과 우유 또는 유제품을 매일 먹는 것도 필요합니다. 특히 위절제 후 장기적으로 나타날 수 있는 빈혈과 골다공증 예방을 위해 철분과 칼슘 섭취에도 관심을 기울이도록 합시다.

식사에 어느 정도 적응이 되면 건강보조식품이나 한약재, 민간요법 등을 찾는 경우가 있으나 오히려 건강에 해가 될 수 있으므로 함부로 섭취하지 않는 것이 좋습니다.

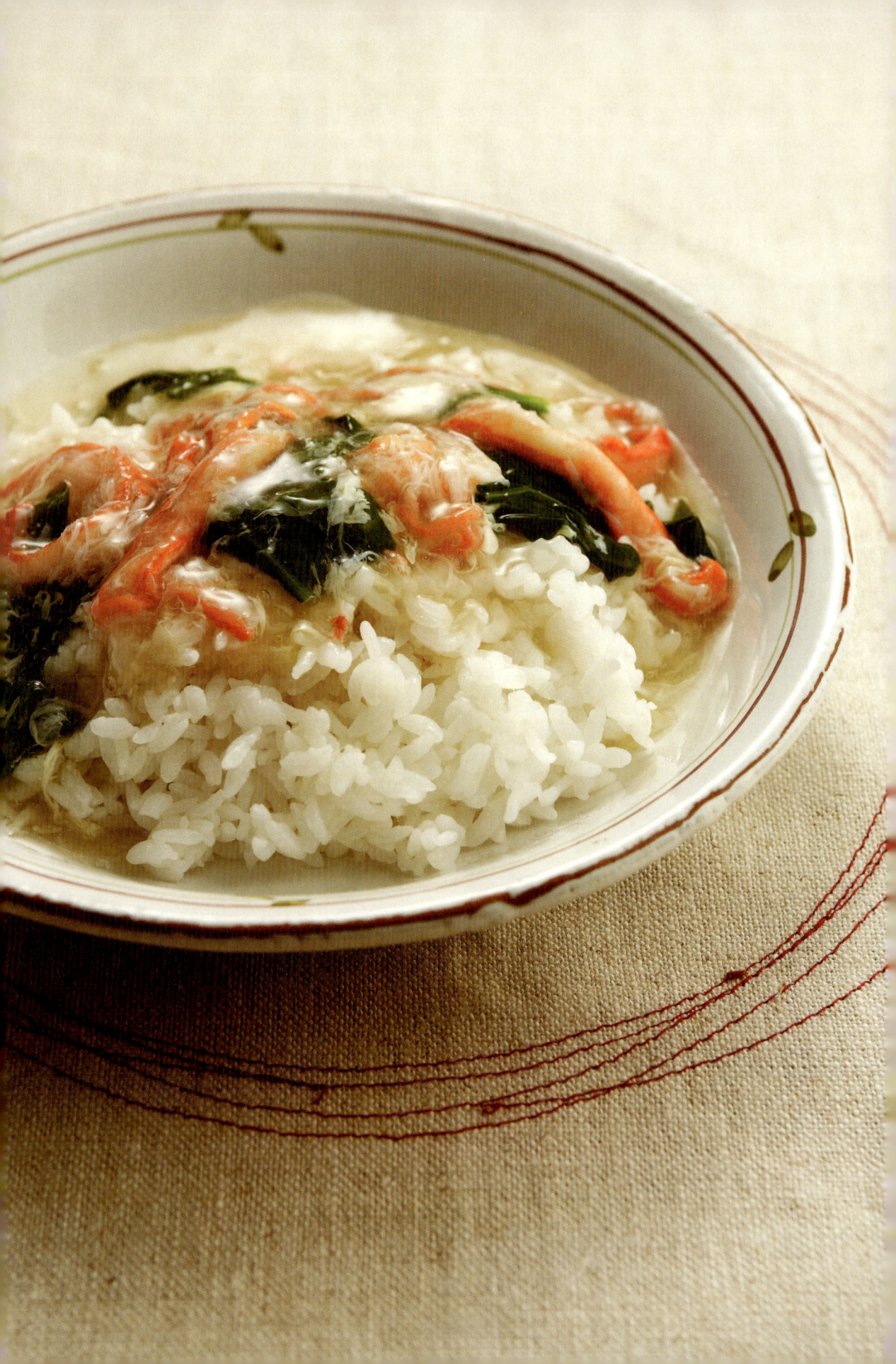

STEP 1 미음 단계 | STEP 2 죽 단계 | STEP 3 된죽 단계 | **STEP 4 밥 단계**

Recipe 1
시금치게살덮밥

단조로운 백반 형태의 식사 대신 다양한 재료를 이용한 일품요리를 개발했습니다.
게살과 섬유소가 적은 시금치를 사용하여, 빨간 재료의 게살과 녹색 재료의 시금치가 색의 대비를 이뤄 시각적으로도 먹음직스럽고 고급스럽게 만든 덮밥입니다.

재료(2인분)

쌀 ······ 120g	올리고당 ······ 4g
시금치 ······ 50g	생강즙 ······ 2g
게살 ······ 50g	참기름 ······ 2g
계란(풀어서) ······ 50g	**전분물 재료**
닭국물 ······ 120ml(85페이지 참고)	전분 ······ 6g
굴소스 ······ 10g	물 ······ 10ml
미림 ······ 4g	

만들기

1. 밥은 진밥(140g)으로 준비합니다.
2. 시금치는 끓는 물에 데친 후 물기를 뺀 다음 2cm 길이로 자릅니다.
3. 게살은 소금물에 씻은 후 끓는 물에 넣어 완전히 익힙니다.
4. 계란을 볼에 넣고 곱게 풀어서 준비합니다.
5. 닭국물을 준비합니다.
6. 냄비에 닭국물을 부은 후 굴소스, 미림, 올리고당을 넣고 끓이다가 게살과 시금치를 넣고 2~3번 저은 후 계란을 넣고 줄알을 칩니다.
7. 6에 전분물을 잘 풀어 끈적임을 낸 후 생강즙을 넣고 젓습니다.
8. 접시에 진밥을 올리고 7의 덮밥을 올린 후 참기름을 떨어뜨려 완성합니다.

tip
전분을 많이 쓰면 텁텁한 맛이 나므로 최소로 사용해서 시금치와 게살이 잘 어우러지도록 만듭니다.

영양소 (1인분)
열량 304kcal
단백질 11g(14%)
지방 4g(12%)
당질 56g(74%)

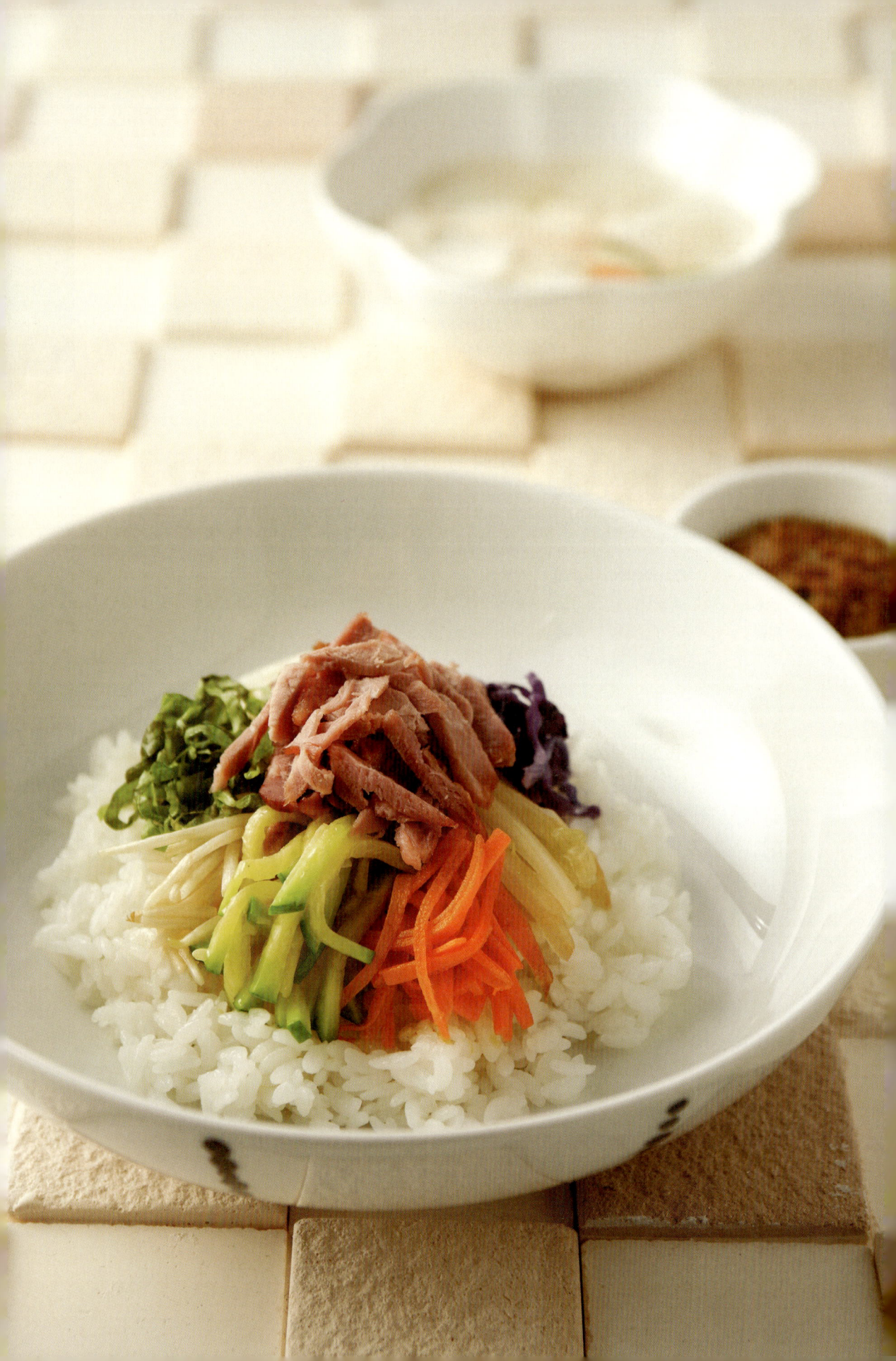

| STEP 1 미음 단계 | STEP 2 죽 단계 | STEP 3 된죽 단계 | **STEP 4 밥 단계** |

Recipe 2
오리고기비빔밥

보통 비빔밥에는 고사리, 도라지 등의 고섬유 채소가 많이 들어가므로 수술 초기 위장 기능이 저하되어 있을 때에는 다소 부담스러운 메뉴라 할 수 있습니다. 그래서 소화되기 쉽도록 섬유소가 적은 채소를 이용하여 비빔밥을 만들었습니다. 기름기가 적어 담백하면서도 씹을수록 고소한 맛이 나는 오리가슴살로 단백질을 보충하고, 비빔 양념은 매운 고추장이 아닌 자극이 적은 된장 양념을 사용했습니다.

재료(2인분)
쌀 ……… 120g	당근 ……… 5g	다진 양파 ……… 20g
오리가슴살 … 80g	식용유 ……… 약간	다진 파 ……… 약간
애호박 ……… 20g	**밑간 양념 재료**	다진 마늘 ……… 약간
적양배추 …… 10g	참기름·소금 … 약간	참기름 ……… 약간
숙주 ……… 20g	**된장 양념장(2인) 재료**	**고명**
상추 ……… 10g	된장 ……… 15g	계란 ……… 약간
숙성김치 …… 20g	새우가루 …… 5g	

만들기
1 밥은 진밥(140g)으로 준비합니다.
2 삶은 오리가슴살은 곱게 찢어 참기름과 소금에 버무립니다.
3 애호박, 적양배추, 당근은 곱게 채를 썰고, 숙주는 깨끗이 씻어 준비합니다.
4 팬에 식용유를 두르고 애호박, 적양배추, 당근, 숙주를 따로 볶습니다.
5 상추는 깨끗이 씻어 곱게 채를 썹니다.
6 숙성김치는 물에 1시간 정도 담가 매운맛을 제거하고 채를 썰어 준비합니다.
7 된장 양념에 들어갈 다진 양파는 팬에 살짝 볶아서 준비합니다.
8 볼에 비빔된장 양념 재료를 넣고 골고루 섞어 된장 양념장을 만듭니다.
9 그릇에 진밥과 준비한 재료를 돌려 담고, 고명을 올린 후 된장 양념장을 곁들여서 마무리합니다.

영양소 (1인분)
- 열량 380kcal
- 단백질 17g(18%)
- 지방 12g(28%)
- 당질 51g(54%)

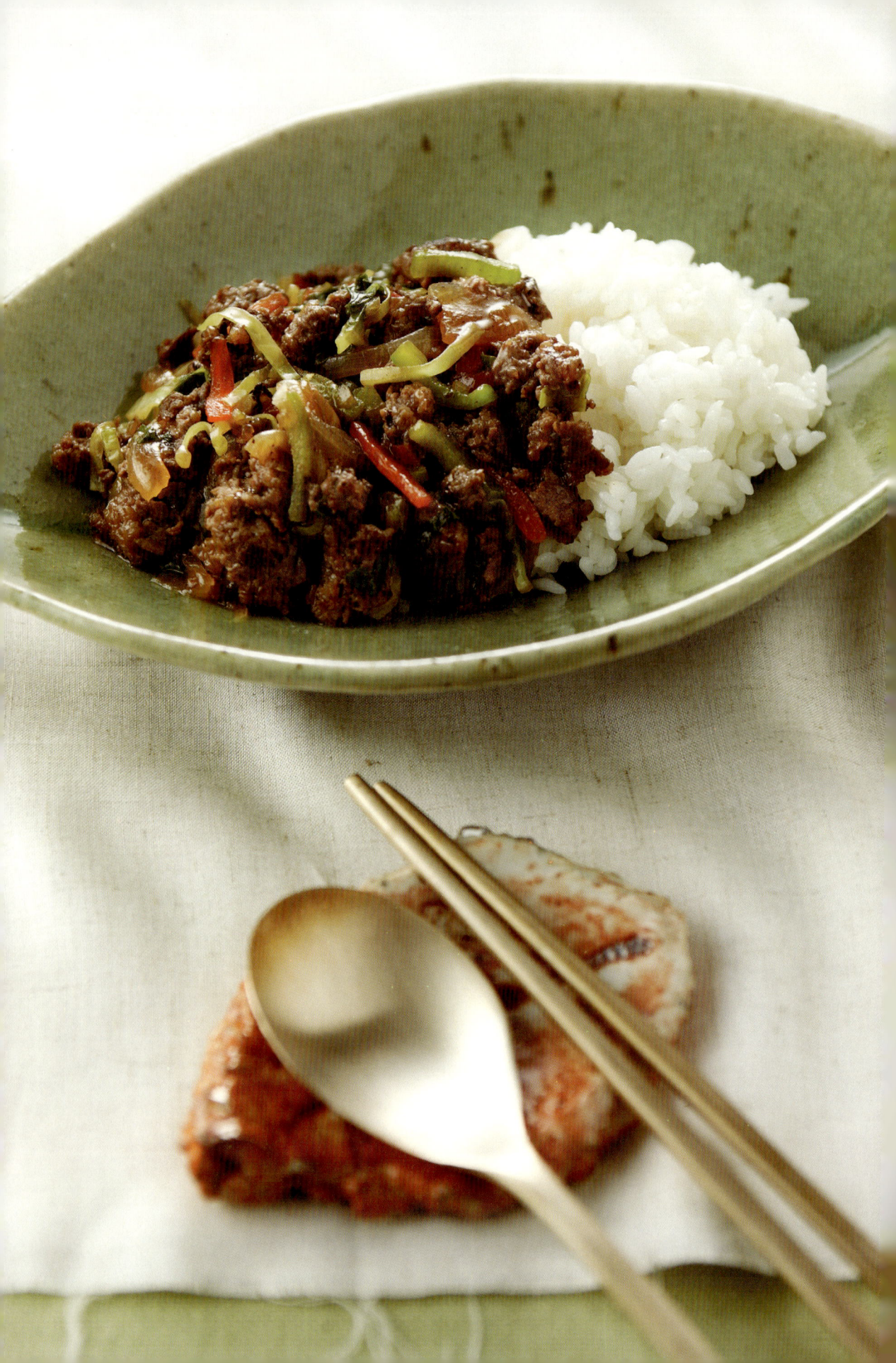

STEP 1 미음 단계 | STEP 2 죽 단계 | STEP 3 된죽 단계 | **STEP 4 밥 단계**

Recipe 3
소고기덮밥

저섬유 채소(양배추, 양파, 애호박 등)를 곁들여 불고기간장 양념으로 맛을 낸 덮밥입니다.
소고기는 씹기 편한 샤브샤브용 고기로 준비하여 불고기 양념으로 밑간을 해서 고기를 연하게 합니다.
불고기간장은 간장에 계피를 넣고 달여서 향을 우려냈고, 불고기간장 양념장을 만들 때
사과를 갈아 넣어 단맛을 가미했습니다.

재료(2인분)

쌀 120g	전분물 약간	다진 양파 15g
소고기(샤브샤브용) 80g	**밑간 양념 재료**	다진 파 3g
식용유 약간	소금·미림 약간	다진 마늘 2g
청경채 40g	**불고기간장 양념(2인분)**	참기름 5g
홍피망 20g	불고기간장 30g	올리고당 3g
양파 20g	(86페이지 참고)	물 75ml
양배추 20g	갈은 사과 25g	

만들기

1. 밥은 진밥(140g)으로 준비합니다.
2. 소고기는 밑간하여 준비합니다.
3. 볼에 불고기간장 양념 재료를 넣고 골고루 섞어서 양념을 만듭니다.
4. 청경채를 깨끗이 씻어 2cm 길이로 썰어 준비합니다.
5. 홍피망은 껍질 부분은 제거하고 곱게 채를 썰어 준비합니다.
6. 양파와 양배추는 곱게 채를 썰어 준비합니다.
7. 밥을 제외한 나머지 재료를 불고기 양념장으로 재웁니다.
8. 팬에 식용유를 두르고 7을 올려 고기가 완전히 익을 때까지 볶다가 전분물을 풀어 걸쭉한 상태가 되면 불을 끕니다.
9. 그릇에 진밥을 놓고 8을 덮밥 위에 올려 마무리합니다.

영양소 (1인분)
- 열량 357kcal
- 단백질 13g(15%)
- 지방 9g(23%)
- 당질 56g(63%)

tip
소고기를 해동하는 가장 좋은 방법은 공기와 접촉하지 않도록 비닐이나 랩으로 싸서 냉장실에서 서서히 녹이는 것입니다.

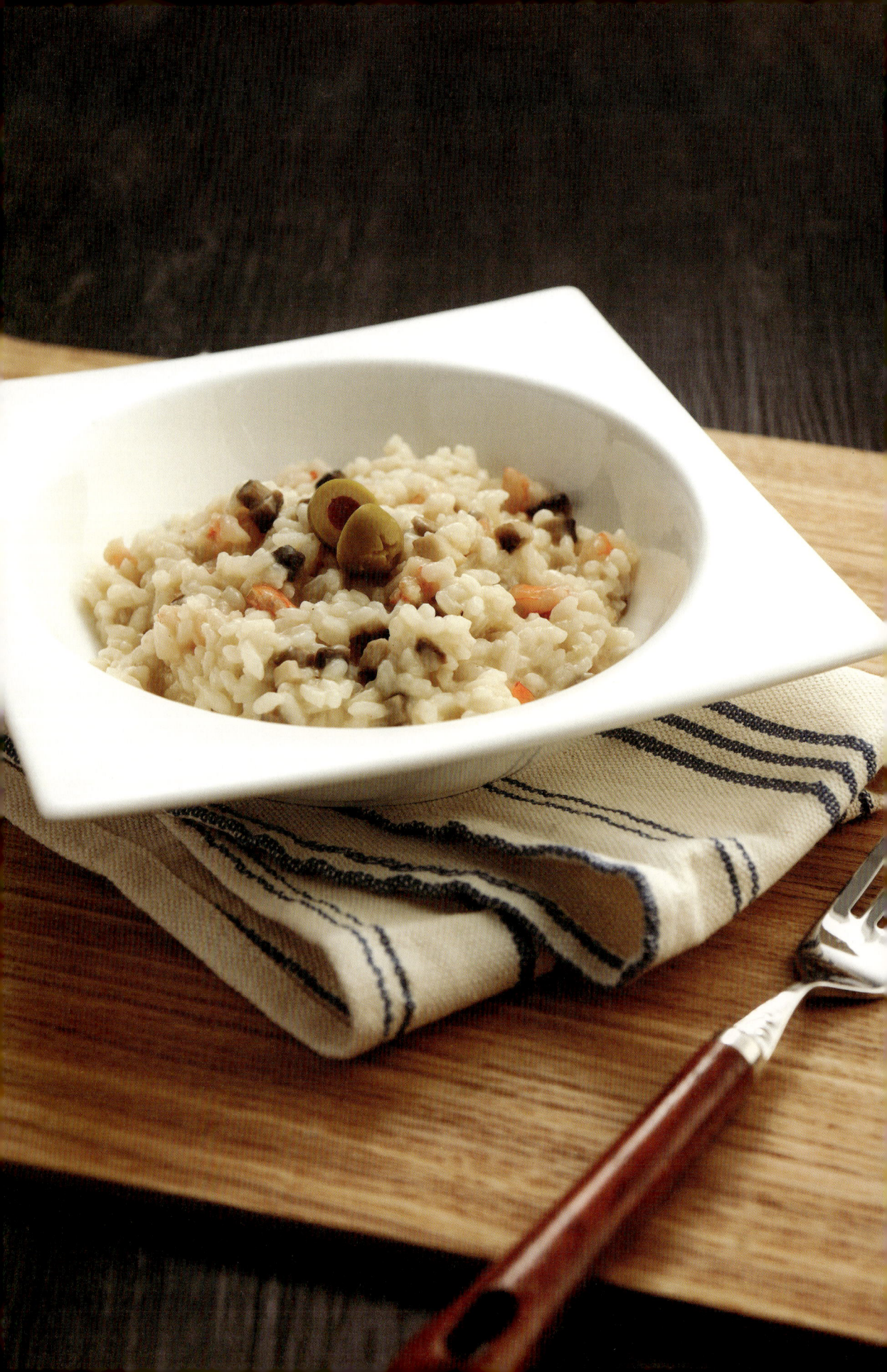

| STEP 1 미음 단계 | STEP 2 죽 단계 | STEP 3 된죽 단계 | **STEP 4 밥 단계** |

Recipe 4
양송이리조또

매일 먹는 한식으로 식욕이 없고 식사가 지루할 때는 리조또를 만들어보세요.
리조또를 요리할 때에는 평소보다 쌀알을 더 퍼지게 하여 소화하기 쉽도록 합니다.

재료(2인분)

양송이	60g	닭국물	240ml
새우	100g	생크림	100g
양파	40g	우유	140ml
마늘	20g	파마산치즈가루	10g
그린올리브	10g	파슬리가루	4g
버터	12g	바질가루	4g
쌀	120g		

만들기

1 양송이, 새우, 양파, 마늘은 같은 크기(0.5cm)로 다집니다.
2 그린올리브는 슬라이스하여 준비합니다.
3 달궈진 팬에 버터를 두르고 양파와 마늘을 볶은 다음, 양파가 투명해지면 양송이, 새우 순으로 넣고 같이 볶아줍니다.
4 3에 쌀을 넣어 살짝 볶은 후 닭국물을 붓고, 뚜껑을 덮은 후 10분간 약한 불에서 익혀줍니다.
5 뚜껑을 열어 물기를 확인한 후 육수가 거의 졸았으면 생크림과 우유를 부어 20분간 약한 불에서 쌀알이 풀어지도록 익혀줍니다.
6 완성된 리조또는 그릇에 담고 올리브, 파마산가루, 파슬리, 바질가루를 뿌려 마무리합니다.

영양소 (1인분)
열량 520kcal
단백질 22g(17%)
지방 16g(28%)
당질 72g(55%)

tip
양송이버섯은 작은 칼을 이용하여 갓 껍질을 벗겨낸 후 레몬즙을 약간 뿌려 색깔이 변하지 않도록 합니다.

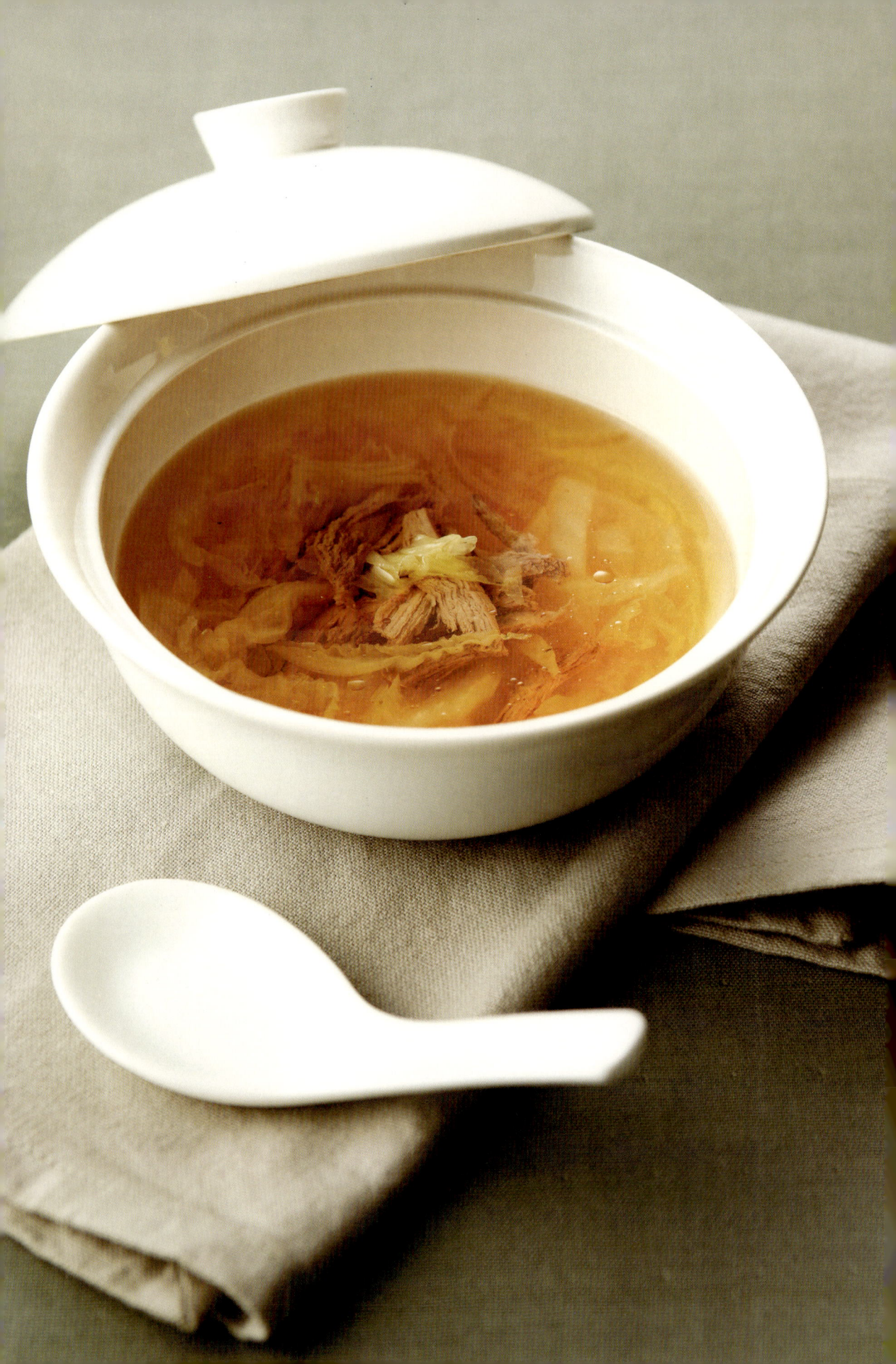

STEP 1 미음 단계 | STEP 2 죽 단계 | STEP 3 된죽 단계 | **STEP 4 밥 단계**

Recipe 5
한방오리탕

최근 들어 오리고기가 소고기, 돼지고기, 닭고기보다 불포화지방산 함량이 높다고 알려지면서 오리를 찾는 사람들이 많아졌습니다. 오리고기는 위절제술을 받은 환자들의 단백질 보충에도 좋은 식품으로, 푹 고아서 국물을 시원하게 만들어 먹을 수 있도록 개발했습니다.
오리 껍질에는 기름기가 많으므로 껍질을 모두 제거한 후 국물을 우려내고, 당귀, 황귀 등을 넣어 오리의 비린 맛도 제거하면서 국물의 향을 좋게 했습니다.
잦은 약 복용으로 인한 쓰린 속을 오리탕의 시원한 국물로 풀어보시기 바랍니다.

재료(2인분)
오리살 ················ 80g   오리국물 ···· 600ml(85페이지 참고)
배추 ················· 80g   소금 ··················· 약간

만들기
1. 솥에 껍질을 벗긴 오리와 대파, 마늘, 셀러리, 통후추, 생강, 당귀, 황귀, 감초를 넣은 다음, 오리가 잠길 정도로 물을 붓고 강한 불에서 끓이다가 약한 불로 낮추어가며 1시간 정도 푹 끓입니다.
2. 1의 모든 재료를 체에 밭치고, 국물의 기름기는 제거하여 준비합니다.
3. 1에서 푹 삶은 오리고기는 살코기를 곱게 찢어서 준비합니다.
4. 배추는 깨끗이 씻어 3cm 길이로 썰어 준비합니다.
5. 냄비에 오리국물을 붓고 배추를 넣어 끓이다가 배추가 익으면 오리살을 넣어 끓이고, 소금으로 간을 맞춘 다음 불을 끕니다.
6. 그릇에 완성된 한방오리탕을 담아내고 고명을 얹어 마무리합니다.

영양소 (1인분)
- 열량 89kcal
- 단백질 10g(45%)
- 지방 5g(51%)
- 당질 1g(4%)

tip 오리국물을 만들 때 기름이 많이 생기므로 국물을 식힌 후 국물 위의 기름을 모두 제거해야 합니다.

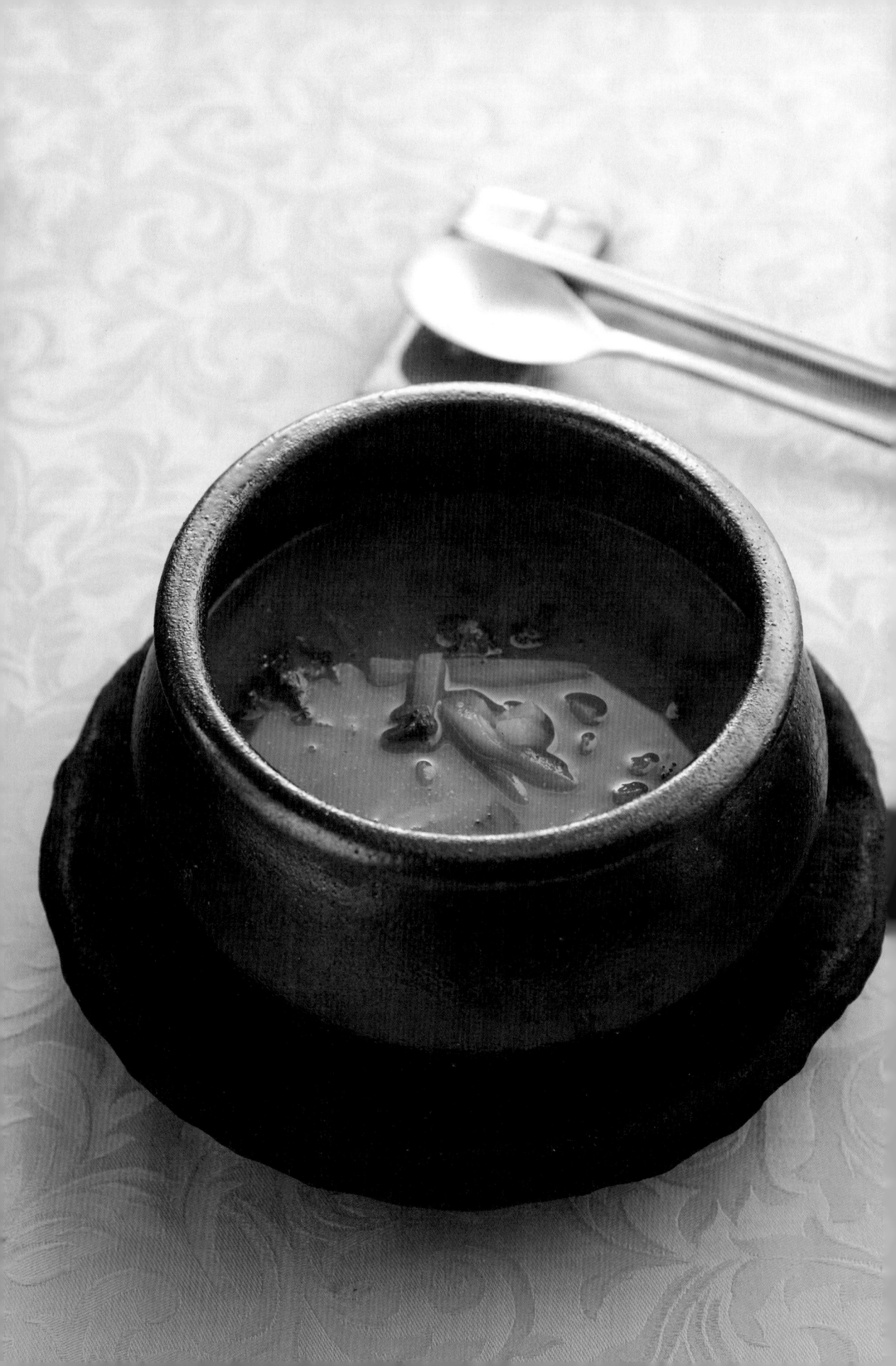

| STEP 1 미음 단계 | STEP 2 죽 단계 | STEP 3 된죽 단계 | **STEP 4 밥 단계** |

Recipe 6
추어탕

추어탕은 기력이 없을 때 속을 든든하게 해주는 보양식으로 그만이지만, 고사리 등은 섬유소가 많아 수술 후 환자에게 좋지 않습니다. 그래서 호박, 무, 숙주, 배추 등 섬유소가 적은 채소를 넣어 만들었습니다. 산초가루와 방아잎 등은 향이 강하고 자극적이므로 넣지 않고, 미꾸라지의 비린 맛은 대파, 마늘, 통후추, 생강즙으로 제거하되, 양념은 국을 끓일 때 함께 사용하여 익힘으로써 매운맛과 향을 제거했습니다.

재료(2인분)

미꾸라지국물 600ml	**미꾸라지국물 재료**	**양념 재료**
쥬키니호박 20g	미꾸라지 60g	된장 10g
가지 20g	대파 20g	다진 대파 · 다진 마늘
숙주 20g	통후추 4g	10g
배추잎 40g	물 적당량	생강즙 · 소금 약간

만들기

1. 미꾸라지는 소금을 뿌려 깨끗이 씻은 후 솥에 미꾸라지국물 재료를 넣고 충분히 끓인 뒤 건져냅니다. 그 다음 믹서기에 곱게 갈아 면포로 걸러 건더기 없이 준비합니다.
2. 호박은 채를 썰고, 가지는 껍질을 벗겨 채를 썰고, 숙주와 배추는 깨끗이 씻어 준비합니다.
3. 냄비에 미꾸라지국물을 넣은 후 끓기 시작하면 된장을 풀고, 한소끔 끓으면 준비한 야채를 넣고 더 끓입니다. 그 다음 다진 대파, 다진 마늘, 생강즙을 넣고 충분히 끓입니다.
4. 3에 소금으로 간을 맞추고 불을 끕니다.
5. 그릇에 국 건더기를 넉넉히 담고 국물을 담은 다음, 다진 깻잎을 고명으로 올려서 마무리합니다.

tip
자연산 미꾸라지는 구하기 어렵지만 요즘에는 유기농법의 발달로 자연산 미꾸라지도 늘어나고 있습니다. 양식으로 키운 중국산을 사는 일이 없도록 주의하기 바랍니다.

영양소 (1인분)
- 열량 70kcal
- 단백질 7g(40%)
- 지방 2g(26%)
- 당질 6g(34%)

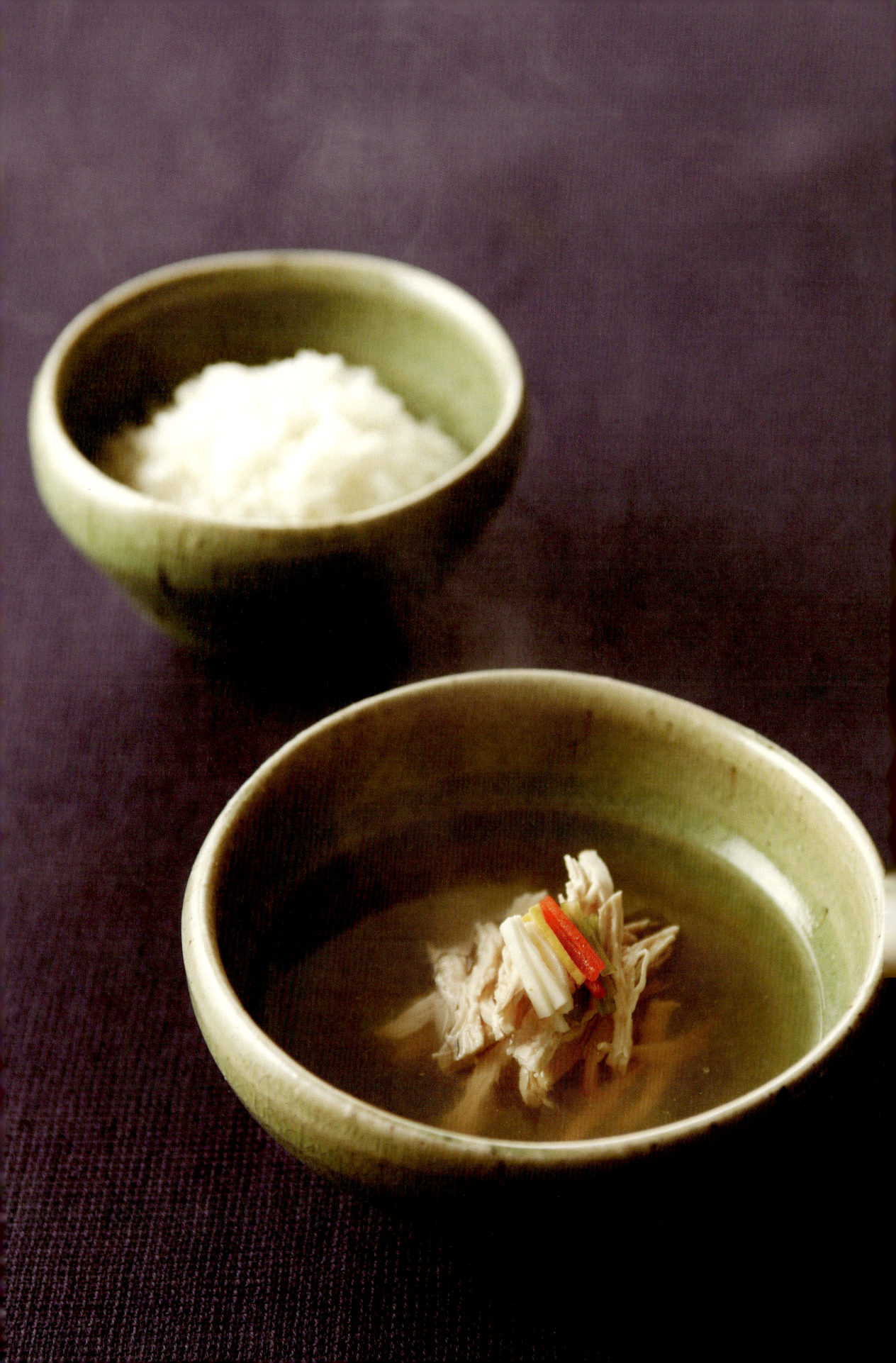

STEP 1 미음 단계 | STEP 2 죽 단계 | STEP 3 된죽 단계 | **STEP 4 밥 단계**

Recipe 7
닭곰탕

뽀얗게 우려낸 닭국물에 삶은 닭살을 넣어 끓인 닭곰탕은 단백질이 풍부하고 자극 없이 즐길 수 있는 일품탕입니다. 곰탕을 먹을 때는 반드시 살코기를 같이 먹어야 양질의 단백질을 섭취할 수 있습니다.

재료(2인분)

닭살	80g	소금	약간
무	40g	**고명**	
닭국물	600ml(85페이지 참고)	청피망 · 홍피망 · 계란지단	약간

만들기

1. 닭국물을 준비하고, 닭국물을 만들면서 푹 삶아진 닭살은 곱게 찢어 준비합니다.
2. 무는 납작하게 네모썰고, 계란은 곱게 풀어 지단을 부친 후 채를 썰어 준비합니다.
3. 냄비에 닭국물을 붓고 무를 넣어 끓이다가 무가 익으면 닭살을 넣어 끓이고, 소금으로 간을 맞춘 다음 불을 끕니다.
4. 그릇에 완성된 닭곰탕을 담아내고, 고명을 얹어 마무리합니다.

영양소 (1인분)
- 열량 72kcal
- 단백질 8g(44%)
- 지방 4g(50%)
- 당질 1g(6%)

tip
닭국물을 끓일 때 셀러리 등을 사용하면 비린내를 제거할 수 있습니다.

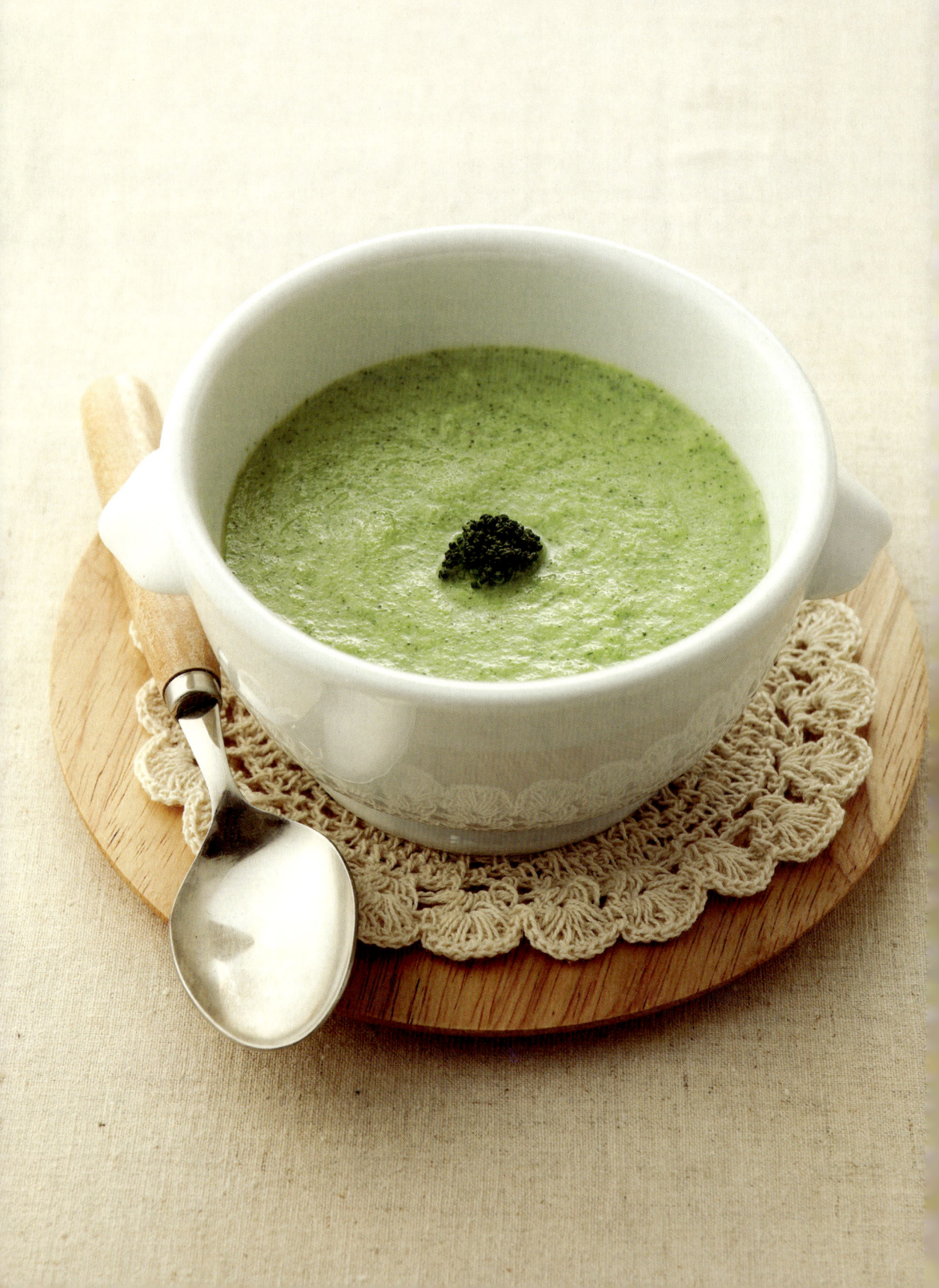

STEP 1 미음 단계 | STEP 2 죽 단계 | STEP 3 된죽 단계 | **STEP 4 밥 단계**

Recipe 8
브로콜리아몬드수프

대표적인 항암 식품인 브로콜리로 만든 수프에 우유를 넣어 영양 밀도를 높였습니다.
브로콜리는 비타민 E가 다량 함유되어 있어 강한 항산화 기능을 하는 것으로 알려져 있습니다.
이 밖에도 비타민 C가 풍부하여 우유와 함께 섭취하면 칼슘 흡수를 도와주므로
위 수술 후 골격계 질환을 예방하는 효과가 있습니다.

재료(2인분)
- 브로콜리 ·················· 100g
- 우유 ······················· 100ml
- 감자 ······················· 100g
- 아몬드 ····················· 10g
- 닭국물 ······ 200ml(85페이지 참고)

만들기
1. 끓는 물에 깨끗이 씻은 브로콜리를 넣고 살짝 데칩니다.
2. 닭국물을 만듭니다.
3. 냄비에 닭국물을 넣고 우유, 감자, 아몬드를 한꺼번에 냄비에 넣어 끓입니다.
4. 3의 우유를 2/3가량 줄이면 불을 끕니다.
5. 1과 4를 믹서기에 넣고 곱게 갈아서 퓌레해서 준비한 다음, 냄비에 넣고 한소끔 더 끓이고 불을 끕니다.
6. 따뜻한 수프볼에 200ml(1인분)를 담아냅니다.

tip
1. 브로콜리는 송이를 만져봤을 때 딱딱한 느낌이 들며 색이 짙은 초록색일수록 좋습니다. 공처럼 동그랗고, 줄기를 자른 단면이 마르지 않고 물기가 느껴지는 것이 신선한 것입니다. 시간이 지나면 봉오리에서 노란 꽃이 피기도 하는데, 그 순간 브로콜리의 맛은 떨어지게 됩니다.
2. 퓌레는 채소나 과일, 고기 등을 푹 삶아 으깬 후 체에 내린 걸쭉한 상태의 음식으로, 수술 후 섬유소를 제한하고 건더기 있는 음식을 조심해야 하는 환자의 식사에 이용하기 좋은 조리법입니다.

영양소 (1인분)
- 열량 126kcal
- 단백질 7g(22%)
- 지방 6g(43%)
- 당질 11g(35%)

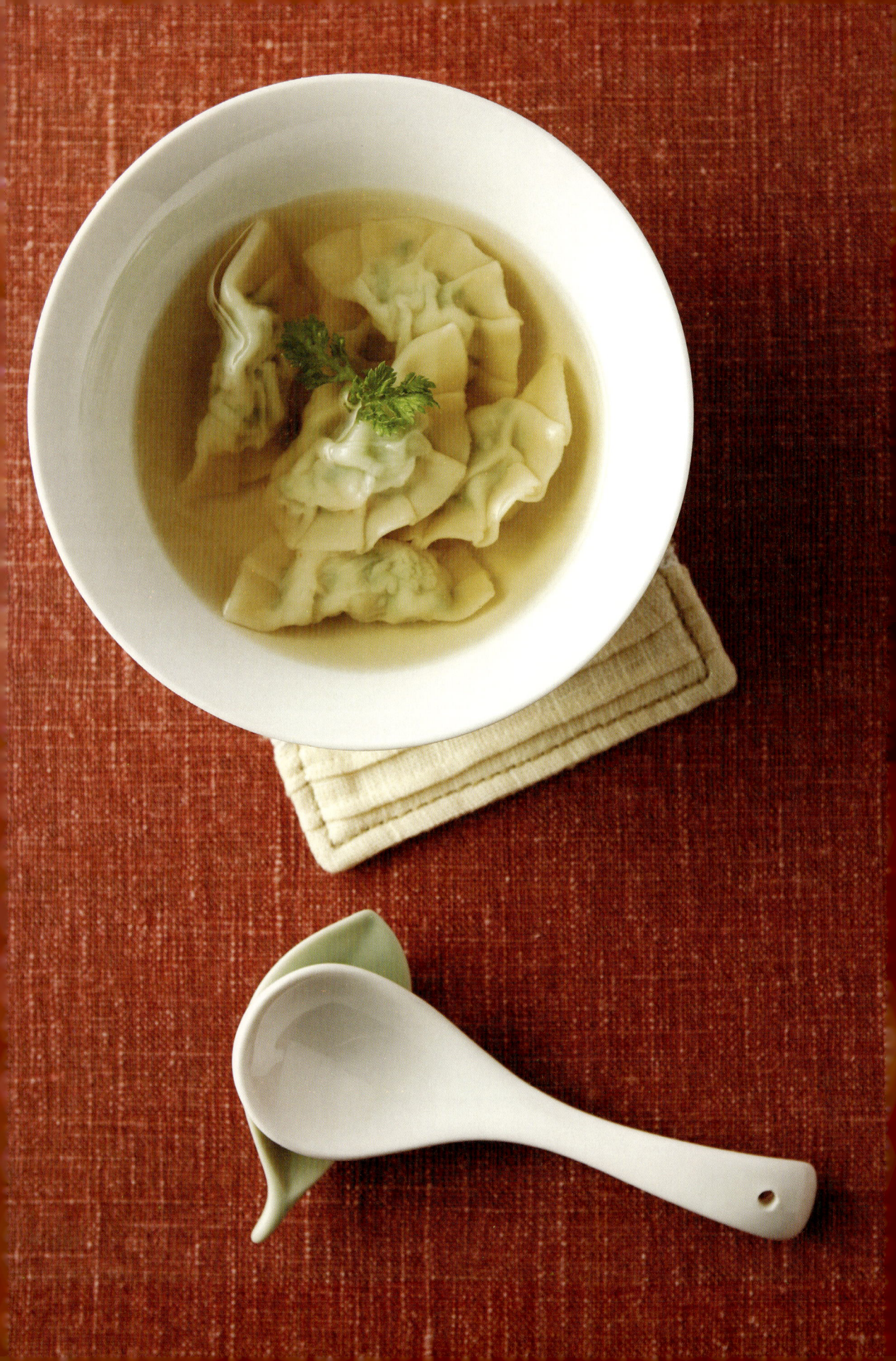

| STEP 1 미음 단계 | STEP 2 죽 단계 | STEP 3 된죽 단계 | **STEP 4 밥 단계** |

Recipe 9
가리비만두국

만두소를 가리비와 부추로 만들어 시원한 멸치국물로 끓인 만두국입니다.
속재료가 모두 다져져서 소화하기 좋은 메뉴로, 가리비 대신 새우나 게살을 사용해도 좋습니다.

재료(2인분)

가리비 … 50g	생강즙 … 10g
부추 … 20g	소금·후추 … 약간
만두피 … 40g(8장)	**멸치국물 재료**
진간장 … 4g	마른 멸치 … 10g
소금 … 약간	다시마 … 4g
만두소 양념 재료	무 … 10g
다진 파 … 10g	대파 … 10g
미림 … 6g	물 … 적당량

만들기

1. 가리비는 깨끗이 씻어 손질한 다음 믹서기로 곱게 다집니다.
2. 부추는 잘게 다집니다.
3. 볼에 가리비, 부추, 만두소 양념을 넣고 골고루 치댄 다음 만두피로 쌉니다.
4. 냄비에 멸치국물 재료를 넣고 끓인 후 고운 체에 재료를 밭쳐 멸치국물을 준비합니다.
5. 냄비에 멸치국물을 붓고 끓으면 3의 만두를 넣고 만두 속이 잘 익도록 끓입니다.
6. 5에 간장과 소금으로 간을 한 다음 만두가 떠오르면 불을 끕니다.
7. 그릇에 만두를 담아 국물(100ml)을 붓고 완성합니다.

tip
가리비 대신 단백질 재료로 새우, 돼지고기, 닭고기 등을 선택해도 좋습니다.

영양소 (1인분)
- 열량 77kcal
- 단백질 5g(26%)
- 지방 1g(12%)
- 당질 12g(62%)

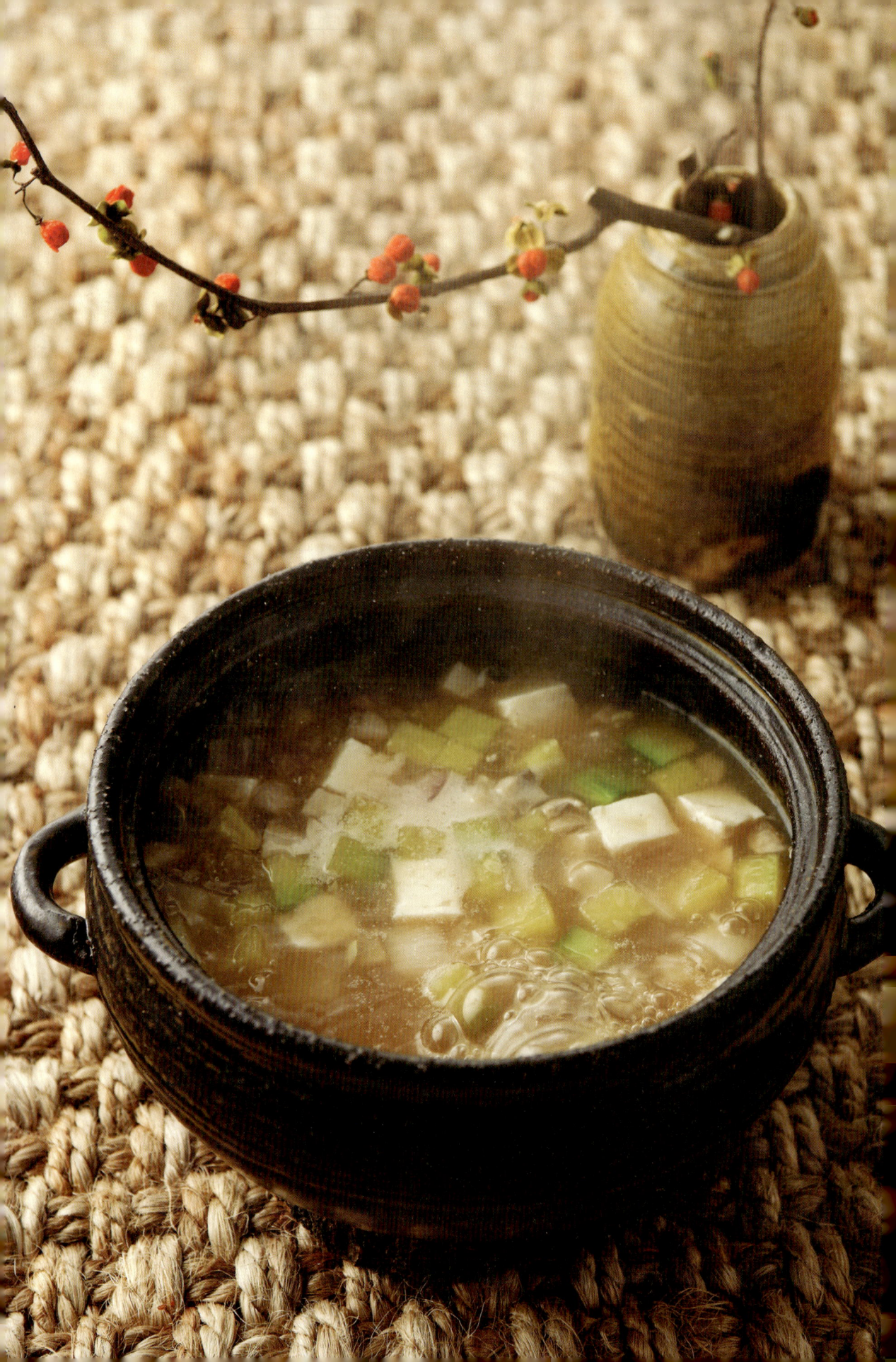

| STEP 1 미음 단계 | STEP 2 죽 단계 | STEP 3 된죽 단계 | **STEP 4 밥 단계** |

Recipe 10
된장찌개

보통 된장찌개는 짠맛이 강하고, 청양고추나 고춧가루 등이 들어가서 매콤한 뒷맛을 남깁니다. 그러나 이런 된장찌개는 수술 후 환자들에게 자극이 될 수 있으므로 된장을 짜지 않게 넣고, 진한 멸치국물로 감칠맛을 내어 진밥과 함께 맛있게 먹을 수 있도록 만들었습니다.

재료(2인분)

재료	양	멸치국물 재료	양
두부	80g	마른 멸치	10g
감자	20g	다시마	4g
애호박	10g	무	10g
양파	10g	대파	10g
양송이버섯	10g	물	적당량
된장	10g		

만들기

1 모든 재료(두부, 감자, 애호박, 양파, 양송이버섯)는 1cm 길이로 깍둑썰기 합니다.
2 냄비에 멸치국물 재료를 넣고 끓인 후 재료를 고운 체에 밭쳐 멸치국물을 준비합니다.
3 냄비에 멸치국물을 붓고 된장을 고운 체에 내려 멸치국물에 푼 다음, 강한 불에서 한소끔 끓입니다. 끓어 오르면 1의 재료를 넣고 약한 불에서 10분 정도 더 끓입니다.
4 그릇에 내용물과 국물(100ml)을 담아 완성합니다.

영양소 (1인분)
- 열량 54kcal
- 단백질 5g(37%)
- 지방 2g(33%)
- 당질 4g(30%)

tip
멸치는 머리나 꼬리가 잘려 있거나 시큼한 냄새가 나는 것은 사용하지 않도록 합니다.

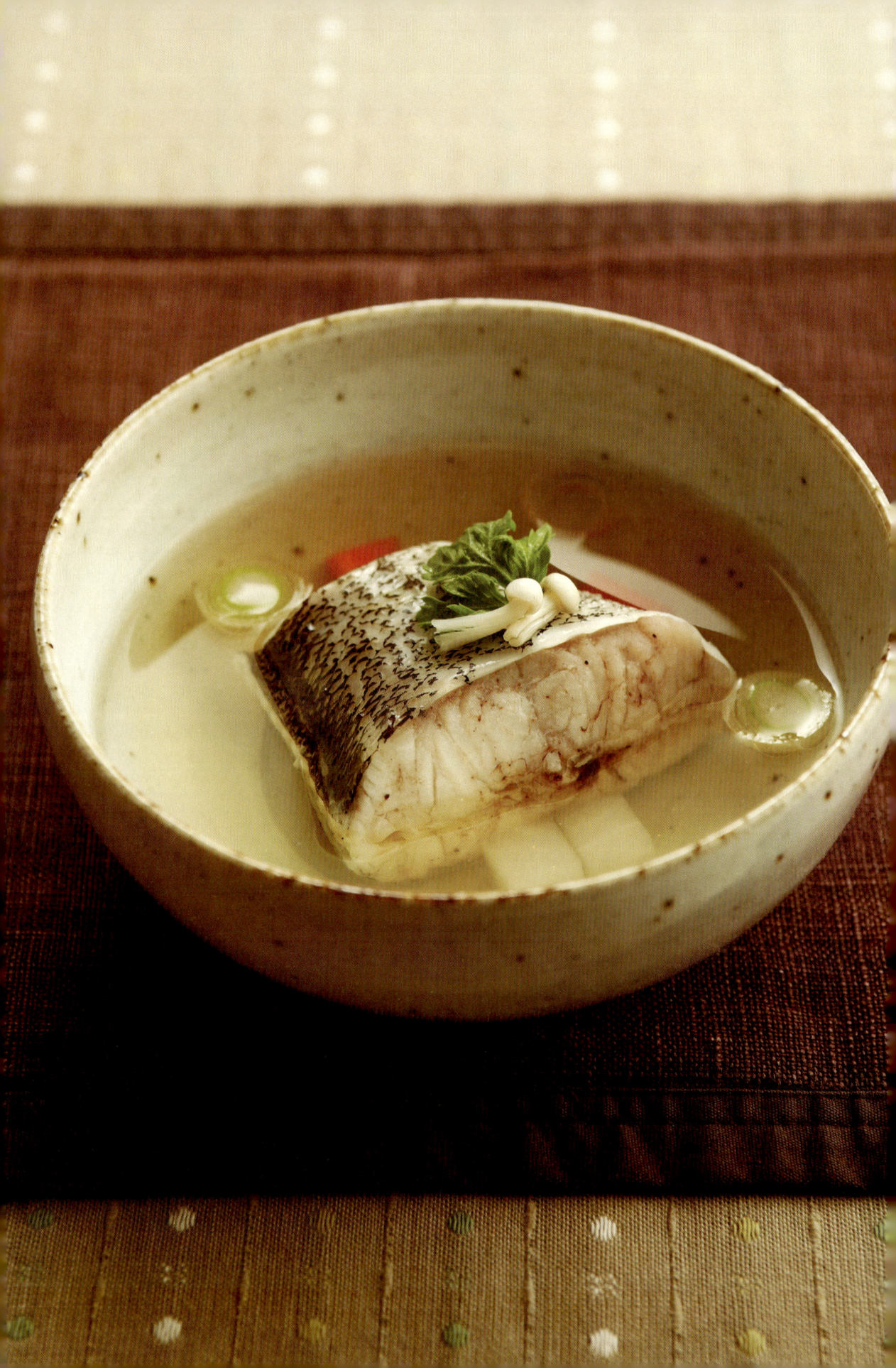

| STEP 1 미음 단계 | STEP 2 죽 단계 | STEP 3 된죽 단계 | **STEP 4 밥 단계** |

Recipe 11
대구맑은찌개

아미노산이 풍부하고 지방이 적은 흰살 생선인 대구는 위수술 후에도 부담 없이 먹을 수 있는 생선입니다. 조리 시 얼큰한 맛은 소화기를 자극할 수 있으므로 향 채소를 가미하여 개운하게 끓인 찌개입니다.

재료(2인분)

대구 … 100g	대파 … 10g
채소국물 … 400ml(86페이지 참고)	국간장 … 4g
무 … 10g	미림 … 6g
당근 … 10g	소금 … 약간
팽이버섯 … 10g	식초 … 4g
쑥갓 … 10g	

만들기

1. 대구는 내장과 알을 떼어내 각각 깨끗이 씻어줍니다. 배 안쪽의 검은 부분을 떼어내 쓴맛을 없앤 다음 적당한 크기로 토막을 내고 끓는 물을 끼얹습니다.
2. 채소국물을 준비합니다.
3. 무와 당근은 1cm 크기로 깍둑썰기 하고, 팽이버섯과 쑥갓은 1cm 길이로, 대파는 통썰기 하여 준비합니다.
4. 냄비에 채소국물을 붓고 대구, 무, 당근을 넣어 한소끔 끓인 다음, 국간장, 미림, 소금으로 간을 맞춥니다.
5. 팽이버섯, 쑥갓, 대파를 넣고 끓인 다음 불을 끕니다.
6. 그릇에 대구맑은찌개 건더기와 국물(200ml)을 담아 완성합니다. 먹기 직전에 식초를 뿌려줍니다.

> *tip*
> 대구와 궁합이 좋은 채소로는 쑥갓, 배춧잎, 파 등이 있습니다. 그러나 대파, 실파 등은 향이 강하므로 고명으로 약간만 사용하고, 되도록 익혀서 먹는 것이 좋습니다.

영양소 (1인분)
- 열량 61kcal
- 단백질 10g(65%)
- 지방 1g(15%)
- 당질 3g(20%)

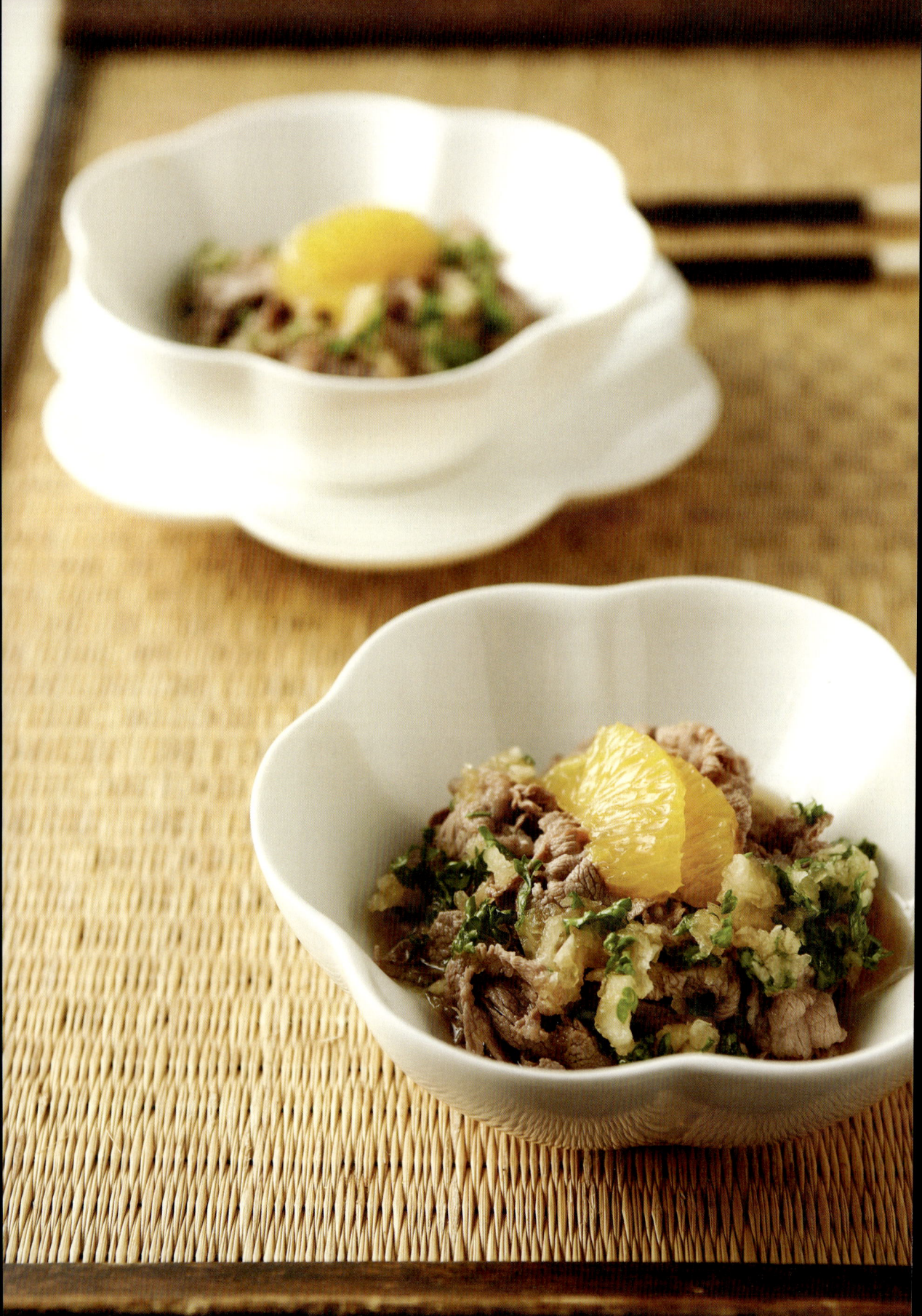

STEP 1 미음 단계　　STEP 2 죽 단계　　STEP 3 된죽 단계　　**STEP 4 밥 단계**

Recipe 12
샤브샤브무침

무침이나 냉채는 일반적으로 겨자와 고추장, 식초 등을 사용하여 자극적인 맛으로 즐겨 먹습니다. 그러나 수술 후에는 자극적인 맛을 피해야 하므로 불고기 양념을 차게 식혀서 무침 양념으로 이용했습니다. 다진 대파와 다진 마늘 등의 자극적인 양념 재료의 사용은 피하고, 오렌지, 갈은 무 등을 사용하여 불고기의 맛을 좀 더 상큼하고 시원하게 즐길 수 있습니다.

재료(2인분)

소고기부채살(샤브샤브) ···· 80g	갈은 무 ············ 10g
밑간 양념 재료	생강즙 ············ 6g
소금·미림 ············ 약간	쑥갓 ············ 4g
불고기무침 양념 재료	가다랑어포국물 ··· 4㎖(86페이지 참고)
불고기간장 ···· 20g(86페이지 참고)	**고명**
오렌지 ············ 20g	오렌지 속살 ············ 약간

만들기

1 소고기는 밑간 양념하여 준비합니다.
2 냄비에 물을 붓고 끓기 시작하여 1의 고기를 담갔다가 익힌 후 건져냅니다.
3 오렌지는 얇은 흰 껍질을 벗겨서 속살을 준비하고, 무는 강판에 갈고, 쑥갓은 작게 다집니다.
4 볼에 불고기무침 양념 재료를 넣고 골고루 섞어서 양념을 준비합니다.
5 4에 2의 고기를 넣고 버무려서 고기에 양념이 배이게 합니다.
6 그릇에 샤브샤브부침을 담고, 오렌지 속살을 고명으로 올려서 마무리합니다.

tip 오렌지과즙이 없을 경우 오렌지주스나 감귤주스를 사용해도 좋습니다.

영양소 (1인분)
열량 66kcal
단백질 9g(55%)
지방 2g(27%)
당질 3g(18%)

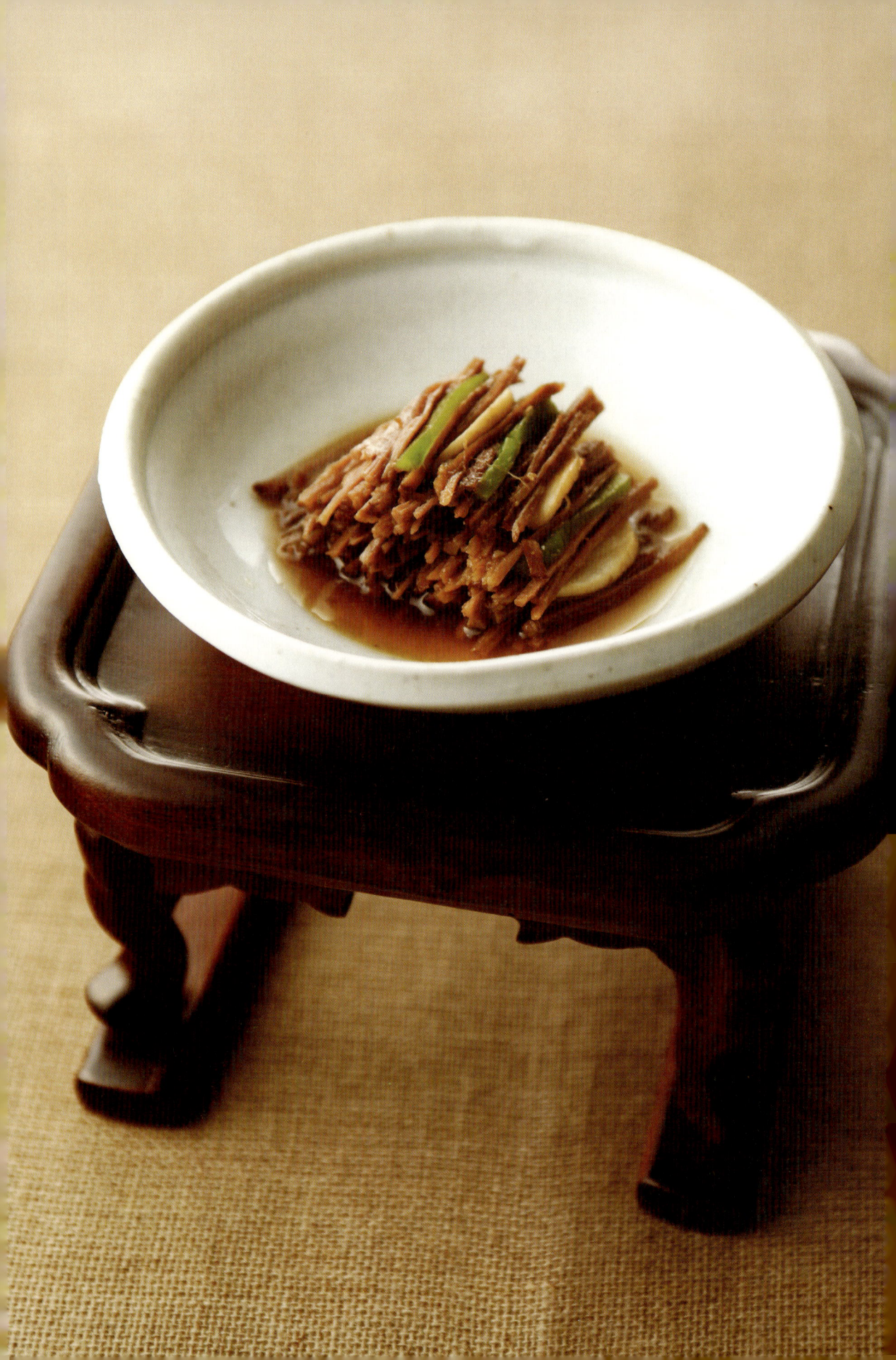

STEP 1 미음 단계   STEP 2 죽 단계   STEP 3 된죽 단계   **STEP 4 밥 단계**

Recipe 13
소고기장조림

소고기는 양질의 단백질 급원 식품으로 상처를 회복하고 기력을 회복하는 데 도움을 줄 뿐만 아니라, 철분이 많이 들어있어 위수술 후 빈혈 예방에도 좋습니다. 장조림은 대개 꽈리고추나 풋고추와 함께 조리하는 경우가 많은데, 자극적인 맛은 약해진 위장에 염증을 유발할 수 있으므로 피하고, 버섯이나 피망 같은 담백한 채소와 곁들여 조리하면 좋습니다.

재료(2인분)

소고기 사태	80g	사과	10g
느타리버섯	10g	배	10g
청피망	10g	양파	15g
사태 삶은 국물	50ml	파	10g
장조림 양념 재료		생강	10g
진간장	30g	통마늘	5g
설탕	15g	통후추	약간
미림	30g		

만들기

1. 소고기 사태는 물에 3시간 정도 담가 핏물을 충분히 제거합니다.
2. 끓는 물에 사태 덩어리를 넣고 끓이다가 불을 줄여가며 무르도록 삶습니다. 거품을 걷어내고 젓가락으로 찔러보아 탄력 있게 들어가면 불을 끕니다.
3. 냄비에 사태 삶은 국물과 삶아둔 사태, 장조림 양념 재료를 모두 넣고 약한 불에서 30분간 졸입니다.
4. 3의 장조림과 느타리버섯은 잘게 찢고, 피망은 곱게 채를 썰어 준비합니다.
5. 그릇에 장조림을 담고, 느타리버섯과 피망을 곁들여 완성합니다.

> **tip**
> 소고기 사태를 삶을 때 파와 마늘을 넣기도 하는데, 파나 마늘 향이 밴 것보다는 그냥 삶은 것이 더 담백하고 고소합니다. 사태는 장시간 가열해야 육질이 연해지고 기름기가 없어져 담백하면서도 더욱 깊은 맛을 냅니다.

영양소 (1인분)
- 열량 188kcal
- 단백질 13g(28%)
- 지방 4g(19%)
- 당질 25g(53%)

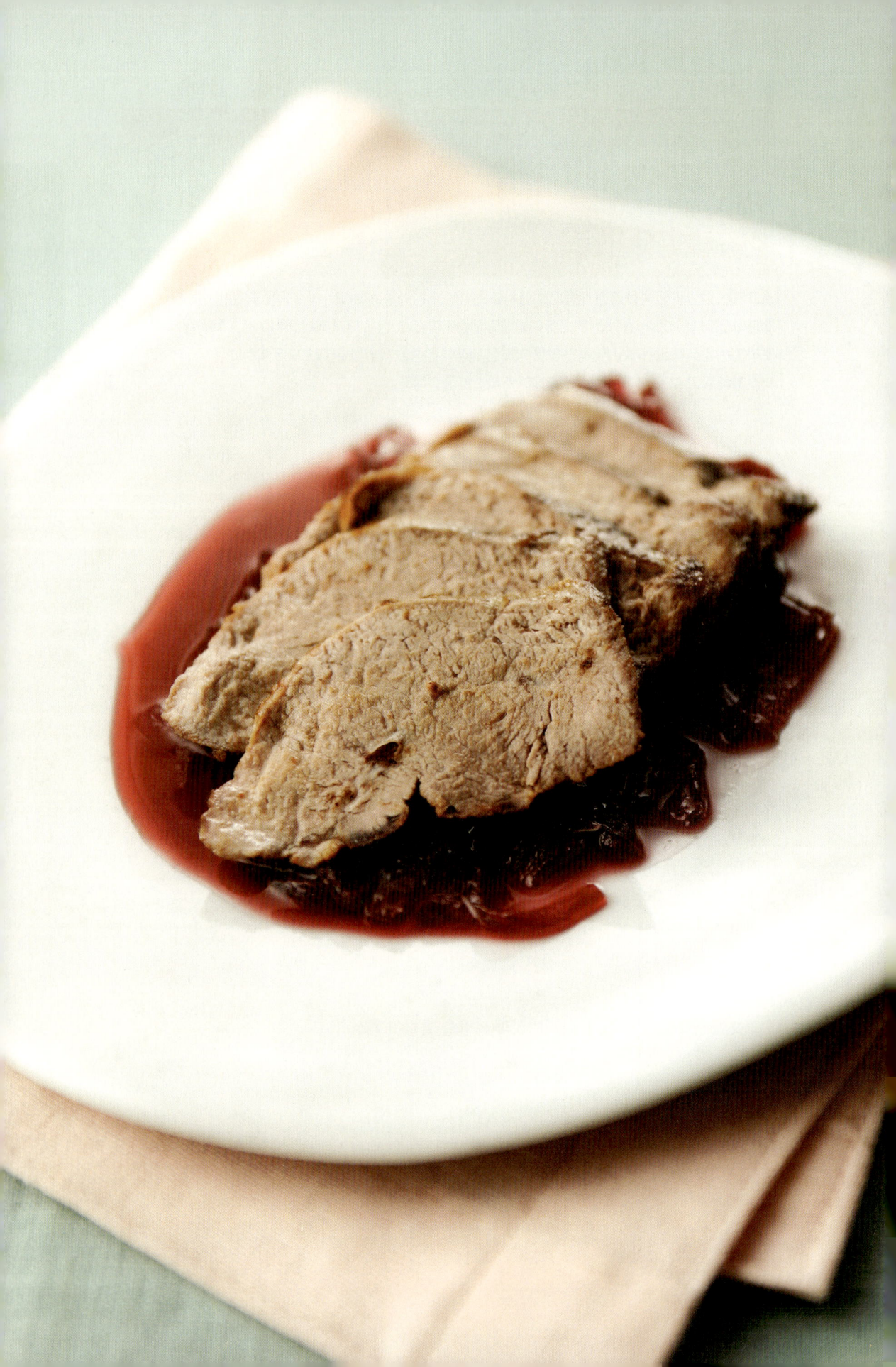

STEP 1 미음 단계 | STEP 2 죽 단계 | STEP 3 된죽 단계 | **STEP 4 밥 단계**

Recipe 14
오리가슴살구이

오리 부위 중에서도 지방이 적은 가슴살을 이용하여 복분자소스와 함께 먹는 메뉴로, 복분자의 새콤달콤함과 담백한 오리가슴살이 조화를 이루어 식욕을 자극하고 부담 없이 즐길 수 있습니다. 또한 오리에는 면역력 향상에 관여하는 비타민 A가 다른 고기보다 많이 함유되어 있어 수술 후 면역력이 저하된 환자들에게 도움이 될 수 있습니다.

재료(2인분)
오리가슴살 ······ 100g	**밑간 양념 재료**
식용유 ······ 약간	소금 · 미림 ······ 약간
적양파 ······ 40g	**고명**
복분자원액 ······ 5g	파슬리 ······ 약간

만들기
1 오리가슴살은 소금과 미림으로 밑간하여 준비합니다.
2 팬에 식용유를 두르고 밑간한 오리가슴살을 올려 속이 잘 익도록 약한 불에서 노릇하게 구워냅니다.
3 오리를 구워낸 2의 팬에 채를 썬 적양파를 볶아줍니다.
4 적양파의 숨이 죽으면 복분자원액을 넣고 졸입니다.
5 그릇에 4의 소스를 깔고, 구운 오리고기를 올려 완성합니다.

영양소 (1인분)
- 열량 141kcal
- 단백질 12g(34%)
- 지방 9g(57%)
- 당질 3g(9%)

tip
오리를 구울 때 육질이 나빠지지 않도록 뜨거운 팬에서 앞뒤를 노릇하게 구운 후 오븐에서 익혀도 좋습니다(180℃에서 15분간).

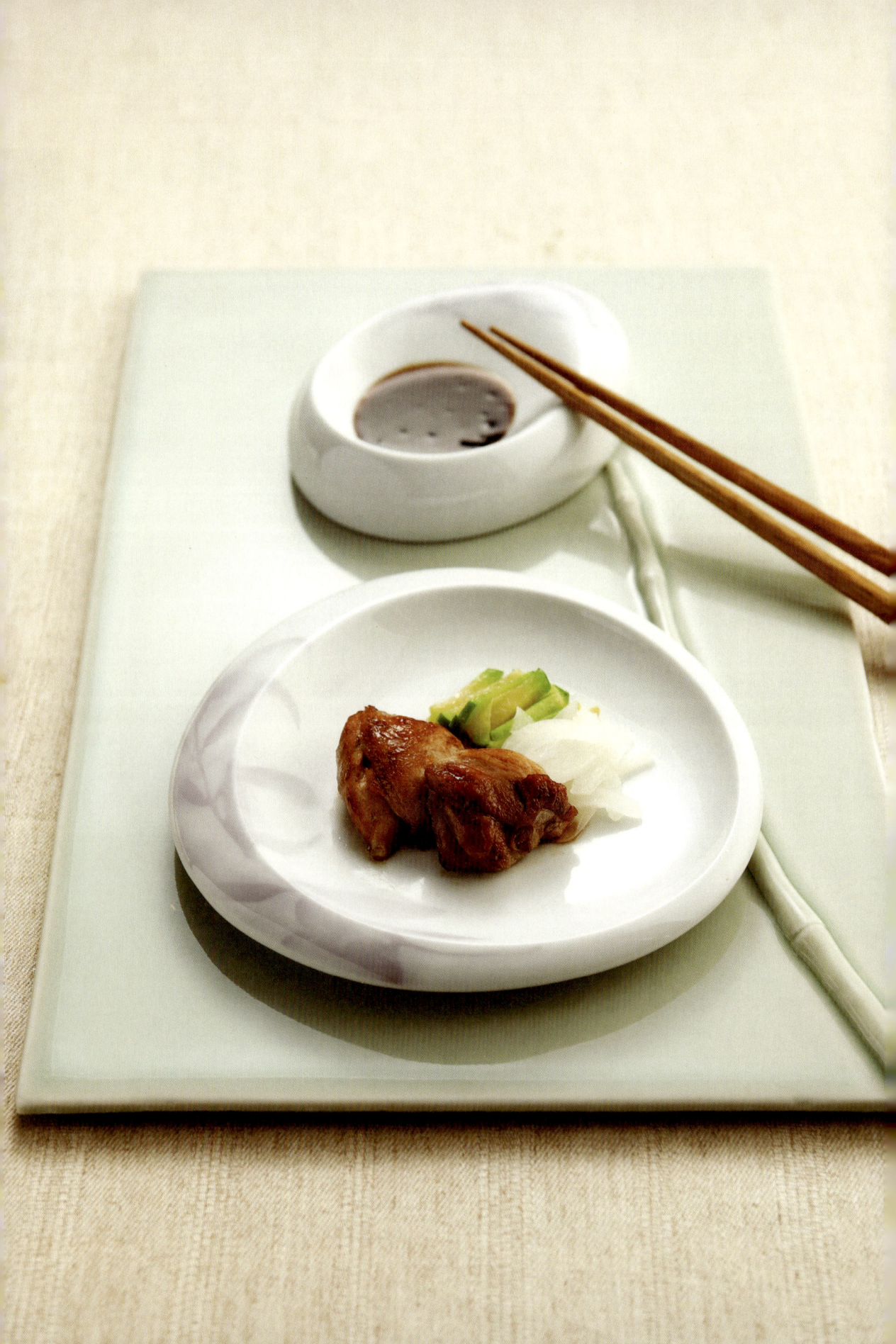

STEP 1 미음 단계　STEP 2 죽 단계　STEP 3 된죽 단계　**STEP 4 밥 단계**

Recipe 15
닭고기발사믹조림

부드러운 닭다리살에 향긋한 발사믹식초를 뿌려낸 메뉴로,
색다른 양념으로 육류의 맛에 변화를 주었습니다. 발사믹식초는 한번 끓여서 특유의
시큼한 맛과 향을 제거하는 것이 좋습니다.

재료(2인분)

닭다리살	80g	식용유	10g
발사믹식초	6g	**밑간 양념 재료**	
양파	20g	소금·미림	약간
애호박	10g		

만들기

1 닭다리살은 껍질을 벗기고 밑간 양념하여 준비합니다.
2 양파와 호박은 채 썰어 준비합니다.
3 프라이팬에 식용유의 1/2을 두르고, 2를 볶아 소금을 뿌려 간한 뒤 접시에 담습니다.
4 남은 식용유를 프라이팬에 두르고 닭고기를 넣어 키친타월로 기름을 닦아가며 양면을 굽습니다. 부드럽게 익은 닭고기는 적당한 크기로 잘라서 3의 접시에 담습니다.
5 발사믹식초를 끓여 만든 소스를 닭고기에 끼얹어 마무리합니다.

tip 발사믹식초는 빛깔이 검붉은 빛을 띠는 것을 고르며, 반드시 유통기한을 확인하고 표면에 거품이 없는 것을 고릅니다.

영양소 (1인분)
열량 126kcal
단백질 7g(22%)
지방 10g(72%)
당질 2g(6%)

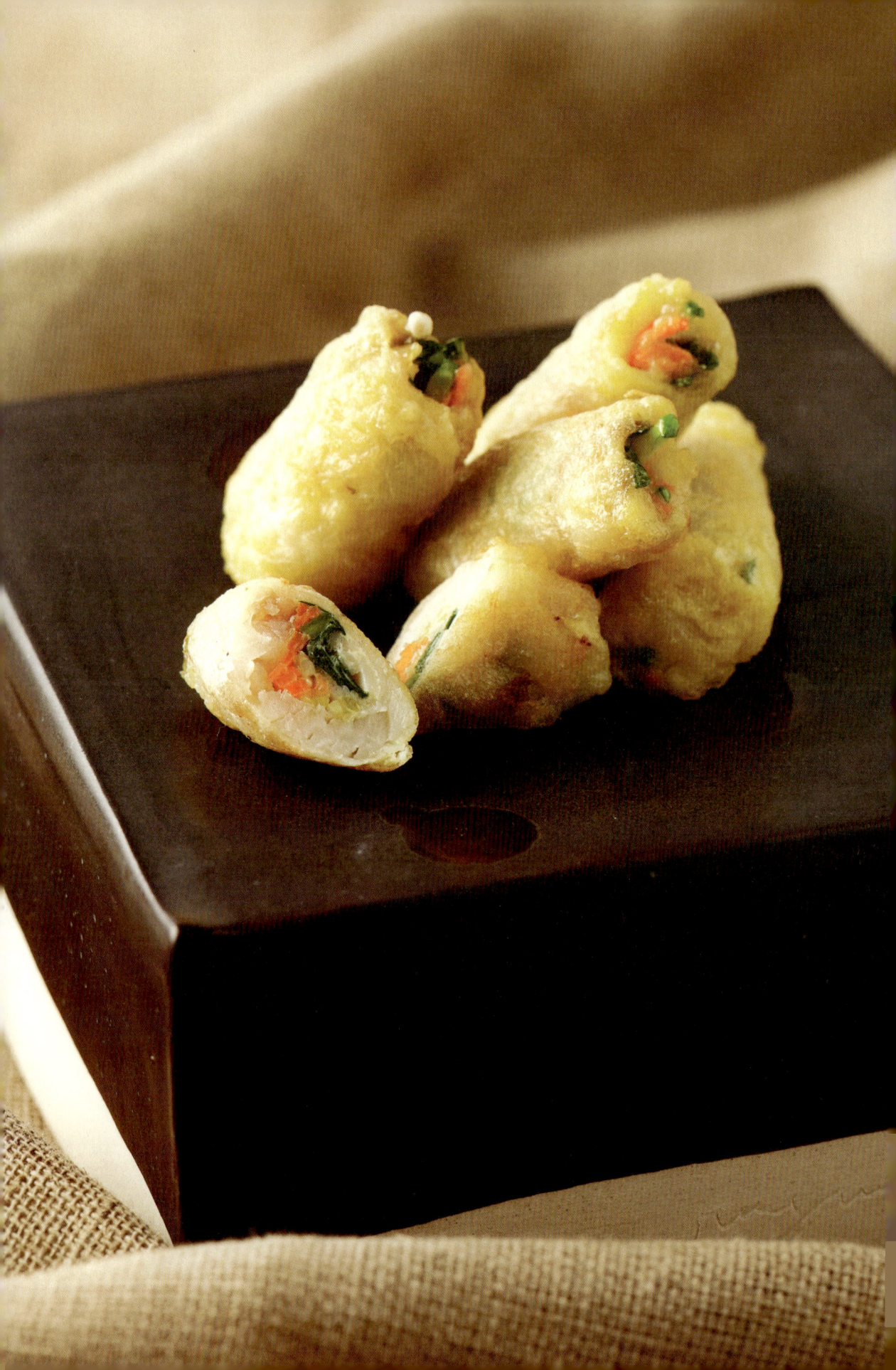

| STEP 1 미음 단계 | STEP 2 죽 단계 | STEP 3 된죽 단계 | **STEP 4 밥 단계** |

Recipe 16
버섯어선

흰살 생선은 고단백 저지방 식품으로 소화도 잘되어 병후 회복기의 식사에 많이 사용됩니다.
동태포를 얇게 썰어 속에 버섯과 여러 가지 채소를 넣고 돌돌 말아 계란풀을 입혀
노릇노릇 구우면 환자의 체력 보강에 좋은 생선요리가 됩니다.

재료(2인분)
동태포	100g	호박	6g
미림	약간	계란	40g
팽이버섯	10g	옥수수전분	20g
당근	6g	식용유	10g
시금치	6g		

만들기
1 동태는 편편하게 포를 떠서 미림으로 밑간하여 준비합니다.
2 팽이버섯은 1cm 길이로 자르고, 당근, 시금치, 호박은 굵게 다져서 준비합니다.
3 도마에 생선을 펴고 전분을 뿌린 다음, 채소를 올리고 생선을 돌돌 말아줍니다. 단단하게 말지 않으면 내용물이 빠질 수 있으므로 생선을 살짝 당겨주듯이 말아줍니다.
4 3에 전분을 묻히고 계란물을 입힌 후 팬에 식용유를 두른 다음 약한 불에서 속까지 익도록 노릇하게 구워냅니다.
5 그릇에 먹기 좋게 담아냅니다.

tip 버섯의 속 재료는 섬유소가 적은 채소인 양배추, 호박, 껍질 벗긴 가지 등을 다양하게 사용할 수 있습니다.

영양소 (1인분)
열량 160kcal
단백질 11g(28%)
지방 8g(44%)
당질 11g(28%)

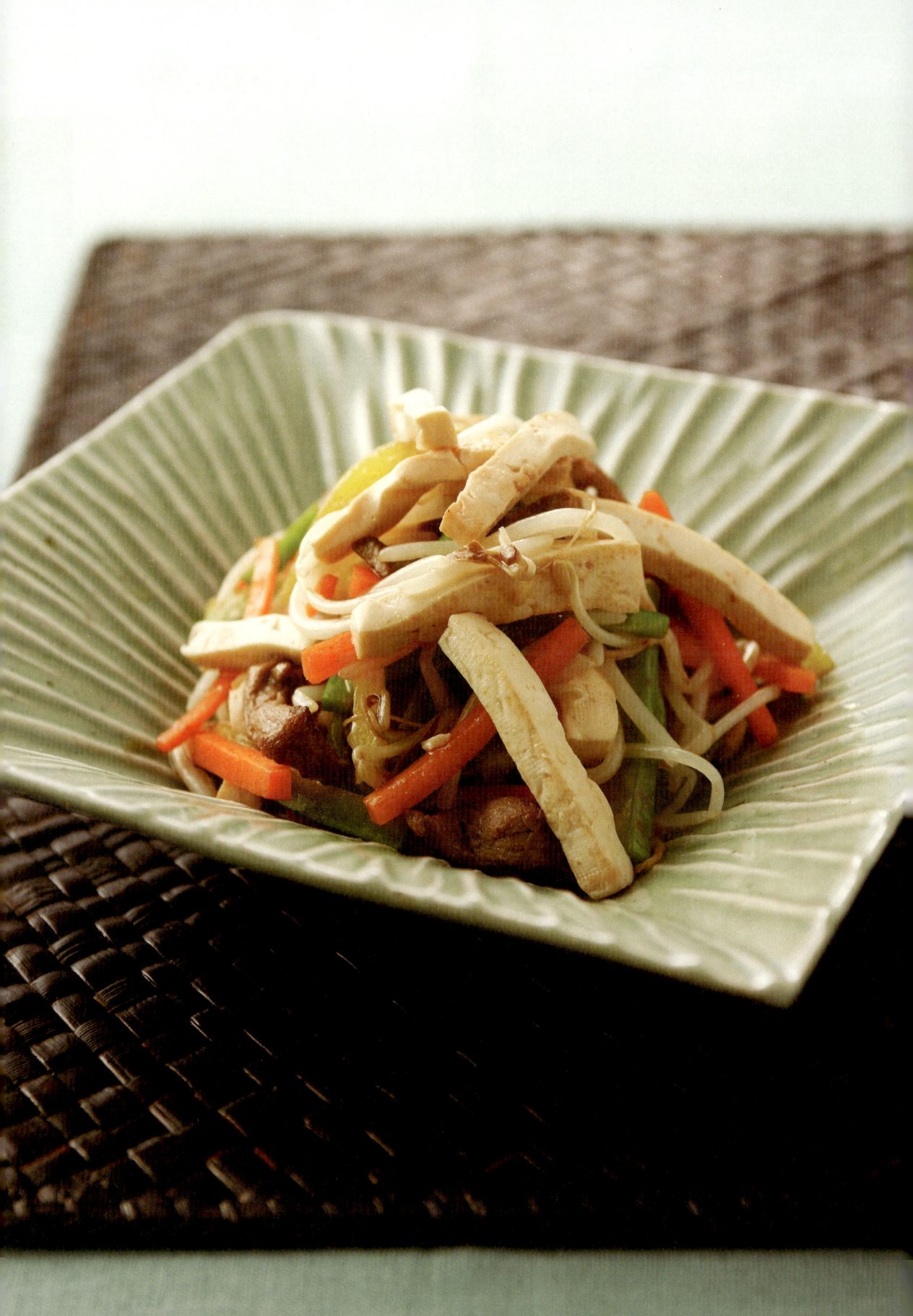

| STEP 1 미음 단계 | STEP 2 죽 단계 | STEP 3 된죽 단계 | **STEP 4 밥 단계** |

Recipe 17
두부잡채

두부찜, 두부구이, 두부조림으로 즐겨먹던 두부를 구워서 채를 썰고, 섬유소가 적은 채소를 곁들여 만든 잡채입니다. 수술 후에는 면류 섭취를 제한하므로 당면 대신 두부를 사용하여 평소에 즐겨먹던 잡채의 맛으로 먹을 수 있게 만들었습니다. 채소의 길이는 너무 길지 않게 준비합니다.

재료(2인분)

두부	40g	식용유	약간
돼지고기 안심	60g	간장	4g
당근	10g	올리고당	4g
노랑피망	10g	참기름	약간
숙주	10g	**밑간 양념 재료**	
애호박	10g	소금·미림	약간

만들기

1. 두부는 으스러지지 않도록 살짝 구워 채를 썰어 준비합니다.
2. 돼지고기 안심은 소금과 미림으로 밑간하여 준비합니다.
3. 당근, 피망, 숙주, 애호박은 채를 썰어 준비합니다.
4. 팬에 식용유를 두르고 돼지고기를 볶은 다음 당근, 피망, 숙주, 애호박 순으로 볶아줍니다. 채소가 적당히 익으면 준비해둔 두부를 넣고 살짝 볶아낸 뒤 간장, 올리고당, 참기름을 넣어 간을 맞추고 불을 끕니다.
5. 그릇에 보기 좋게 담아 마무리합니다.

영양소 (1인분)
- 열량 139kcal
- 단백질 6g(17%)
- 지방 11g(71%)
- 당질 4g(12%)

tip 두부는 구워서 사용해야 두부채의 모양이 부서지지 않으며, 채소는 너무 오래 볶으면 아삭한 식감이 사라져 씹는 맛을 즐길 수 없으니 적당히 볶아주도록 합니다.

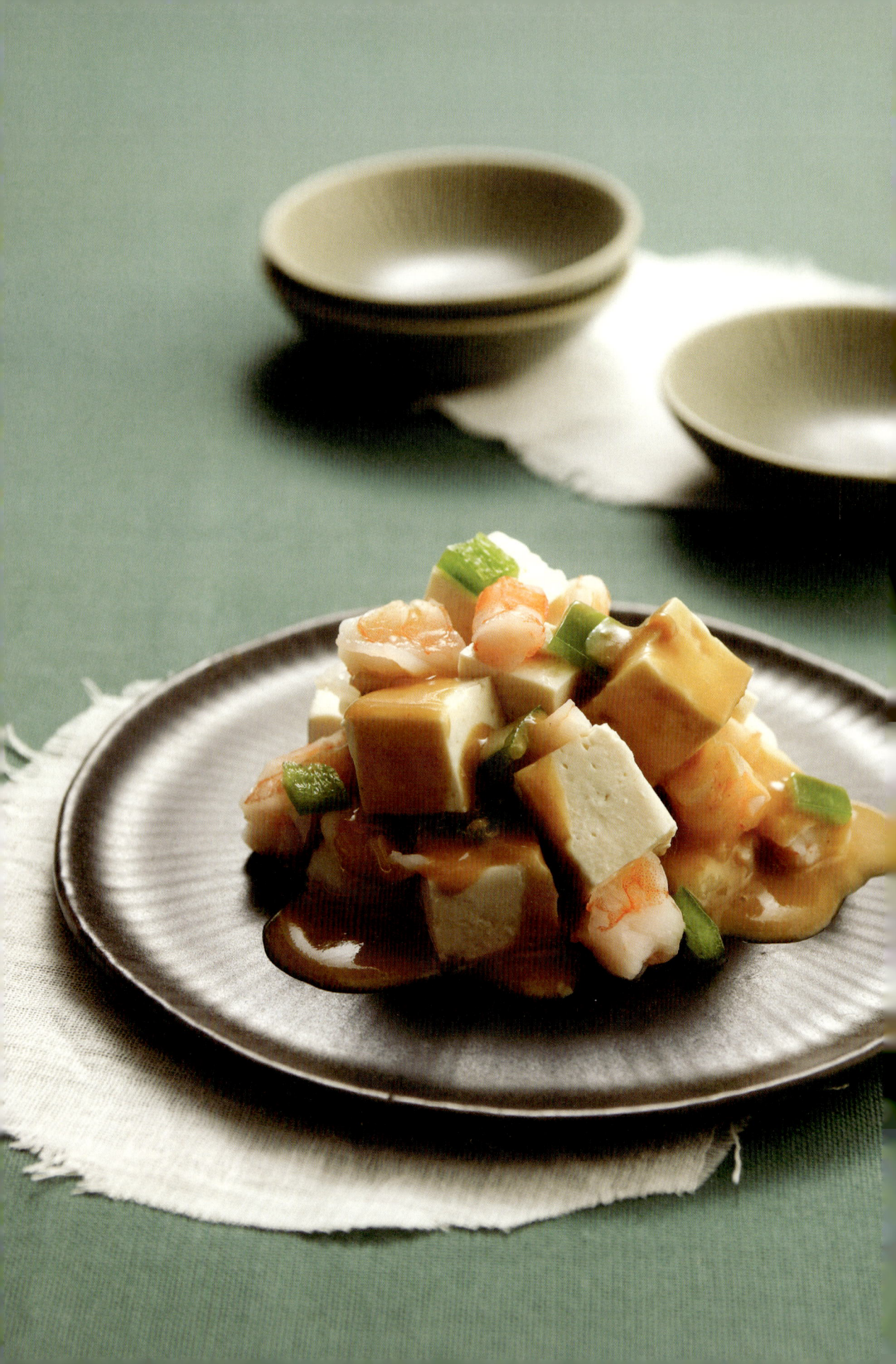

| STEP 1 미음 단계 | STEP 2 죽 단계 | STEP 3 된죽 단계 | **STEP 4** 밥 단계 |

Recipe 18
두부된장초무침

미소된장으로 양념장을 만들어 두부와 채소에 곁들인 메뉴입니다.
구수한 맛의 미소된장에 식초를 곁들여 상큼하게 먹을 수 있도록 했습니다.

재료(2인분)

두부	80g	땅콩버터	4g
새우	50g	미림	10g
청피망	20g	식초	4g
양념 재료		다진 양파	6g
미소된장	6g	물	10ml

만들기

1 두부와 새우는 데쳐서 두부는 2cm 크기로 깍둑썰고, 새우는 2cm 길이로 잘라 준비합니다.
2 청피망은 1cm 길이로 깍둑썰어 준비합니다.
3 볼에 양념 재료를 모두 넣고 골고루 섞어서 무침 양념을 준비합니다.
4 그릇에 두부, 새우, 피망을 섞어 담고, 3의 무침 양념을 끼얹어 마무리합니다.

tip
일본된장인 미소는 종류가 다양합니다. 그 중 백된장이 간이 약하고 색이 밝아 찌개나 국보다는 양념으로 사용하기에 더 좋습니다.

영양소 (1인분)
열량 87kcal
단백질 10g(46%)
지방 3g(31%)
당질 5g(23%)

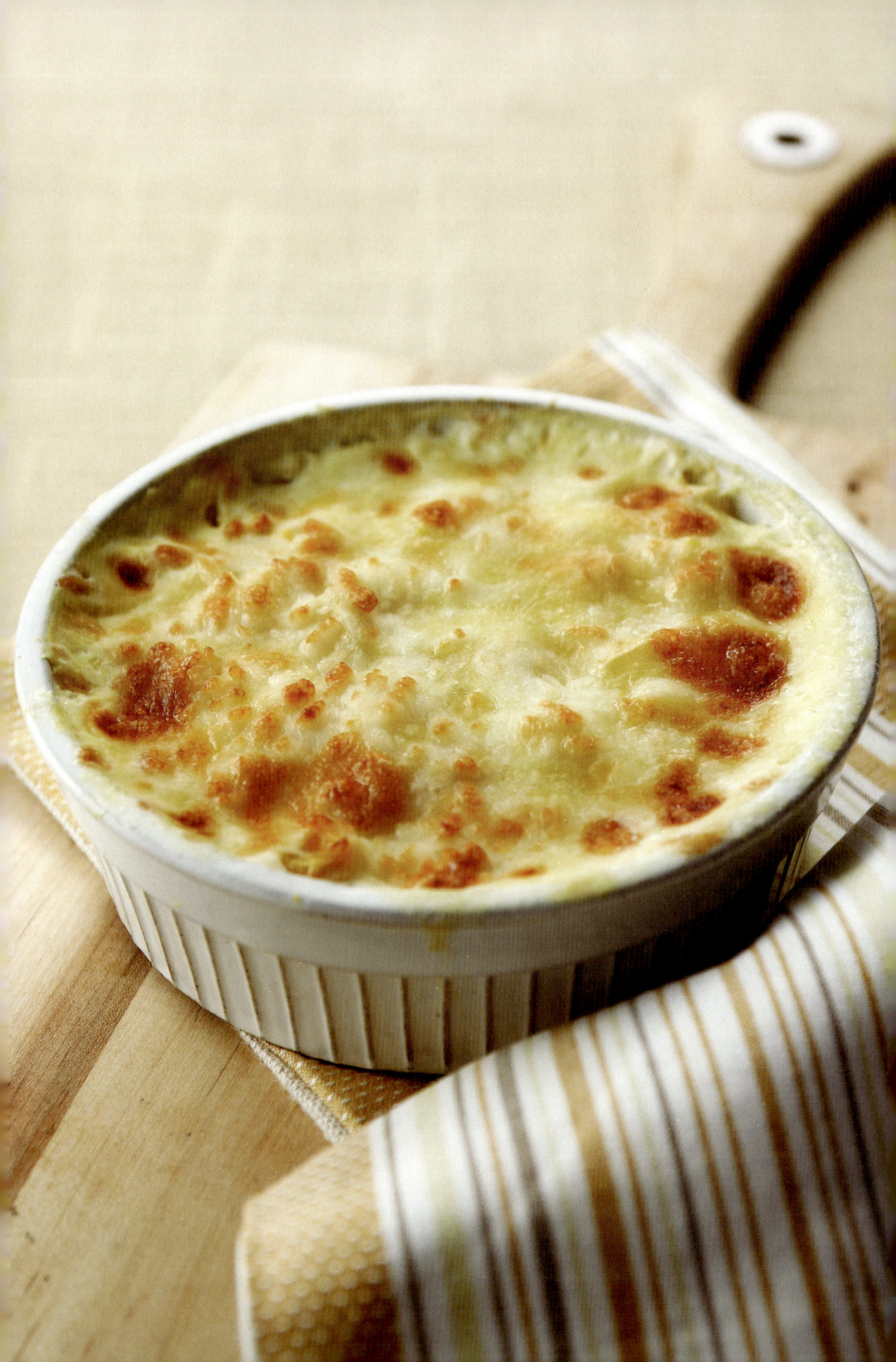

| STEP 1 미음 단계 | STEP 2 죽 단계 | STEP 3 된죽 단계 | **STEP 4 밥 단계** |

Recipe 19
감자계란그라탕

슬라이스한 삶은 계란과 감자를 켜켜이 담아서 치즈를 약간 올리고 오븐에 구워낸 아침식사로 좋은 계란요리입니다. 소화가 잘되는 감자와 부드러운 치즈가 어울려 열량 보충에 좋습니다.

재료(2인분)

감자	80g	**소스 재료**	
계란	50g	양파	40g
토마토	40g	밀가루	4g
피자치즈	20g	우유	200ml
버터	약간	식용유	4g
		소금	약간

만들기

1. 껍질을 깍은 감자를 끓는 물에서 10분 정도 삶아서 준비합니다.
2. 계란을 삶아서 준비합니다.
3. 토마토는 콘카세하여 준비하고(167페이지 참조), 양파는 0.5cm 두께로 채를 썰어 준비합니다.
4. 냄비에 식용유를 두르고 양파를 볶다가 밀가루를 넣고 볶은 다음, 우유를 섞어 점성이 생길 때까지 끓인 뒤 소금으로 간을 하여 소스를 만듭니다.
5. 감자와 토마토는 반으로 자른 후 0.5cm 두께로 슬라이스하고, 계란은 모양 그대로 0.5cm 두께로 통썰기 합니다.
6. 오븐용 그라탕 그릇에 버터를 바르고, 감자, 토마토, 삶은 계란을 켜켜이 담습니다.
7. 6에 미리 만들어둔 소스를 골고루 붓고, 피자치즈를 뿌려줍니다.
8. 180℃ 오븐에서 10분간 익혀 완성합니다.

tip
수술 후에는 면류 섭취를 제한하므로 파스타 같은 이탈리아 음식이 생각난다면 쌀로 만든 그라탕으로 그 맛을 즐겨보기 바랍니다.

영양소 (1인분)
- 열량 231kcal
- 단백질 10g(17%)
- 지방 15g(59%)
- 당질 14g(24%)

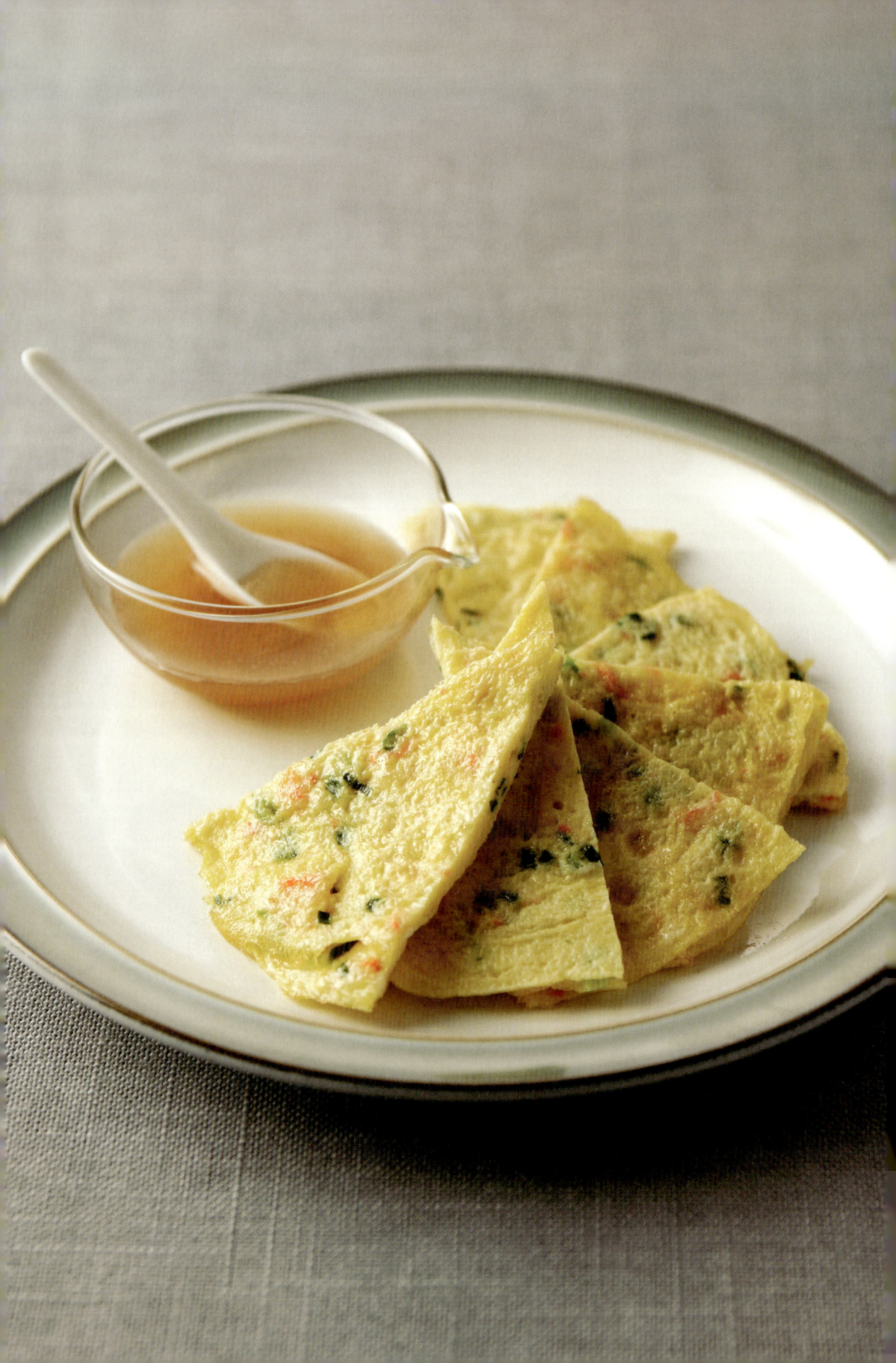

STEP 1 미음 단계 | STEP 2 죽 단계 | STEP 3 된죽 단계 | **STEP 4 밥 단계**

Recipe 20
중국식계란구이

대표적인 단백질 급원 식품 중 하나인 계란은 비타민 A, D, B_1, B_2를 비롯한 각종 영양소가 골고루 함유되어 있고, 철분 함량도 높아 수술 후 환자에게 도움이 되는 식품입니다.
계란에 각종 채소를 넣고 구운 계란구이에 굴소스로 맛을 내어 좀 더 색다르게 즐겨도 좋습니다.

재료(2인분)

계란	110g	미림	6g
게살	50g	생강즙	6g
실파	10g	물	40ml
식용유	약간	**전분물 재료**	
닭국물	60ml(85페이지 참고)	전분	4g
굴소스	4g	물	6ml

만들기

1 게살은 소금물에 씻고 체에 밭쳐 물기를 뺀 다음 다져서 준비합니다.
2 실파는 다져서 준비합니다.
3 볼에 계란을 풀고, 게살과 실파를 넣어 섞어줍니다.
4 팬에 식용유를 두르고 3을 부어 둥근 모양으로 굽고, 한쪽 면이 익으면 뒤집어서 다른 한쪽도 노릇하게 구워냅니다.
5 냄비에 굴소스, 미림, 생강즙, 물을 넣고 끓인 다음, 전분물을 부어 진득해질 때까지 잘 저어줍니다.
6 그릇에 계란구이를 먹기 좋게 잘라 올리고, 소스를 뿌려서 마무리합니다.

tip
계란은 둥근 쪽에는 가실이 있어 세균에 노출되기 쉽기 때문에 뾰족한 곳이 아래로 향하도록 하여 냉장보관합니다.

영양소 (1인분)
열량 167kcal
단백질 10g(24%)
지방 11g(59%)
당질 7g(17%)

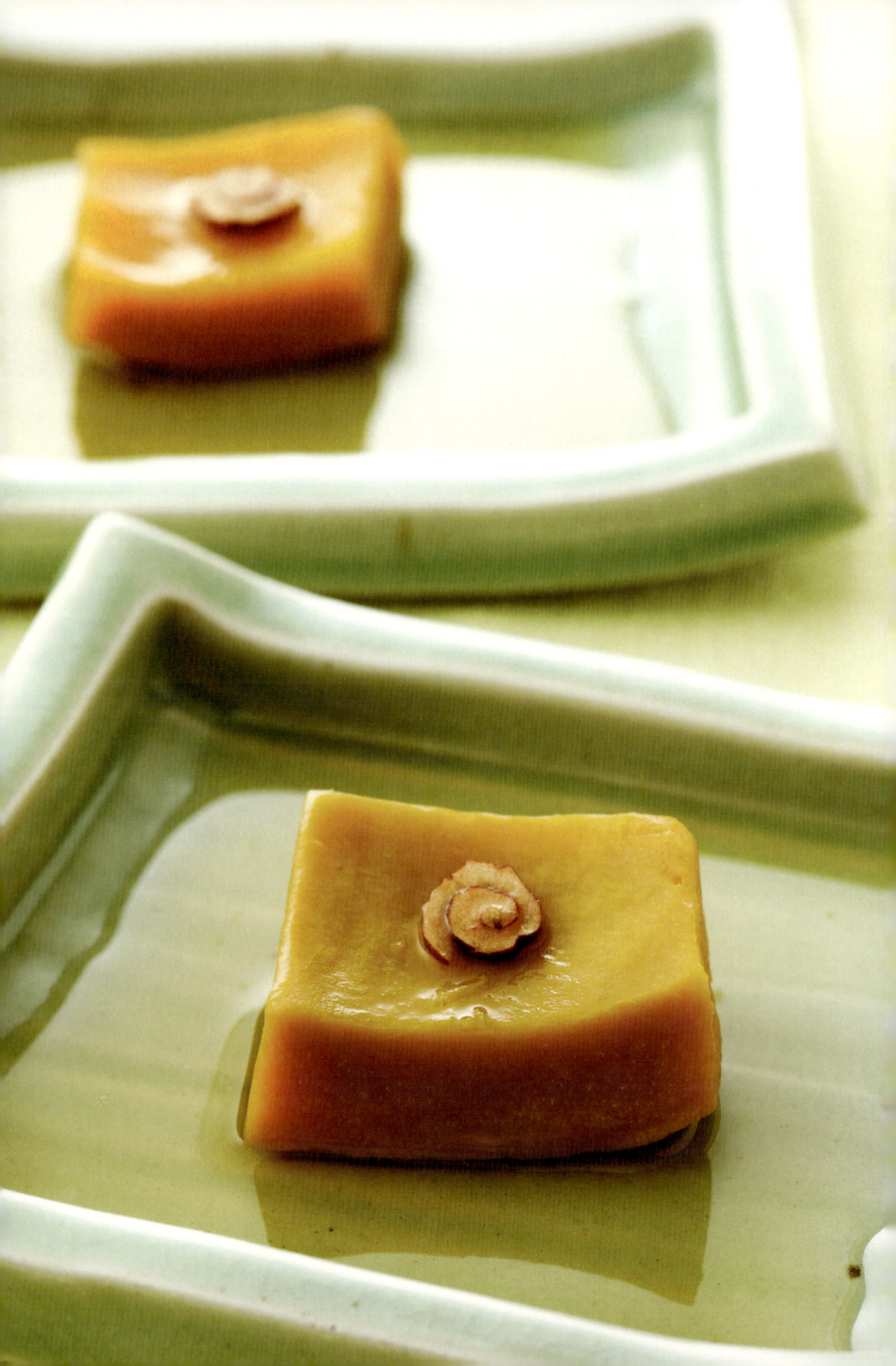

| STEP 1 마음 단계 | STEP 2 죽 단계 | STEP 3 된죽 단계 | **STEP 4 밥 단계** |

Recipe 21
단호박조림

덤핑증후군 예방을 위해 물엿이나 설탕의 사용을 제한하고, 은은한 맛으로 졸여서 단호박 본래의 단맛을 느낄 수 있도록 만든 메뉴입니다.

재료(2인분)
단호박	80g	미림	6g
다시마국물	90ml	**고명**	
국간장	6g	대추	약간

만들기
1. 단호박은 씨와 껍질을 제거하고 먹기 좋은 크기로 자릅니다.
2. 바닥 면적이 좁은 냄비에 단호박과 다시마국물, 국간장, 미림을 넣고 뚜껑을 덮은 다음 약한 불에서 끓여줍니다.
3. 단호박에 양념 맛이 잘 배도록 약 10분간 뭉근하게 졸인 후 불을 끕니다.
4. 그릇에 단호박조림을 담고, 고명을 올려 마무리합니다.

영양소 (1인분)
- 열량 20kcal
- 단백질 1g(20%)
- 지방 0g(0%)
- 당질 4g(80%)

tip
단호박은 직사광선을 피해 서늘한 곳에 보관하며, 오래 보관할 때는 씨와 내용을 긁어내고 랩으로 싸서 냉동실에 보관하는 것이 좋습니다.

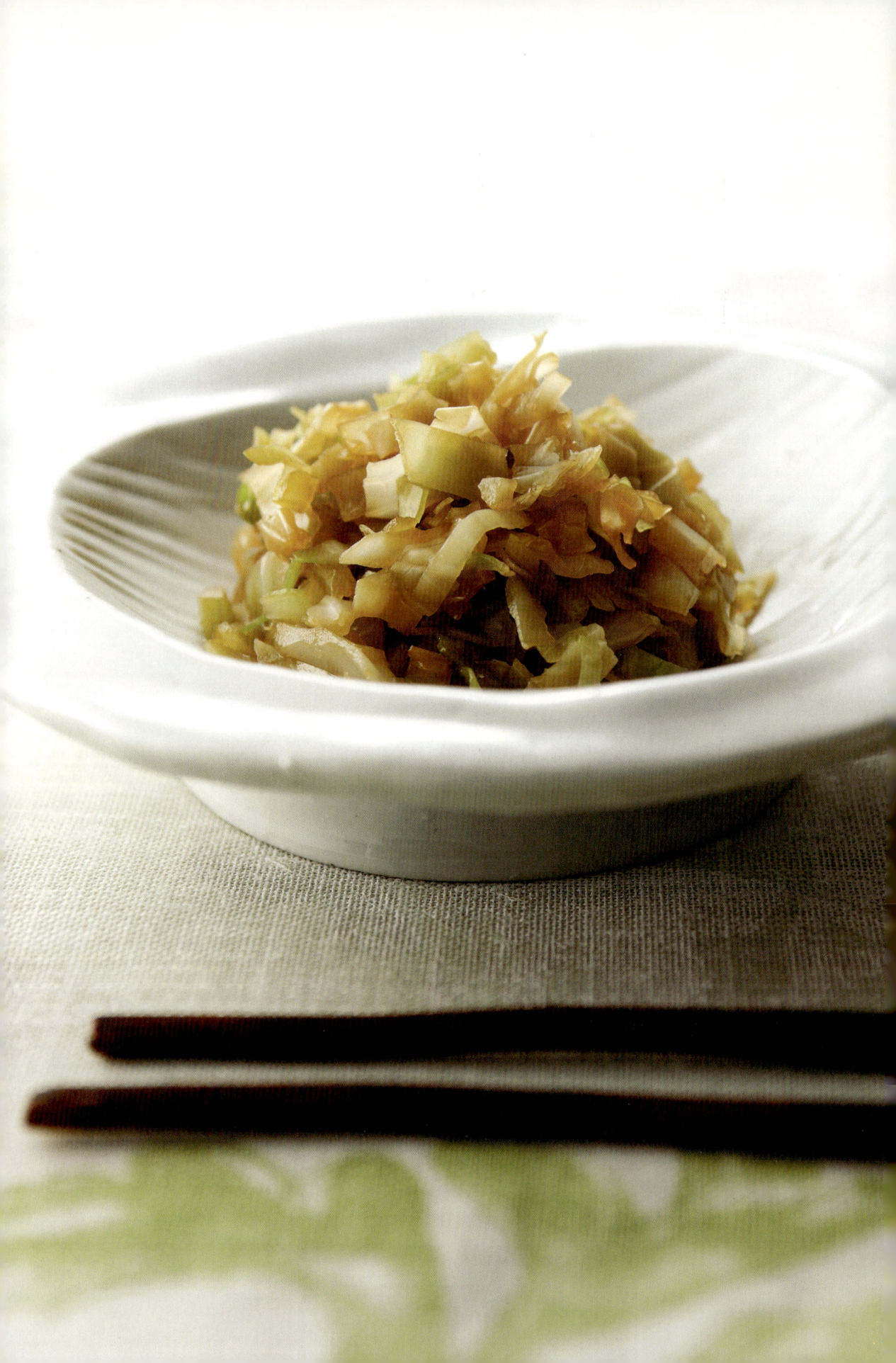

| STEP 1 미음 단계 | STEP 2 죽 단계 | STEP 3 된죽 단계 | **STEP 4 밥 단계** |

Recipe 22
양배추간장무침

양배추는 수분이 많고 섬유소가 적은 채소로, 먹기 좋게 데친 양배추를 자극이 적은 간장 양념으로 깔끔하게 무쳐낸 메뉴입니다.

재료(2인분)
- 양배추 ·············· 80g
- 무침 간장 ······ 20g(86페이지 참고)
- 참기름 · 식초 ·············· 약간

만들기
1. 양배추는 끓는 물에 살짝 데친 후 0.5cm 두께로 채를 썰어 4cm 길이로 잘라 물기를 뺍니다.
2. 볼에 양배추를 넣고, 무침 간장, 올리고당, 참기름, 식초를 넣어 골고루 무친 다음 그릇에 담아냅니다.

tip
양배추를 고를 때에는 속이 단단하고 무거운 것, 겉껍질이 깨끗하고 청색기가 많은 것, 뿌리 쪽이 튀어나오지 않은 것을 선택하는 것이 좋습니다. 반을 나누어 판매하는 것이라면 속이 가지런한 것을 고릅니다.

영양소 (1인분)
- 열량 43kcal
- 단백질 1g(9%)
- 지방 3g(63%)
- 당질 3g(28%)

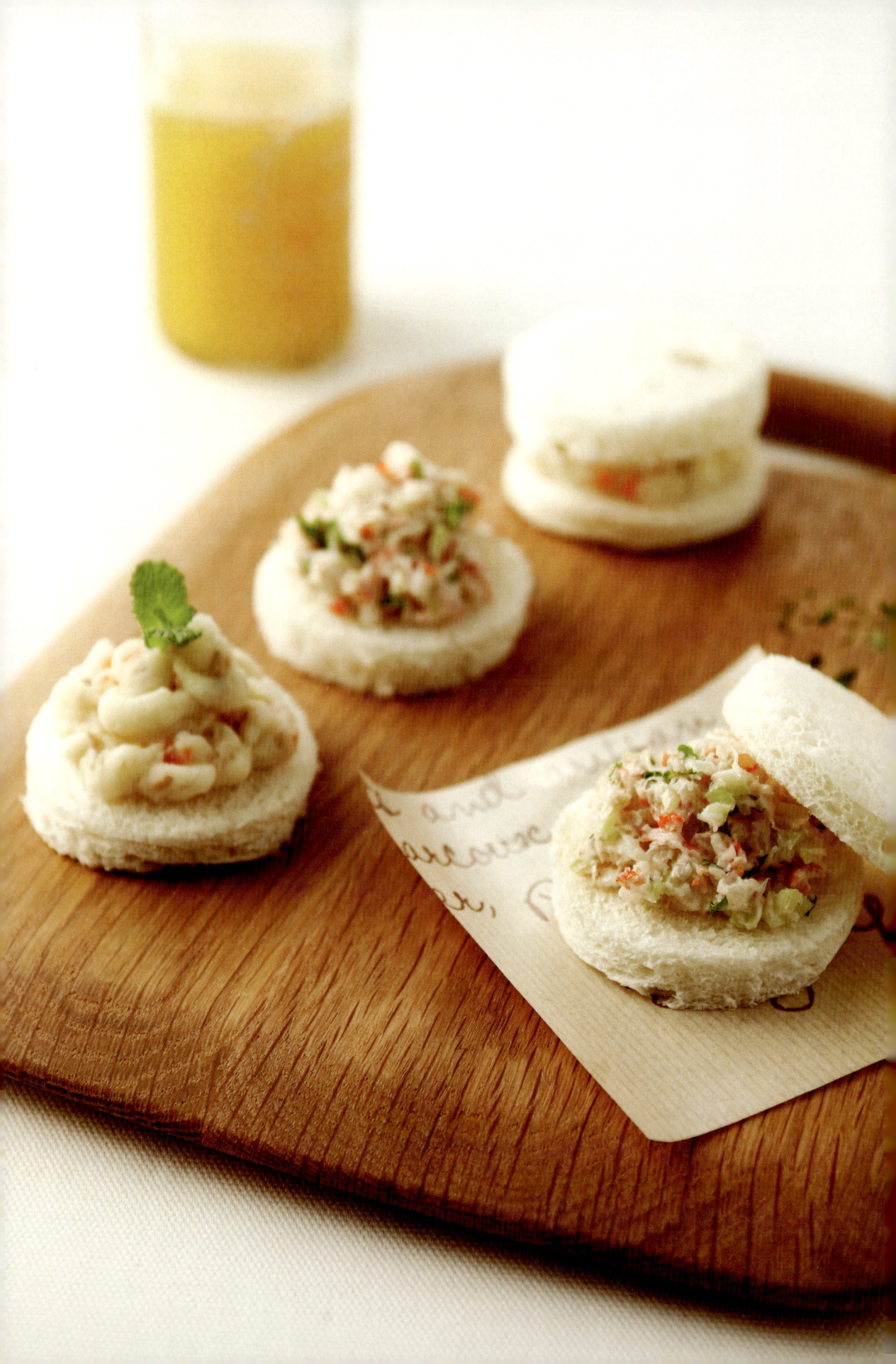

| STEP 1 미음 단계 | STEP 2 죽 단계 | STEP 3 된죽 단계 | **STEP 4 밥 단계** |

Recipe 23
오픈샌드위치

부드러운 식빵 위에 여러 가지 재료를 섞어 올린 샌드위치입니다. 게살, 양파, 오이, 감자 등을 잘게 다져서 부드러운 질감과 함께 씹고 삼키기 쉽도록 만들었습니다.

재료(2인분)

홍게살샌드위치 재료
- 홍게살 50g
- 볶은 양파 30g
- 오이 30g
- 마요네즈 20g
- 머스터드 3g
- 소금 1g
- 우유식빵 1쪽

감자버섯샌드위치 재료
- 으깬 감자 80g
- 볶은 양파 30g
- 볶은 당근 20g
- 볶은 양송이 버섯 30g
- 버터 15g
- 우유 10ml
- 소금 1g
- 우유 식빵 1쪽

홍게살샌드위치 만들기

1 홍게살은 물기가 없도록 꼭 짠 후 잘게 다져줍니다.
2 양파와 오이는 0.5cm로 다지고, 오이는 껍질을 벗겨 사용합니다.
3 게살과 야채를 섞고, 마요네즈, 머스터드, 소금을 넣어 고루 섞어줍니다.
4 식빵을 먹기 좋게 자른 후 그 위에 게살 믹스를 얹습니다. 기호에 따라 신선한 파슬리 게살 믹스에 넣어 먹어도 좋습니다.

감자버섯샌드위치 만들기

1 감자는 푹 삶아서 체에 걸러 부드럽게 해준 후 버터와 우유, 소금을 넣어 간을 맞춥니다.
2 양파와 버섯, 당근을 잘게 다진 후 살짝 볶아줍니다.
3 볶아낸 야채를 으깬 감자에 넣어 잘 섞습니다.
4 식빵을 먹기 좋게 자른 후 그 위에 감자 버섯 믹스를 얹어 완성합니다.

홍게살샌드위치 영양소 (1인분)
- 열량 158kcal
- 단백질 7g(18%)
- 지방 10g(57%)
- 당질 10g(25%)

감자버섯샌드위치 영양소 (1인분)
- 열량 179kcal
- 단백질 3g(7%)
- 지방 11g(55%)
- 당질 17g(38%)

tip 식빵을 선택할 때는 섬유소가 많은 호밀빵이나 잡곡빵 보다는 섬유소가 적은 우유식빵이 좋습니다.

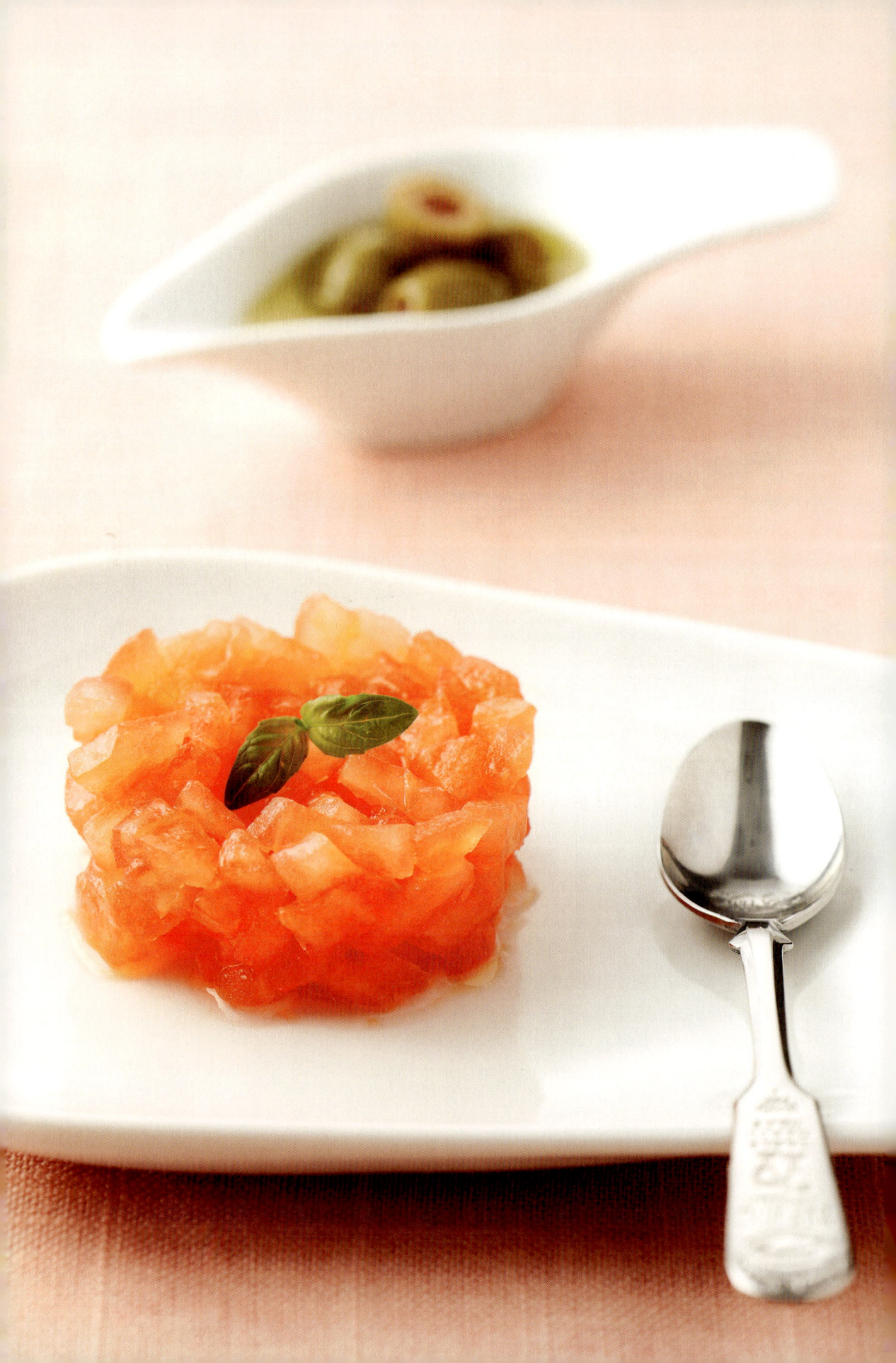

STEP 1 미음 단계　　STEP 2 죽 단계　　STEP 3 된죽 단계　　STEP 4 ▼ 밥 단계

Recipe 24
토마토올리브유무침

토마토를 올리브유에 깔끔하게 무친 메뉴입니다. 항암 식품으로 토마토를 많이 권장하는데, 차게 준비하여 토마토를 다양하게 자주 먹을 수 있도록 했습니다.

재료(2인분)
- 토마토 ······ 160g
- 소금 ······ 소량
- 올리브유 ······ 8g

고명
- 애플민트 ······ 약간

만들기
1. 토마토는 꼭지를 칼로 떼어내고, 윗부분에 열십자로 칼집을 낸 뒤 윗부분을 아래로 하여 끓는 물에 살짝 데칩니다.
2. 잘린 곳의 껍질이 벗겨지면 끓는 물에서 건져내어 찬물에 넣고 전체 껍질을 벗깁니다.
3. 껍질 벗긴 토마토를 도마에 올려 먹기 좋은 크기로 자릅니다.
4. 3을 그릇에 담고 소금과 올리브유를 뿌린 후 고명을 얹어 완성합니다.

tip
토마토에는 지용성비타민이 많이 들어 있어 기름과 함께 섭취하면 비타민 흡수를 더욱 증가시키므로 올리브유 등의 샐러드유에 버무려 먹는 것이 좋습니다.

영양소 (1인분)
- 열량 48kcal
- 단백질 1g(8%)
- 지방 4g(75%)
- 당질 2g(17%)

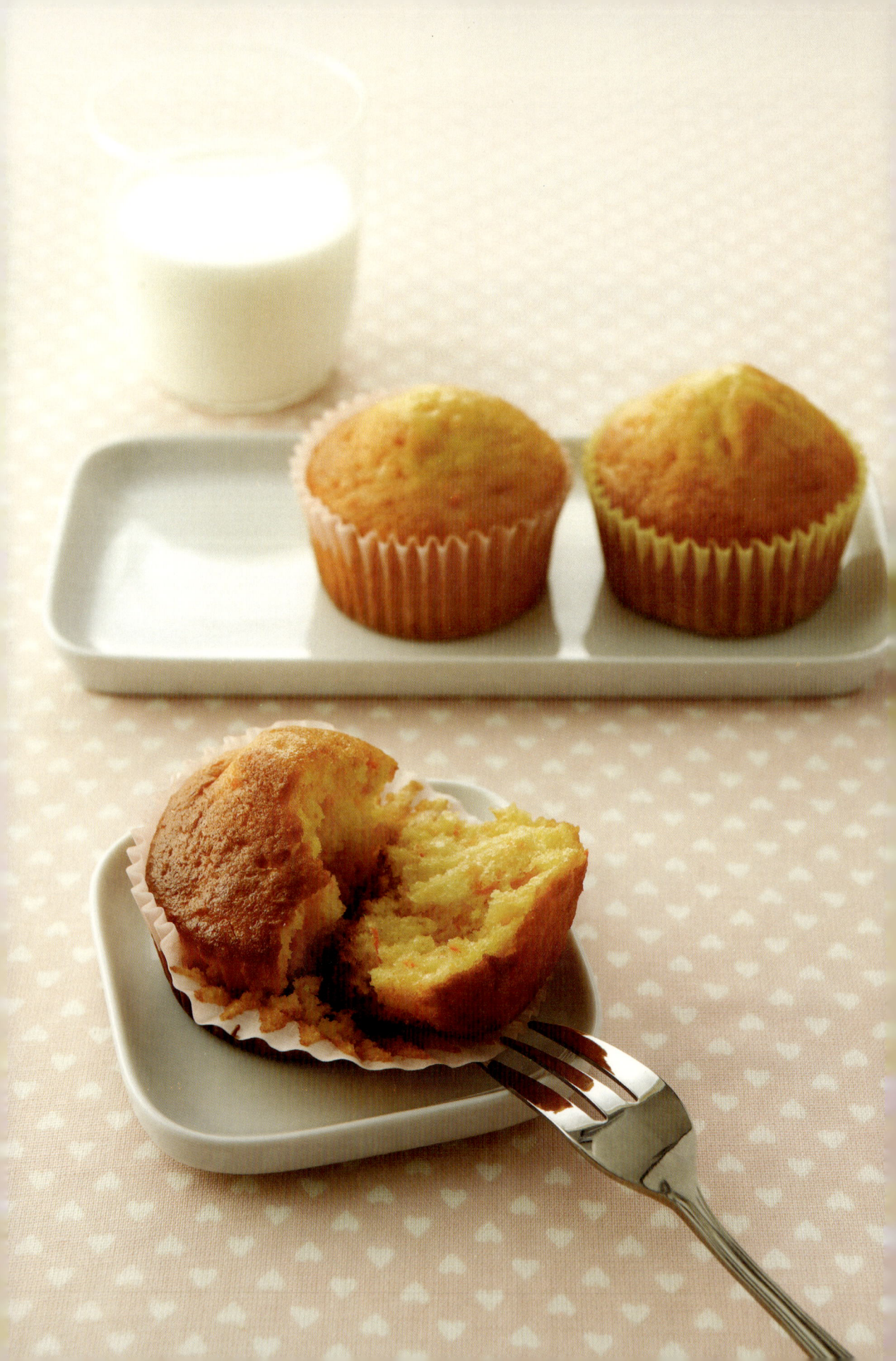

| STEP 1 미음 단계 | STEP 2 죽 단계 | STEP 3 된죽 단계 | **STEP 4 밥 단계** |

Recipe 25
당근머핀

집에서 쉽고 간편하게 만들 수 있는 머핀 재료를 제안해 드립니다.
기존 머핀과는 달리 달지 않고, 기름지지 않게 만들어서 열량 보충용 간식으로 먹으면 좋습니다.

재료(2인분)

당근(강판에 갈은 건지+당근물)	40g	계란	55g
밀가루 박력분	30g	우유	10ml
버터	5g	올리브오일	5g
황설탕	16g	베이킹파우더 · 소금	약간

만들기

1 당근은 강판에 갈아서 준비합니다.
2 밀가루 박력분은 약간의 베이킹파우더와 섞어서 체에 내립니다.
3 볼에 버터와 설탕을 넣고 버터 색이 연해질 때까지 거품기로 크림화시켜 줍니다. 크림화된 버터에 계란을 2~3회 나누어 넣으면서 섞어주다가 우유를 넣고 설탕이 완전히 녹을 때까지 섞어줍니다.
4 3에 2를 넣어 잘 섞은 뒤 갈아둔 당근을 섞어줍니다.
5 머핀 틀에 반죽을 나눠 넣고, 170℃의 오븐에서 35분간 구워냅니다.
6 완성된 머핀은 그릇에 담아 완성합니다.

영양소 (1인분)
- 열량 167kcal
- 단백질 4g(10%)
- 지방 7g(38%)
- 당질 22g(53%)

> **tip**
> 당근은 색이 진하고 곧으며, 잔뿌리가 없고 표면이 매끄러우면서 너무 굵지 않은 것이 좋습니다. 손톱으로 눌러봤을 때 자국이 생기고 수분이 느껴지는 것이 달고 맛있습니다. 보관은 냉장고보다 실온에서 마르지 않게 두는 것이 좋습니다. 속까지 짙은 주황색을 띠는 것이 좋은 상품입니다.

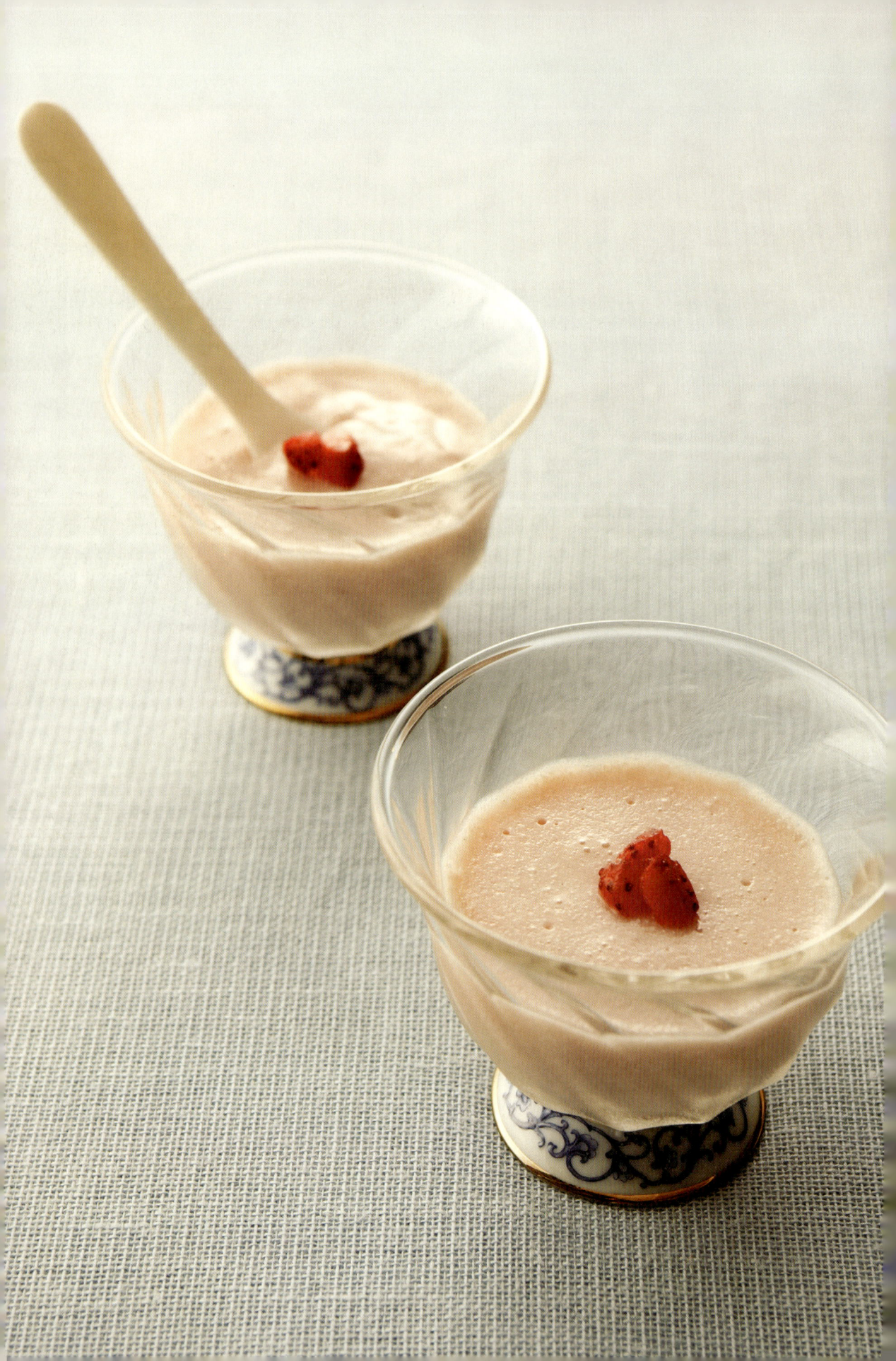

| STEP 1 미음 단계 | STEP 2 죽 단계 | STEP 3 된죽 단계 | **STEP 4 밥 단계** |

Recipe 26
딸기무스

무스에는 생크림과 우유가 들어가서 열량 섭취를 높일 수 있는 간식으로,
단맛이 강한 것이 특징이나 생크림 양을 줄여 담백한 맛을 내도록 만들었습니다. 봄에는 딸기,
여름에는 복숭아 등 계절 과일을 이용하면 다양한 맛의 무스를 즐길 수 있습니다.

재료(2인분)
딸기우유 · · · · · · · · · 100ml	생크림 · · · · · · · · · 4g
냉동딸기 · · · · · · · · · 40g	**고명**
젤라틴가루 · · · · · · · · · 2g	냉동딸기 · · · · · · · · · 30g

만들기

1. 냄비에 딸기우유를 붓고 약한 불에서 끓이다가 우유가 데워지면 젤라틴가루를 넣고 잘 녹여줍니다.
2. 냉동딸기는 일부는 믹서기에 갈아서 준비하고, 일부는 깍둑썰어 고명으로 준비합니다.
3. 1에 갈은 딸기와 생크림을 넣고 골고루 섞어줍니다.
4. 무스용 용기에 3을 넣고 냉장고에 넣어 차갑게 식히면서 무스 모양을 잡아줍니다.
5. 4에 썰어 놓은 딸기를 고명으로 올려 완성합니다.

영양소 (1인분)
- 열량 45kcal
- 단백질 1g(9%)
- 지방 1g(20%)
- 당질 8g(71%)

tip
제철딸기는 육질에 탄력이 있고 단맛보다는 신맛이 먼저 느껴집니다. 또한 수분이 적고 씹히는 맛이 일품입니다. 최근 나오는 냉동딸기도 질이 좋으므로 제철이 아닐 때는 냉동딸기를 이용해도 좋습니다.

STEP 4 밥 단계
세브란스병원 위암클리닉 권장 식단

1일 식단 A

아침	토스트 2장 + 브로콜리아몬드수프 150ml + 오믈렛(계란 2개) + 토마토올리브유무침 + 포도주스 100ml
아침 간식	콩죽 150ml
점심	오리고기비빔밥(진밥 2/3공기) + 팽이맑은국 100ml + 동태포버터구이 + 물김치 + 과일(사과, 오렌지)
점심 간식	오픈샌드위치 + 우유
저녁	진밥 2/3공기 + 된장찌개 100ml + 샤브샤브무침 + 고등어구이 + 단호박조림 + 물김치
저녁 간식	딸기무스 + 고구마경단 2개
하루 섭취량	열량 2,151kcal 단백질 104g 지방 66g 당질 282g

1일 식단 B

아침	진밥 2/3공기 + 가리비만두국 100ml + 소고기장조림 + 조기구이 + 양배추간장무침 + 물김치
아침 간식	중국식계란구이 150g
점심	시금치게살덮밥(밥 2/3공기) + 미소국 100ml + 닭고기발사믹조림 + 물김치 + 과일(키위, 배)
점심 간식	당근머핀 50g + 우유
저녁	진밥 2/3공기 + 추어탕 100ml + 두부된장초무침 + 감자채볶음 + 물김치 + 과일(메론)
저녁 간식	망고무스 + 마드레느 2개
하루 섭취량	열량 2,099kcal 단백질 99g 지방 61g 당질 305g

1일 식단 C

아침	진밥 2/3공기 + 대구맑은찌개 100ml + 두부잡채 + 호박새우젓볶음 + 물김치
아침 간식	옥수수죽 150ml
점심	양송이조또(밥 2/3공기) + 맑은야채수프 100ml + 양상추샐러드&요거트드레싱 + 물김치 + 포도
점심 간식	파운드케이크 50g + 매실주스 100ml
저녁	진밥 2/3공기 + 닭곰탕 100ml + 버섯어선 + 가지볶음 + 물김치 + 사과
저녁 간식	우유푸딩 + 버터쿠키 2조각
하루 섭취량	열량 2,130kcal 단백질 77g 지방 62g 당질 310g

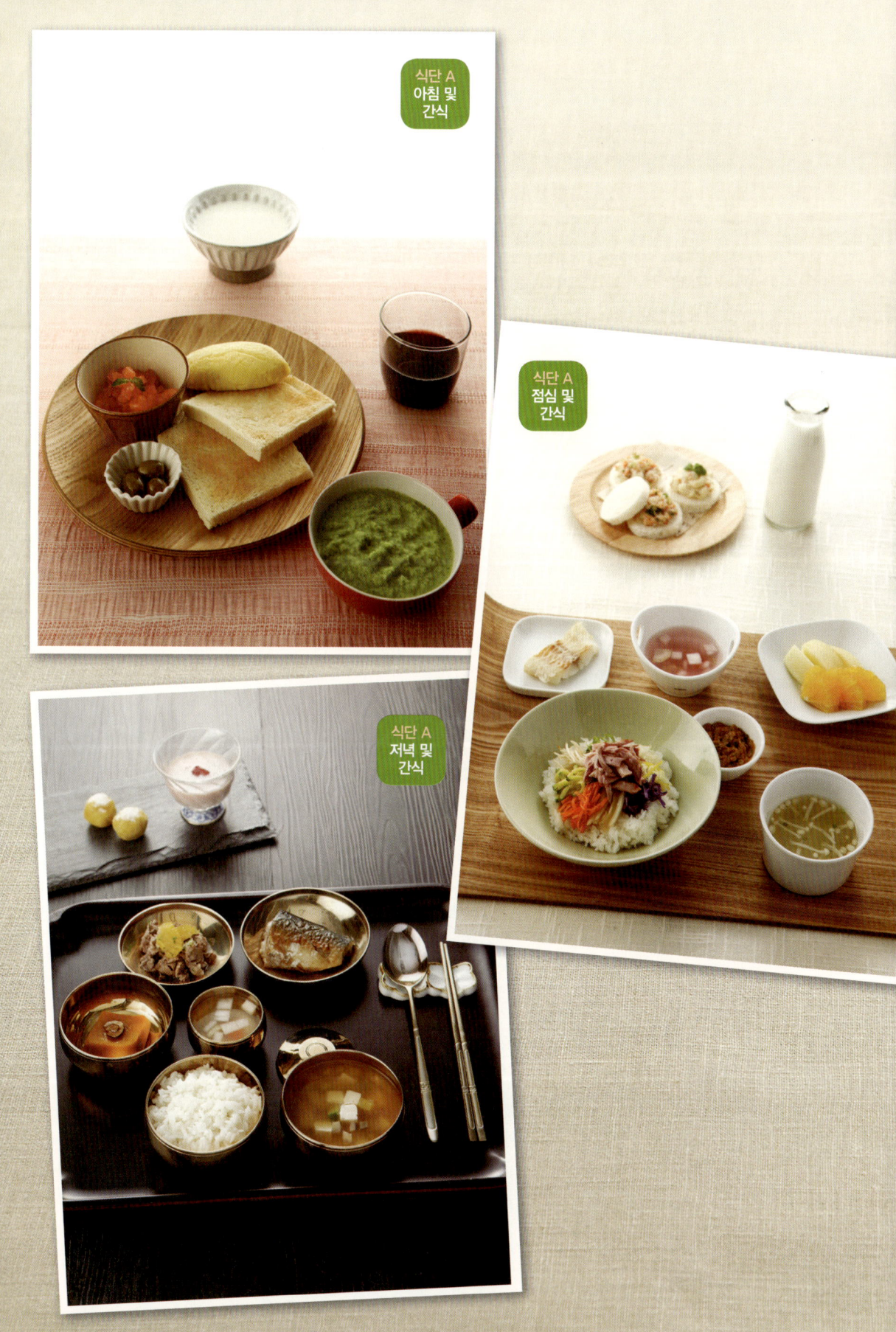

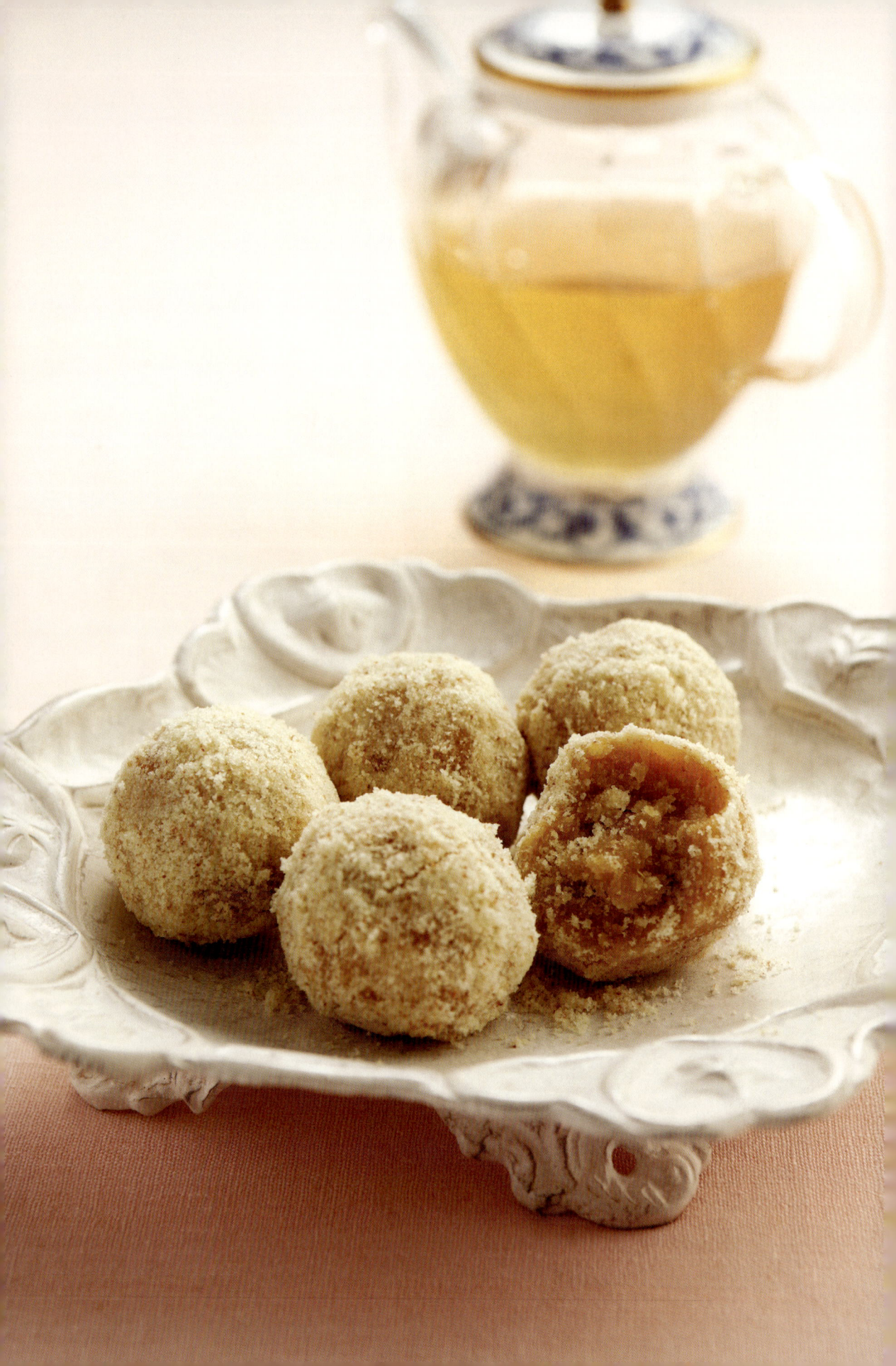

chapter 6
영양 간식 — 영양 보충제로 영양 밀도 높이기

Recipe 1
고구마경단 + 메디푸드(영양 보충제)

고구마는 탄수화물 식품으로 열량 보충에 효과적일 뿐만 아니라 비타민 A, C, E와 무기질이 풍부하여 간식으로 섭취하기에 손색이 없습니다. 으깬 고구마에 카스텔라를 넣어 둥글게 빚은 고구마경단은 그 자체로도 좋지만, 영양 보충제를 함께 넣어 만들면 달콤하고 부드러운 맛은 그대로 유지하면서 영양가는 높인 훌륭한 간식이 완성됩니다.
▶STEP 3 된죽 단계부터 이용가능합니다.

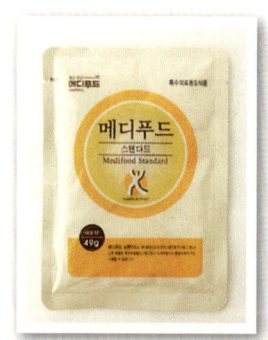

재료(2인분)
고구마	110g	메디푸드	15g
카스텔라	100g		

만들기
1 고구마는 삶아서 껍질을 벗깁니다.
2 카스텔라는 고운 체에 밭쳐 고운 가루로 만듭니다.
3 삶은 고구마와 가루로 낸 카스텔라 2/3 그리고 메디푸드 15g을 고루 섞어 경단을 만듭니다.
4 3의 경단을 남은 카스텔라에 굴려 옷을 입힙니다.
5 완성된 고구마경단을 접시에 예쁘게 담아냅니다.

영양소 (1인분)	보충제 제외 시
열량 282kcal	열량 253kcal
단백질 6g(9%)	단백질 5g(8%)
지방 6g(19%)	지방 5g(18%)
당질 51g(72%)	당질 47g(74%)

> **tip**
> 고구마는 통째로 삶은 뒤 사용해야 영양 손실이 적습니다. 고구마를 삶을 때 냄비의 물이 끓기 시작하면 중간 불로 낮추어 속까지 골고루 익히도록 합니다.

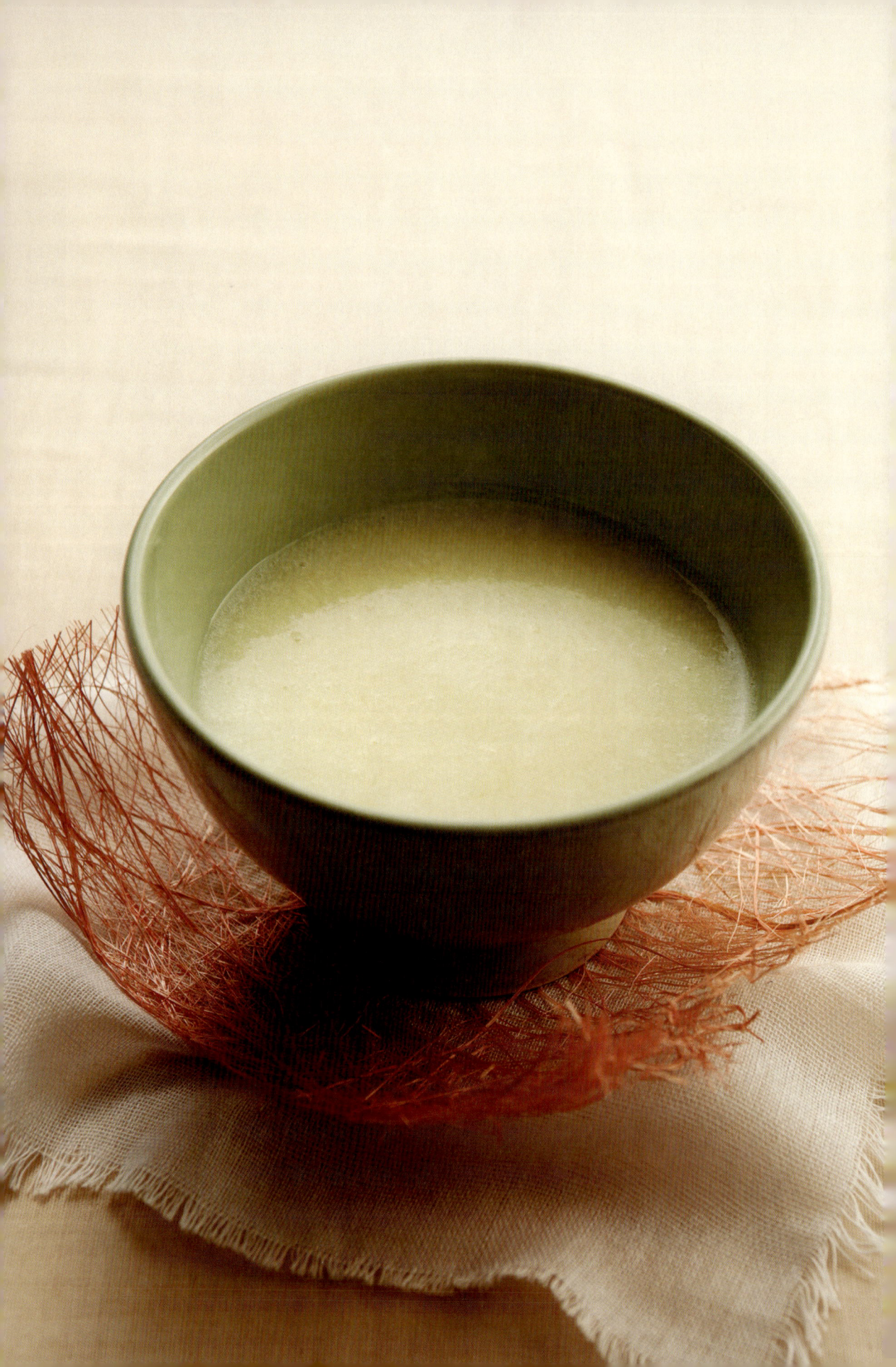

Recipe 2 감자우유죽 + 엔슈어(영양 보충제)

감자우유죽은 부드럽고 소화에 부담이 없어 간식으로 섭취하기 좋은 음식입니다. 감자는 대표적인 탄수화물 식품으로 열량을 보충하는 효과가 있지만 단백질 함유량이 낮기 때문에 전지분유를 넣어 단백질을 보충했습니다. 여기에 영양 보충제를 함께 섞으면 단백질을 비롯한 여러 영양소를 골고루 섭취할 수 있는 영양만점의 감자우유죽이 완성됩니다.
▶STEP 3 죽 단계부터 이용가능하며, 죽의 농도를 조절하면 STEP 1 미음 단계에서도 섭취가능합니다.

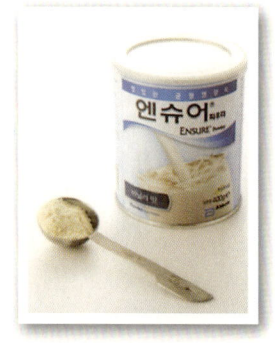

재료(2인분)

감자	80g	물	400ml
불린 쌀	40g	소금	약간
전지분유	8g	엔슈어	20g

만들기

1 감자는 삶아서 껍질을 벗겨냅니다.
2 준비된 재료를 혼합하여 믹서기로 곱게 갈아줍니다.
3 2의 재료를 냄비에 넣고 중간 불에서 저어가면서 3~4분 가량 끓인 뒤 소금으로 간을 맞춥니다.
4 조리가 완료되면 엔슈어 20g을 첨가하여 고루 섞어 저은 후 용기에 담아냅니다.

영양소 (1인분)	보충제 제외 시
열량 135kcal	열량 85kcal
단백질 5g(15%)	단백질 3g(14%)
지방 3g(20%)	지방 1g(11%)
당질 22g(65%)	당질 16g(75%)

tip 미음이 눌지 않도록 두꺼운 냄비를 사용하여 끓이도록 합니다. 또한 감자의 전분 때문에 불기 쉬우므로 조리 후 빨리 먹는 것이 좋습니다.

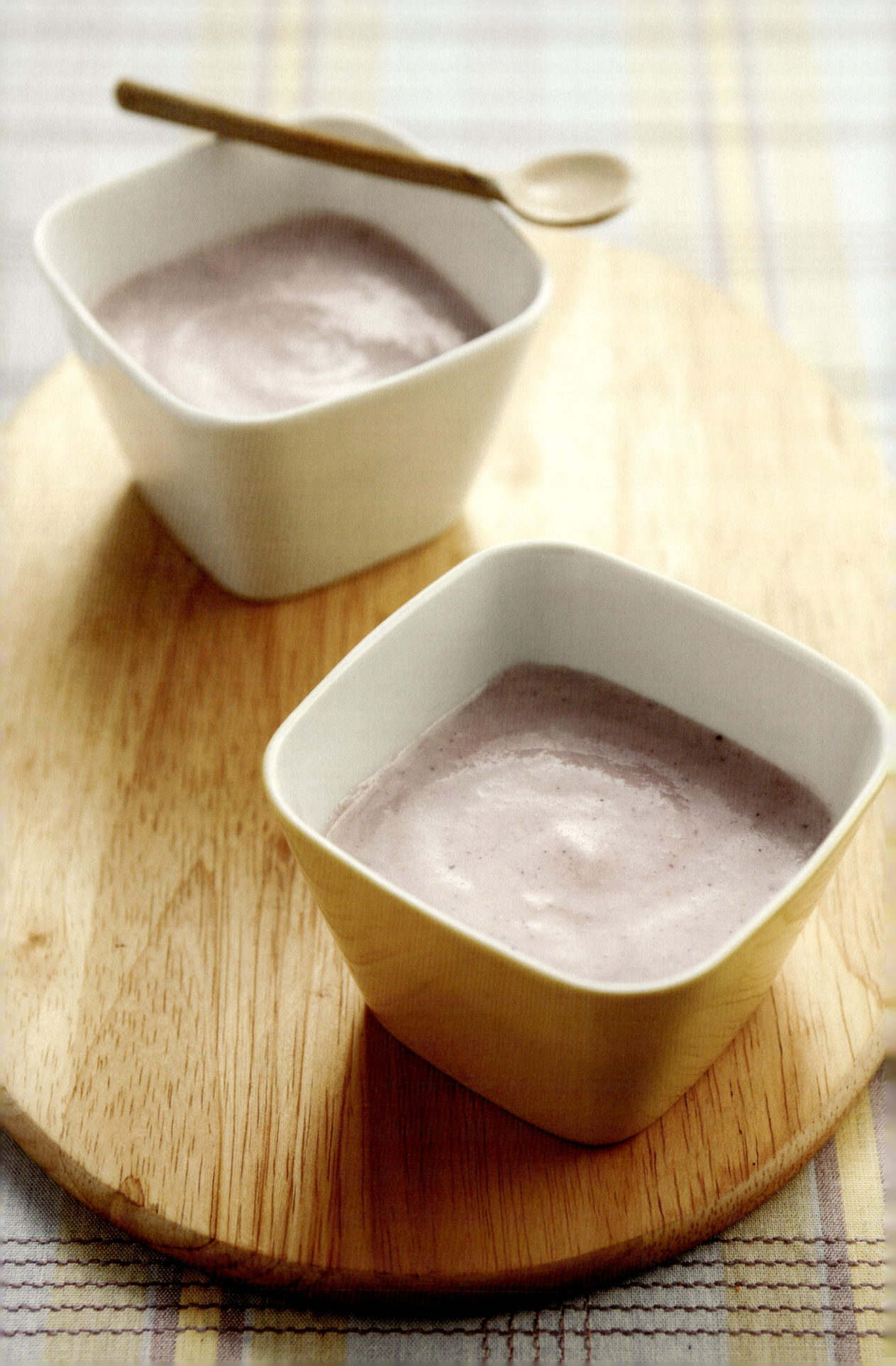

Recipe 3
블루베리요거트 + 맥시줄(열량 보충제)

블루베리요거트는 상큼하고 시원한 맛이 특징이며, 색감도 고와 눈으로도 즐길 수 있는 음식입니다. 블루베리는 뉴욕타임스가 선정한 10대 건강식품 수퍼푸드에 꼽힐 정도로 각종 비타민과 무기질이 풍부하고, 항산화물질이 많이 함유되어 있어 회복기 환자에게 도움이 되는 식품입니다. 새콤달콤한 맛이 특징인 블루베리요거트는 그 자체를 섭취하는 것도 좋지만, 위절제술 후 섭취량이 적을 때 열량 보충제를 추가하면 영양 밀도를 더욱 높일 수 있습니다.
▶STEP 1 미음 단계부터 섭취 가능하나, 유제품을 먹을 때는 1/3씩 나누어 먹으면서 적응도를 살펴봅니다.

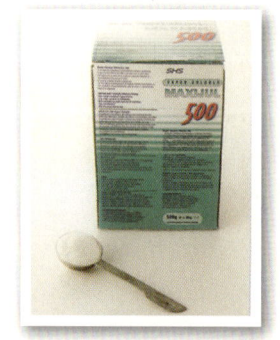

재료(2인분)
플레인요거트	60g	소금	약간
블루베리파이필링	30g	맥시줄	20g
우유	120ml		

만들기
1 준비된 재료를 혼합하여 믹서기로 곱게 갈아줍니다.
2 곱게 갈은 재료를 맥시줄 20g과 고루 섞습니다.
3 시원한 상태로 만들어 유리컵에 담아냅니다.

tip
블루베리는 15일 정도 냉장보관이 가능하며, 다른 과일과는 달리 1년 이상 냉동보관해도 색상이나 성분의 변화가 거의 없습니다. 블루베리 대신 다른 제철과일을 이용하면 다양한 맛의 요거트를 즐길 수 있습니다.

영양소 (1인분)	보충제 제외 시
열량 119kcal	열량 79kcal
단백질 3g(10%)	단백질 3g(15%)
지방 3g(23%)	지방 3g(34%)
당질 20g(67%)	당질 10g(51%)

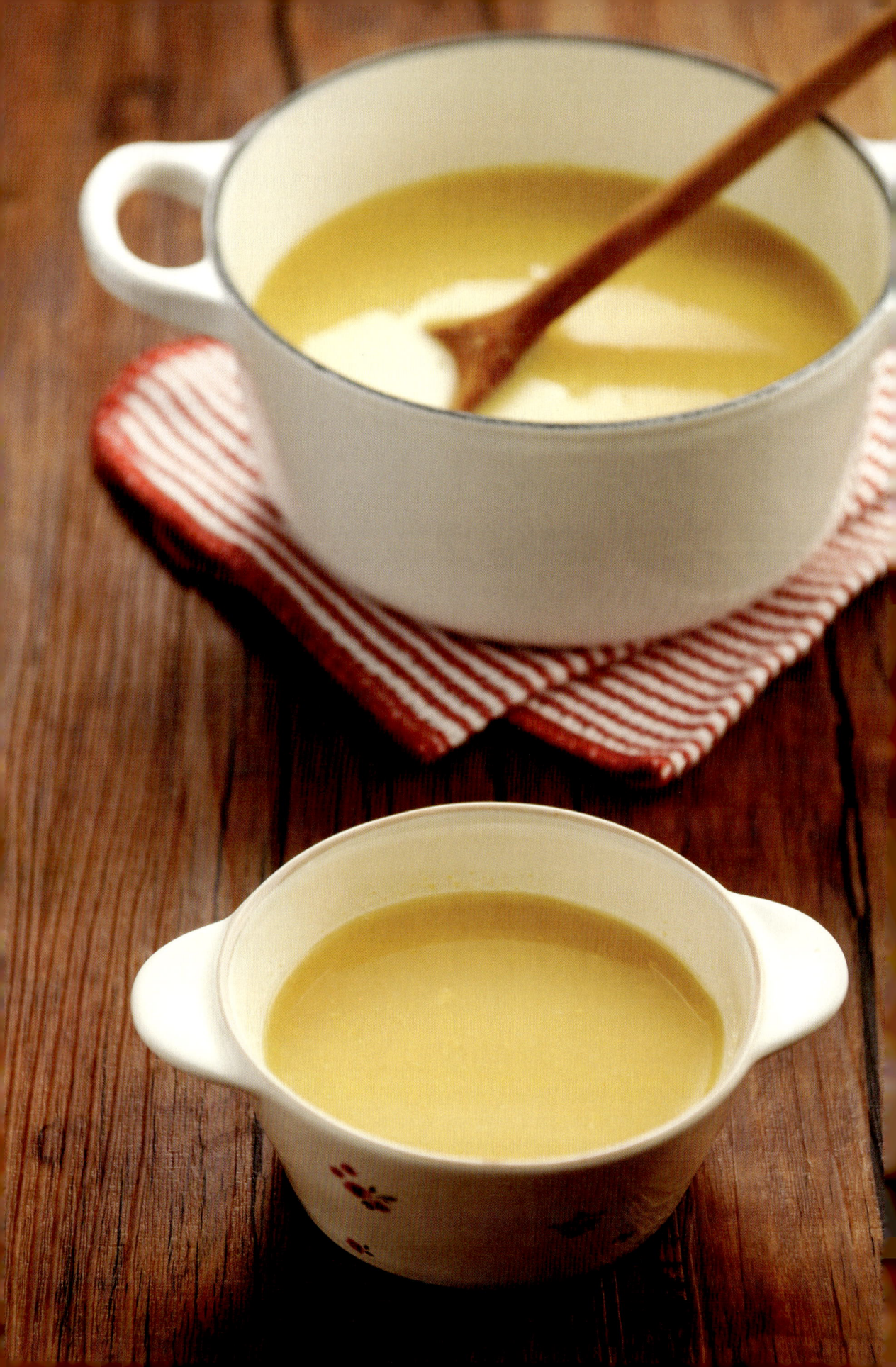

Recipe 4
옥수수죽 + 폴리코즈(열량 보충제)

옥수수는 비타민 E와 레시틴이 풍부하고 철분 보충에도 효과적인 식품입니다. 반면에 일부 아미노산 성분이 함유되어 있지 않아 그 자체만으로는 영양가가 낮은데, 쌀과 함께 죽을 쑤어 먹으면 이러한 점을 보완할 수 있습니다. 옥수수죽에 열량 보충제를 첨가하여 만들면 고소한 맛은 그대로 유지하면서 열량을 높일 수 있습니다.
▶STEP 2 죽 단계부터 이용 가능하며, 죽의 농도를 조절하면 STEP 1 미음 단계에서도 섭취가능합니다.

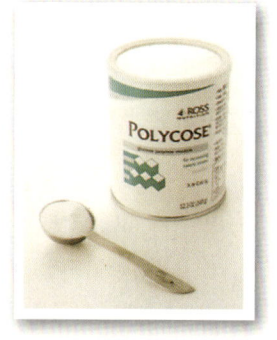

재료(2인분)
캔옥수수	60g	소금	약간
불린 쌀	40g	폴리코즈	40g
물	400ml		

만들기
1 캔옥수수는 곱게 갈아 체에 한번 밭쳐냅니다.
2 준비된 재료를 모두 혼합하여 믹서기로 곱게 갈아줍니다.
3 2의 재료를 섞어 냄비에 넣고, 중간 불에서 저어가면서 3~4분 가량 끓인 뒤 소금으로 간을 맞춥니다.
4 조리가 완료되면 폴리코즈 40g을 첨가하여 고루 섞은 후 용기에 담아냅니다.

tip
옥수수는 껍질에 섬유소가 많이 함유되어 있으므로 곱게 갈아 사용하되, 섬유질을 최대한 줄이기 위해 고운 체에 밭쳐 껍질을 완전히 제거해야 부드러운 식감의 옥수수죽이 완성됩니다.

영양소 (1인분)	보충제 제외 시
열량 148kcal	열량 72kcal
단백질 2g(5%)	단백질 2g(11%)
지방 0g (0%)	지방 0g(0%)
당질 35g(95%)	당질 16g(89%)

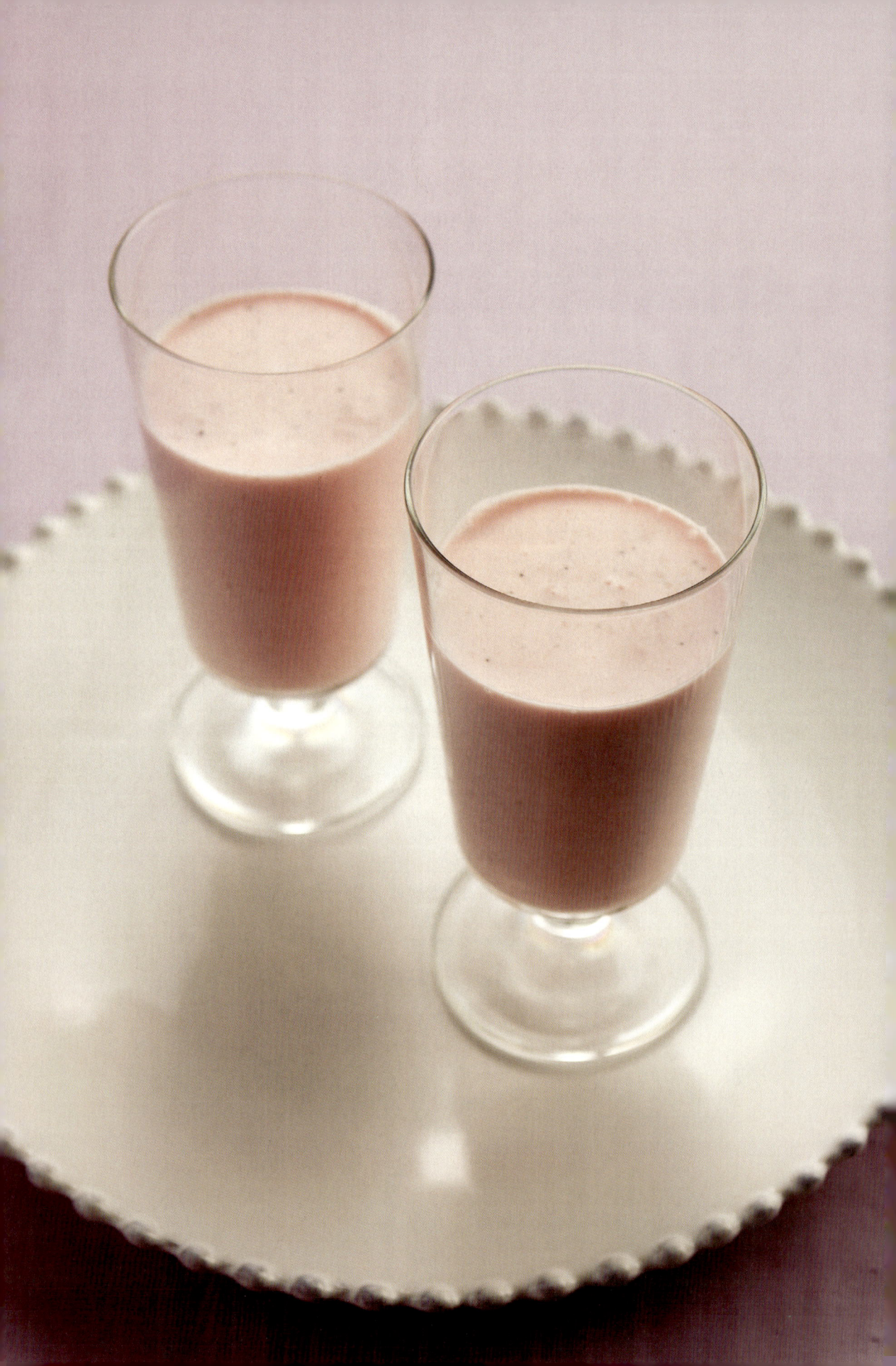

Recipe 5
딸기세이크 + 프로맥스(단백질 보충제)

딸기에는 비타민 C가 다량 함유되어 있어 새콤달콤한 맛이 나고
특유의 상큼한 느낌이 있어 식욕을 자극하는 효과가 있습니다.
반면에 단백질과 지방은 거의 들어있지 않아 우유와 함께 먹으면
영양적으로 균형이 맞을 뿐만 아니라 딸기의 신맛이 중화되어 더욱
부드럽게 즐길 수 있습니다. 여기에 단백질 보충제를 넣어 함께 섭취하면
위절제술 후 단백질 요구량이 증가된 환자들에게
더욱 효과적인 간식이 됩니다.
▶STEP 3 된죽 단계부터 이용 가능하며, 적응도에 따라 STEP 2 죽 단계에서도
소량씩 섭취가 가능합니다.

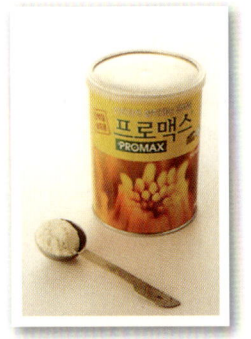

재료(2인분)
딸기 · 160g   프로맥스 · 20g
우유 · 400ml

만들기
1 준비된 재료를 혼합하여 믹서기로 곱게 갈아줍니다.
2 곱게 갈은 재료를 프로맥스 20g과 고루 섞습니다.
3 시원한 상태로 만들어 유리컵에 담아냅니다.

영양소 (1인분)	보충제 제외 시
열량 174kcal	열량 138kcal
단백질 16g(37%)	단백질 7g(20%)
지방 6g(31%)	지방 6g(39%)
당질 14g(32%)	당질 14g(41%)

tip
딸기는 소쿠리에 담아 흐르는 물에 헹구듯이 씻는 것이 좋습니다. 너무 오래 씻으면 표면이 쉽게 물러져 맛과 향이 떨어질 뿐만 아니라 30초 이상 물에 담글 경우 수용성 비타민인 비타민 C가 물에 용해되어 손실되므로, 꼭지를 떼지 않은 채 재빨리 헹구도록 합니다.

환자사례
회복 정도에 따라 식사를 진행해야 합니다

유달리 잊혀지지 않는 환자가 있습니다. 바로 C씨(46세, 남성)인데, 수술한 지 4개월이 지난 후에도 얼굴과 말투까지 또렷하게 기억날 정도입니다. 처음 만났을 때 C씨는 깡마른 상태였습니다. 어느 날부터인가 소화가 잘되지 않고 속이 더부룩한 증상이 계속되었지만 집안 형편이 넉넉하지 않아 소화제만 복용해왔다고 했습니다. 그러다가 점점 식사하는 것이 힘들어지면서 체중이 줄기 시작했고, 심한 통증으로 정신을 잃고 쓰러지고 나서야 병원을 방문했다가 위암 진단을 받게 되었습니다. 당시 C씨는 위암이 많이 진행된 상태였지만 다행히도 다른 장기에 전이된 흔적은 발견되지 않았고, 암의 위치가 유문부와 근접해있어 위부분절제술에 그칠 수 있었습니다.

수술 전 심한 체중 감소가 발생했다면 영양 불량에 특히 주의해야 합니다.
C씨에게 있어서 더 큰 문제는 지속적인 체중 감소와 섭취량 저하로 인한 심한 영양 불량 상태였습니다. 수술로 인한 섭취량 감소로 평소 건강했던 환자들도 체중 감소가 나타나는 것이 대부분인데, 가뜩이나 저체중 상태였던 C씨에게 추가적인 체중 감소가 발생한다면 회복 지연은 물론 여러 가지 영양과 관련한 문제가 발생할 수 있었습니다. 뿐만 아니라 조직 검사 결과를 보고 항암 치료 시행 여부를 판단하게 되는데, 영양 불량 상태가 현재보다 심화된다면 항암 치료는 생각조차 할 수 없을 정도였습니다. 그래서 체중 감소를 최대한 예방하고 영양 상태를 개선하고자 하루 6끼의 식사를 거르지 말고 챙겨먹되, 고단백 식품 위주로 섭취하도록 했습니다. 또한 영양보충음료를 식사와 병행하여 영양 밀도를 높일 수 있도록 유도했습니다.

몸 상태에 맞지 않는 음식을 섭취한 C씨
수술 후 C씨에게 생각지도 못했던 문제가 발생했습니다. 수술 후 C씨의 입맛이 변하면서 식탐이 통제할 수 없을 정도로 늘어난 것입니다. 평소에는 즐겨 먹지 않았던 음식들이 갑자기 당기기 시작하고 그 욕구를 억누르기 힘들어졌다고 했습니다. 아무래도 수술로 인한 변화라기보다는 수술 전 음식을 먹기 힘들었던 기억과 빨리 몸을 회복해야 한다는 강박관념에서 비롯된 것이 아닐까 싶었습니다. 설상가상으로 주변에서 몸을 회복하는 데 좋다며 여러 가지 식품을 권한 것이 이러한 심리를 더욱 자극하게 된 것입니다.
퇴원 후 하루가 멀다 하고 전화가 오기 시작했습니다. C씨 입장에서는 소화하기 힘든 음식들이 자꾸 당기니 먹어도 되는지 물어보는 전화였습니다. 그럴 때마다 힘들더라도 몸이 받아들일 수 있을 때까지 섭취를 제한하고, 본인의 상태에 맞게 식사를 진행해 나갈 것을 권했습니다. 그러던 중 어느 날부턴가 C씨는 연락을 끊었습니다. 그리고 약 3개월 후 C씨에게 전화가 왔습니다. 불행히도 병원에서 바랐던 좋은 소식이 아니라 아직까지도 음식을 먹는 것이 너무 힘들다는 전화였습니다. 수술 초기에는 죽을 먹으면서 소화 능력이 회복되는 정도를 고려하면서 서서히 이행해나가야 하는데, 도저히 욕구를 참기 힘들어 제과점의 샌드위치나 깨강정 같은 음식을 매일같이 섭취했다는 것입니다. 그러다 보니 통증도 심해지고 무엇보다도 수술한지 4개월이 지나도 소화가 잘되지 않아 고통스럽다고 했습니다. 대부분의 환자는 수술 후 1~2개월이 지나면 평소와 같이 밥을 먹을 정도로 충분히 회복이 가능한데, C씨의 경우에는 4개월이 지났음에도 불구하고 죽을 먹어도 소화가 잘되지 않는다고 했습니다. 먹으면 안된다는 것을 알고 있음에도 불구하고, 욕구를 이기지 못하고 먹는 상황이 계속 반복되면서 위장에 무리를 주어 회복이 계속 지연된 것이 아닐까 싶었습니다.

다시 처음으로 돌아가서
C씨의 상태에 대해 듣고 나니 어찌나 안타깝던지요. 이제부터라도 더 이상 위장에 무리가 가지 않도록 죽과 부드럽고 소화가 잘되는 음식 위주로 먹되, 소화 정도가 점점 회복될수록 조리 시 사용하는 물의 비율을 줄여가면서 밥의 형태로 이행하도록 했습니다. 시간이 흐르면서 식사관리 방법에 대해 많이 잊어버린 상황이라 식사를 단계적으로 밟아나가면서 식사 및 간식 구성은 어떻게 해야 하는지에 대해 재교육을 했습니다. C씨와 같이 수술 후 몸 상태를 고려하지 않고 음식을 먹게 되면 탈이 날 수 있습니다. 한두 번 정도라면 복통이나 더부룩함으로 고생을 하는 정도에서 그치겠지만 반복되다 보면 C씨처럼 회복이 지연되어 더 큰 고통을 받을 수 있습니다. 따라서 몸이 충분히 회복되기 전까지는 음식에 대한 적응 정도와 소화 능력의 회복 정도를 고려하여 음식을 선택해야 합니다. 특히 수술 초기에는 위장 점막이 약해져 있고 소화 능력이 저하되어 있기 때문에 많은 주의를 기울여야 합니다. 즉, 당장 먹고 싶다고 해도 몸에 무리가 갈 수 있는 음식이라면 잠시 참았다가 좀 더 몸이 회복되고 나서 먹도록 해야 합니다.

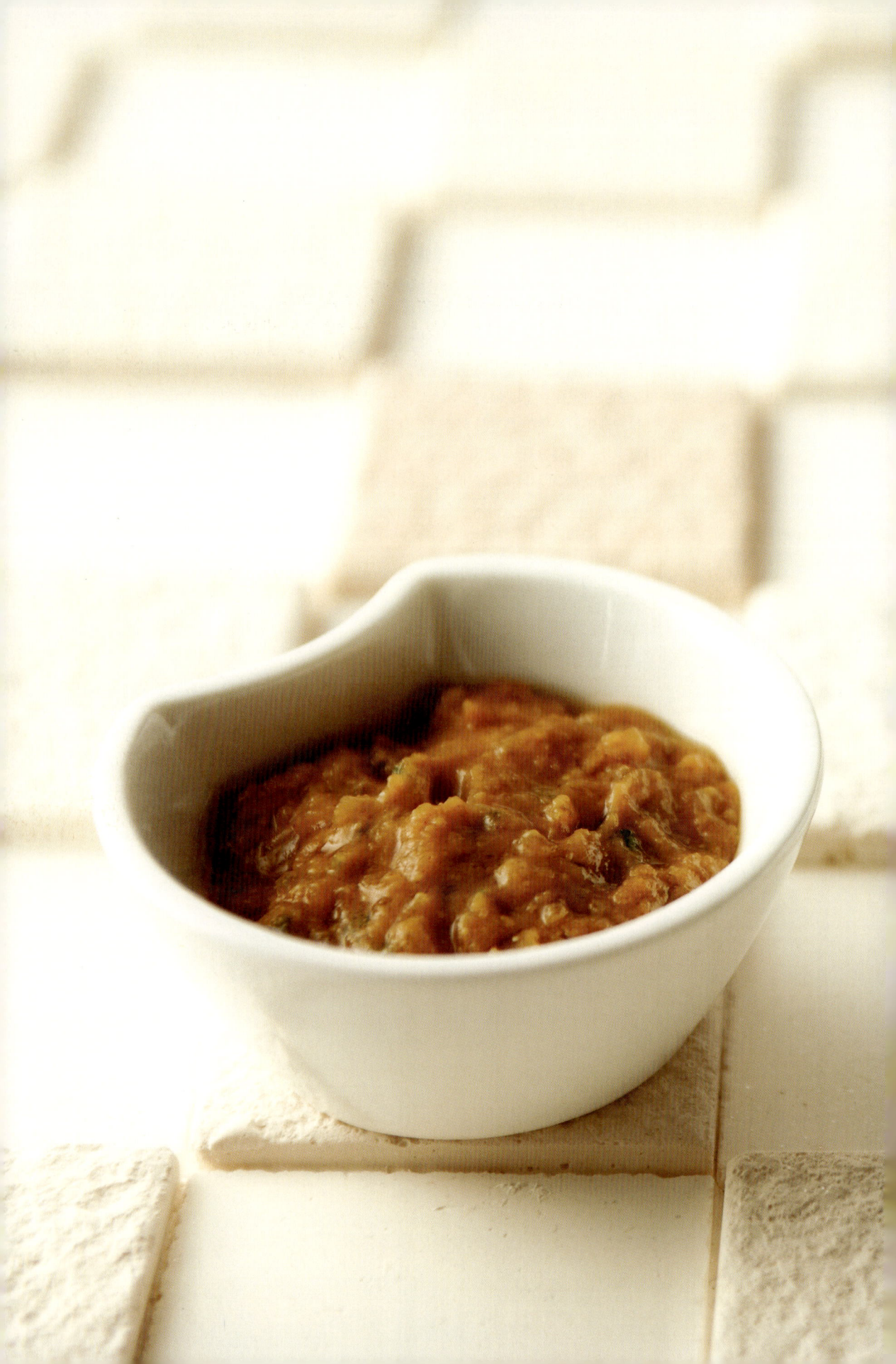

Part 5
수술 후 부작용을 예방하다

chapter 1 덤핑증후군
chapter 2 식욕 저하
chapter 3 체중 감소
chapter 4 설사
chapter 5 변비
chapter 6 빈혈
chapter 7 골다공증

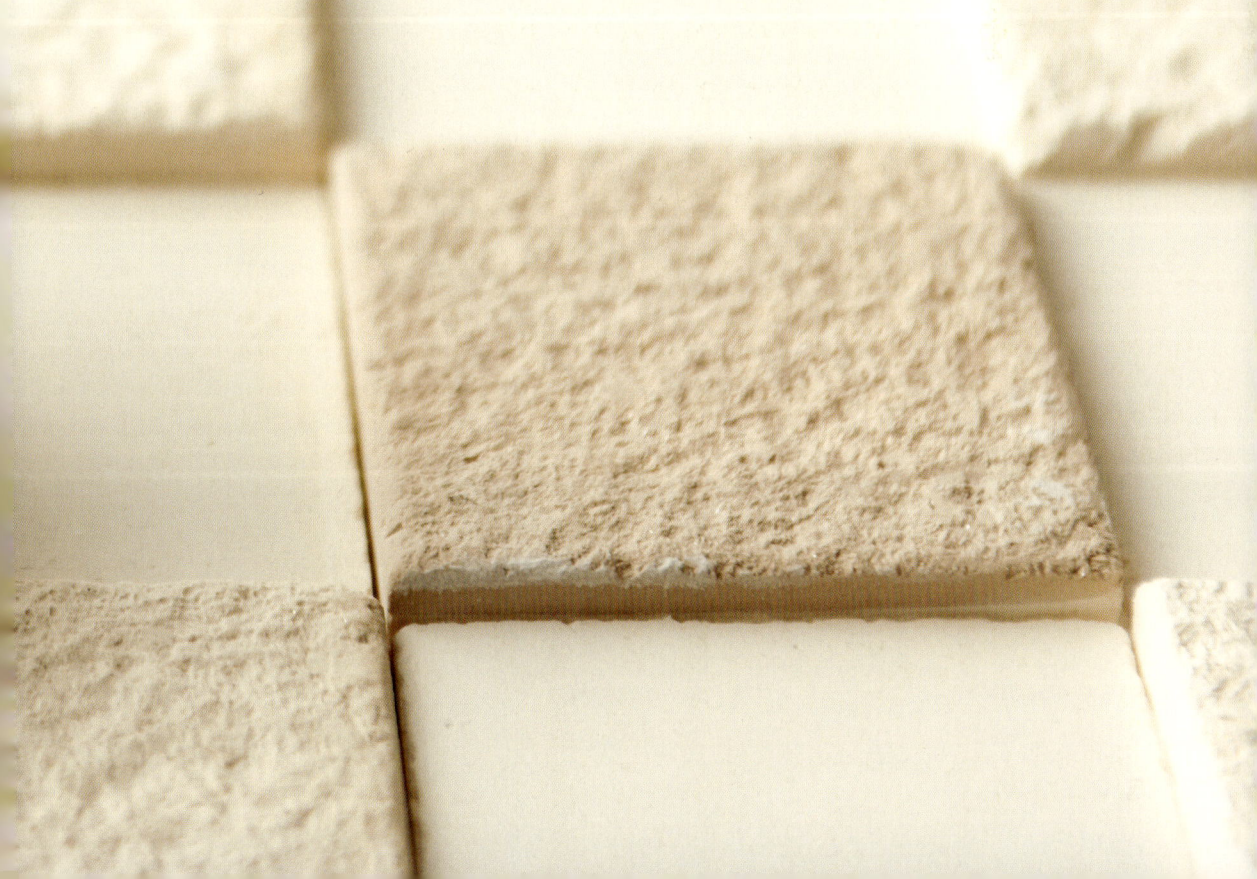

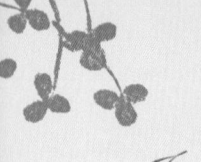

Intro

'시간'이 약이라고 합니다. 수술 후 시간이 지남에 따라 점점 식사 적응에 대한 자신감을 갖게 됩니다. 많은 환자들이 앞 장에서 다룬 단계별 식사 원칙과 메뉴들을 적용하게 되면 대체로 잘 적응합니다. 그러나 가끔씩 어쩔 수 없이 위 수술 후 발생할 수 있는 부작용들을 경험할 수 있습니다. 그런 상황을 만나게 되면 식사에 대한 자신감을 잃게 되고, 다시 먹는 것에 대한 두려움을 느끼기도 합니다. 그러나 이런 걱정과 두려움은 회복에 전혀 도움이 되지 않습니다. 다시 한 번 강조하지만, 부작용 또한 회복 과정에서 겪어야 될 경험입니다. 따라서 두려워하거나 포기하지 말고 앞 장에 있는 메뉴를 참고해서 좀 더 편한 음식을 적은 양으로 다시 시도해 보기 바랍니다.

이번 장에서는 위 절제로 인해 나타날 수 있는 부작용을 예방하거나 대처할 수 있는 식사 요령을 설명하겠습니다.

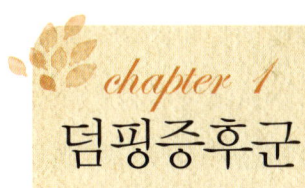
chapter 1
덤핑증후군

위절제술 후 흔히 나타나는 증상 중의 하나인 덤핑증후군에 대해서는 2장에서 이미 설명했습니다. 이번에는 덤핑증후군을 유발할 수 있는 음식이나 식습관에 대해 알아보고, 예방 또는 증상을 최소화 할 수 있는 식습관에 대해 설명하도록 하겠습니다.

첫째, 과식을 하거나 음식을 급하게 먹지 않아야 합니다. 따라서 식사 시 30회 이상 씹고, 식사 시간은 20분 이상 천천히 하도록 합니다. 특히 대부분의 음식물이 소화되는 장소인 십이지장을 우회하는 수술을 받은 환자는 음식물의 소화 기능 또한 저하되는데, 입에서 오래 씹을수록 침에 있는 효소에 의해 일부 음식물이 분해되기 때문에 소화에도 도움이 됩니다. 수술 초기에는 물이나 주스 등 마시는 음료도 한 모금씩 씹듯이 천천히 삼키는 것이 좋습니다.

둘째, 식사 중 수분 섭취를 최소한으로 제한해야 합니다. 식사 중 수분 섭취는 포만감을 주어 식사량을 적게 할 수 있고, 음식물의 위 통과 속도를 높입니다. 즉, 환자가 음식을 천천히 꼭꼭 씹어먹는다고 해도 식사 중에 수분을 과량 섭취하면 음식물은 위를 빠르게 통과하여 장으로 내려가므로 덤핑증후군을 유발할 수 있다는 것입니다. 따라서 식사 중에는 수분 섭취량을 줄이고(수분량이 최대 100ml를 넘지 않도록 합니다.), 식사 시간 전후 30분~1시간 동안에는 물이나 다른 음료의 섭취를 피하도록 합니다. 예를 들어 간식으로 빵과 우유를 함께 먹는다면 빵과 우유를 동시에 먹는 것이 아니라, 빵을 먼저 먹은 후 우유는 적어도 30분 후에 먹도록 합니다. 특히 우리나라 사람들은 식습관상 반드시 국을 곁들이게 되는데 국물요리는 맛을 음미하는 정도로 몇 숟가락 떠 마시기만 하고 가급적 고형음식을 꼭꼭 씹어서 먹도록 합니다. 다만 물은 음식과 함께 먹을 때만 피해야 하는 것이지 하루에 먹는 수분 섭취량을 제한하는 것은 아니므로 식사 시간을 피해 조금씩 자주 마시도록 합니다.

셋째, 식사 후에도 음식물이 천천히 내려갈 수 있도록 해주는 것이 좋은데, 식후 15~30분간 비스듬한 자세를 취하고 기대어 누워있으면 위장의 음식물 통과 속도를 늦춰 덤핑증후군을 예방하는 데 도움이 됩니다. 단, 반대로 위식도 역류 증상이 있을 경우에는 식후 20~30분 동안은 눕지 말아야 합니다.

넷째, 단당류는 소장에서의 삼투효과가 높아 덤핑증후군을 유발할 수 있으므로 설탕이나 시럽, 꿀, 케이크, 사탕, 아이스크림 등의 단당류 식품은 피하도록 합니다. 그러나 조리 중에 약간의 설탕이나 꿀을 사용하는 정도는 가능합니다. 특별한 문제가 없다면 간식으로 약간의 당이 함유된 음료나 유제품 혹은 빵을 먹는 것도 제한하지는 않으나, 지나치게 단 제품, 즉 식혜나 음료수 등은 피하는 것이 좋습니다. 일부 예민한 환자들의 경우 단당류 식품을 섭취하지 않아도 당질 식품의 섭취량이 많은 경우 덤핑증후군이 발생할 수 있는데, 빵, 떡, 감자, 고구마, 옥수수 등과 같은 당질 식품들이 이에 해당됩니다. 이런 식품을 먹을 경우 증세를 살펴보고, 덤핑증후군이 발생한다면 자주 섭취하지 않는 것이 좋습니다. 그리고 지방은 열량을 많이 내고 음식물의 위 통과 속도를 늦출 수 있으므로, 소화에 부작용이 없는 범위에서 조리에 적절히 포함시키도록 합니다.

무엇보다도 중요한 것은 개인마다 덤핑증후군을 유발할 수 있는 음식이 다를 수 있기 때문에 환자 자신이 어떤 음식을 피해야 하는지 정확하게 파악하고 있어야 한다는 것입니다. 어떤 음식을 먹었을 때 어지럼증이나 발한 등의 증상이 나타났다면, 그 음식은 섭취를 제한하는 것이 좋습니다.

덤핑증후군을 예방하기 위한 식사 요령

1. 과식하지 말고 음식은 천천히 꼭꼭 씹어먹습니다.
2. 국을 먹을 경우 건더기 위주로 먹고 수분을 많이 섭취하지 않도록 하며, 물은 식후 30~60분 정도에 섭취합니다.
3. 식후 15~30분간 비스듬히 기대어 누워 음식의 위장 통과 속도를 늦춥니다.
4. 당분이 많이 함유된 식품은 피합니다.

환자사례

덤핑증후군 증상이 있다면
단 음식에 주의하세요

E씨(56세, 남성)는 상복부 답답함과 팽만감, 신물이 넘어오는 등의 증상으로 근처 대학병원에 방문했다가 위암 4기 진단을 받고 저희 병원에서 위전절제술을 받은 환자였습니다. 위암 4기로 수술 후 항암 치료가 불가피한 환자였지요. 당시 E씨는 저체중으로 인해 영양 불량 위험도가 높았는데, 수술 후에도 체중 감소가 지속적으로 나타나 항암 치료에 많은 어려움을 겪었습니다. 퇴원 후 E씨는 3차까지 항암 치료를 받았는데, 한번은 항암 치료(3차)를 받기 어려운 상태로 판단되어 치료가 연기되기도 했습니다.

수술 후 단 음식에 집착하게 된 E씨
대부분의 환자들이 수술 후 식욕 저하 증상을 나타내는 반면, E씨는 수술 전 식사를 하지 못했던 기간이 길어서인지 음식에 대한 욕구가 상당히 강해진 상태였습니다. 퇴원 전 영양교육 시에 적응 정도를 고려해서 소화가 잘되는 음식을 섭취하도록 교육을 했지만 퇴원 후 여러 가지 음식의 유혹에 많이 힘들어 했습니다. 그 중에서도 E씨가 특히 먹고 싶어 했던 것은 사탕이나 꿀, 초콜릿, 케이크 등 단 음식이었지요. 단 음식들에 대한 생각이 머리에서 떠나지 않는다고 했습니다. 초반에는 어떻게든 먹지 않으려고 노력했지만 결국 그 유혹을 이기지 못하고 조금씩 먹게 되었습니다.

단 음식의 유혹, 그 결과는
단 음식을 먹는다고 해서 모든 환자가 덤핑증후군을 경험하는 것은 아니지만 조심할 필요는 있습니다. E씨는 간식으로 케이크나 단팥빵, 크림빵 등 단 음식을 주로 먹었는데, 먹고 나면 현기증이나 식은땀 등의 증상이 나타났고 심지어는 어지러움을 이기지 못하고 쓰러지기도 했습니다. 주로 단 음식을 먹었을 때 이러한 증상이 나타났지만 20~30분 정도 지나면 증상이 사라졌고, 단 음식에 대한 유혹을 뿌리치기 어려워 이와 같은 행동을 반복해왔습니다. 그러나 문제는 그 다음이었습니다. 몸이 채 회복되지도 않은 상태에서 무리하게 섭취했다가 쓰러지기를 반복하니 몸에 무리가 왔던 것입니다. 대개 수술 후 1~2개월 정도 지나면 상처가 많이 회복되어 식사 후 통증이 없어지거나 혹은 완화되기 마련인데, E씨의 경우에는 5개월이 다 되어가는 상황에서도 식사 후 극심한 통증이 느껴진다고 했습니다. 소화 능력도 충분히 회복되지 않아 식사에도 많은 어려움을 느끼고 있었습니다.

올바른 식사 구성
덤핑증후군이 발생해도 단맛의 유혹을 이기지 못하고 계속 섭취해왔던 E씨가 심각함을 느끼게 된 것은 항암 치료가 지연되고 난 뒤부터였습니다. 몸이 항암제를 이기지 못할 정도로 힘들어졌다는 것을 느끼자 심각성을 깨닫고 도움을 요청한 것입니다. E씨의 경우, 우선 단 음식부터 끊어 더 이상의 덤핑증후군이 발생하는 것을 방지했습니다. 조리 시 최대한 단순 당질을 사용하지 않도록 하며, 하루 3회의 간식 중 적어도 한번은 우유나 계란 등의 단백질 식품을 섭취하도록 했습니다. 탄수화물 섭취량을 제한하여 덤핑증후군을 예방함과 동시에 항암 치료를 위해 단백질을 보충하고자 한 것입니다. E씨의 적응 정도를 고려해서 점차적으로 음식의 범위를 넓히도록 했고, 소량을 먹더라도 열량과 단백질을 최대한 보충할 수 있도록 했습니다. 이러한 노력을 통해 E씨는 오래 지나지 않아 3차 항암 치료를 받게 되었고, 항암제의 부작용으로 어려움도 겪었지만 식사의 중요성을 깨닫고 적정량 섭취를 위해 지금까지도 노력하고 있습니다.

다음은 식사 및 간식 계획법을 표로 간단하게 정리한 것입니다. 올바른 식사와 간식을 구성하기 위해 참고하기 바랍니다.

식사 및 간식 계획표	
식사	• 1일 3끼 식사 섭취 • **식사 구성:** 적당량의 죽이나 밥 + 단백질찬 +채소찬 • 죽을 섭취할 경우 밥에 비해 영양가가 낮으므로 고기와 채소 등을 넣은 영양죽을 섭취하도록 합니다.
간식	• 1일 2~3회 간식 섭취 • **간식으로 활용할 수 있는 음식:** 맛죽(깨죽, 잣죽 등), 부드럽고 촉촉한 빵, 유제품(액상 또는 호상 요거트, 우유, 치즈 등), 두유, 수프, 과일 등 • 적어도 1회 이상 단백질 식품을 이용하여 단백질을 보충하도록 합니다.

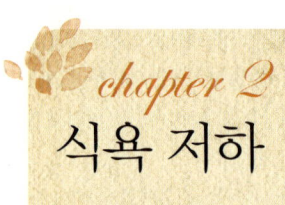

chapter 2
식욕 저하

위절제술을 받은 환자들 중 대다수가 식욕 저하를 경험하여 식사 섭취에 더욱 어려움을 느끼게 됩니다. 이러한 증상은 개개인에 따라 차이가 있지만 대개는 수술 후 3개월까지 나타나며, 일부 환자의 경우 5년 이상까지 나타나기도 합니다.

위에서는 식욕을 조절하는 그렐린(Ghrelin)이라는 호르몬이 분비되는데, 위를 절제하면 이 호르몬의 분비가 감소하므로 식욕이 저하됩니다. 게다가 수술 후 없어진 위로 인해 먹는 것에 대한 두려움과 부작용을 겪은 후의 불안감 그리고 치료 후에 겪는 우울한 감정까지 더해져 식욕 자체를 잃게 됩니다. 또한 주변의 지나친 관심과 걱정은 오히려 식욕을 더 저하시키는 원인이 되기도 합니다.

따라서 수술 직후부터 의식적으로 식사에 적응하려는 노력이 필요합니다. 한 수저라도 시도하면서 점차 그 양을 늘려나가도록 합시다. 위가 없는 상태에서의 식사는 정상 식사와 다를 수 있음을 인정하고, 의사나 임상영양사가 권유하는 방법대로 따라가려는 노력을 해야 합니다. 식사는 시간에 얽매이지 말고 먹고 싶을 때, 먹을 수 있을 때 수시로 자주 먹도록 합니다. 시장할 때마다 먹을 수 있어야 하므로 바로 조리할 수 있거나 쉽게 먹을 수 있게 준비해 두면 편리합니다. 예를 들어 치즈나 플레인 요거트, 카스텔라, 감자, 고구마, 과일 등을 준비해 놓거나 식재료를 다져서 냉장고에 보관해 놓으면 먹고 싶을 때 바로 조리할 수 있습니다. 또한 가벼운 산책 등 규칙적인 운동을 통해 식욕을 돋우고 가급적 혼자 식사하지 말고 가족들과 어울려 즐겁고 편안한 식사를 하도록 하십시오.

반면 보호자는 환자가 식욕 저하를 호소할 때 무조건 잘 먹으라고 강요하거나 의지 부족이라며 나무라지 말고 식사 환경을 상쾌하게 바꾸어 주면 도움이 됩니다. 식탁 조명을 밝게 하거나, 식기를 색다른 모양이나 색감을 가진 것으로 바꿔 분위기 전환을 시도하는 것도 좋습니다. 식사 시 대화는 가급적 부드럽고 긍정적인 이야기를 나누도록 하고, '이렇게 먹어야 한다더라', '이 음식이 좋다더라', 등 지나친 간섭과 충고는 식욕을 더욱 떨어뜨릴 수 있으므로 주의해야 합니다. 또한 입맛이 없을 때는 음식 냄새에도 민감해질 수 있으므로 고기 굽는 냄새나 생선 비린내 등이 날 경우 환기를 자주 시키고, 너무 더운 방이나 냄새가 많이 나는 곳에서는 식사를 하지 않도록 합니다.

그리고 규칙적으로 입안을 헹구고 양치질을 하면 입안이 청결하게 유지되어 입맛이 더 나아질 수 있습니다. 식사 전에 입안을 헹구거나 신맛을 활용해 식욕을 돋우는 것도 좋은 방법입니다. 또한 입맛이 없을 때는 음식을 씹는 것 자체가 싫을 수 있으므로 여러 가지 식품들을 골고루 넣어 주스 형태로 갈아 마시거나 시중에 판매되는 영양보충음료를 이용하는 것도 방법입니다. 요거트, 우유, 두유 등을 기본적인 음료로 하고 여기에 과일, 아이스크림 혹은 단백질 파우더 등을 섞어 마시는 것도 좋습니다.

식욕 저하 시 식사 요령

1. 3끼 식사에만 의존하지 말고 시장할 때마다 음식을 먹습니다.
2. 식습관을 무리하게 바꾸지 않습니다.
3. 식탁의 분위기를 즐겁게 바꾸어 봅니다.
4. 규칙적인 운동으로 식욕을 돋우도록 합니다.

환자사례

음식을 봐도 먹고 싶다는 생각이 안 들어요

D씨(48세, 여성)는 위전절제술을 받은 환자였습니다. 고혈압 경력이 있는 D씨는 약을 복용하면서 혈압을 조절하고 있었기 때문에 평소 약간 싱겁게 먹는 습관을 가지고 있었습니다. 수술을 받고 나서 D씨의 가장 큰 걱정은 앞으로 음식을 어떻게 먹어야 할지에 대한 것이었습니다. 그도 그럴 것이 D씨의 경우에는 식사 섭취량이 매우 적은 편이었습니다. 대개 죽 2~3숟가락에 반찬 1~2젓가락 정도 먹고 나면 배가 더부룩해져서 더 이상 먹을 수 없을 정도였습니다. 양도 양이지만 소화 능력의 회복이 더뎌서 건더기가 있는 음식을 먹으면 소화가 잘 안된다고 했습니다. 다행히 시간이 지나면서 소화 능력은 조금씩 회복되어갔지만 섭취량은 거의 변화가 없었습니다.

식욕 저하로 끼니를 거르는 D씨

퇴원 후 D씨는 급격한 식욕 저하로 많이 힘들어했습니다. 음식을 봐도 먹고 싶다는 생각이 들지 않으니 자꾸 끼니를 거르게 되고, 지속적으로 체중이 줄어든다는 연락이 왔습니다. 이러한 식욕 저하는 호르몬 분비 변화에 따른 것으로, D씨와 같이 위전절제술을 받은 환자의 경우 식욕이 없다고 해서 끼니를 자주 거르다 보면 체중이 계속 빠지고 영양 불량으로 인해 상처 회복이 지연될 수 있습니다. 따라서 저하된 식욕을 촉진시켜 끼니를 거르지 않도록 하면서 횟수를 차츰 늘려가도록 했습니다. 그러기 위해서 다양한 방법을 활용하여 D씨의 식욕을 자극할 필요가 있습니다.

첫째, 다양한 색의 식품을 활용하도록 했습니다. 빨간색, 노란색, 초록색, 보라색 등 색감을 살린 음식을 통해 시각적인 자극을 주도록 한 것입니다. 반찬뿐만 아니라 죽에도 색을 가미하도록 했습니다. 예를 들어 호박죽(노란색)을 하더라도 삶은 팥(갈색)을 넣는 등 적어도 2가지 이상의 색을 활용하여 음식을 조리하도록 했습니다.

둘째, 평소 과일을 좋아했다는 D씨의 취향을 고려하여 조리하도록 했습니다. 고기 양념에도 과일을 사용하여 상큼한 맛을 살리도록 했고, 과일을 잘게 다져 샐러드로 만들어 먹거나 하다못해 샐러드소스에 과일을 갈아 넣는 등 조리에 다양하게 활용하도록 했습니다.

셋째, D씨의 경우 음식을 싱겁게 먹으라는 말에 간을 거의 하지 않고 조리했다고 합니다. 그러다 보니 가뜩이나 입맛도 없어 먹기 힘든데 음식까지 싱거우니 더욱 먹기 힘들었던 것입니다. 혈압조절을 위해서는 저염식이 권장되지만, 우선 D씨가 식사를 하지 못하는 것이 더 큰 문제였으므로 음식의 간을 조정하도록 했습니다.

끼니를 거르지 않게 되었다면 이젠 횟수를 늘리도록 합니다

우선 식욕을 촉진시켜 끼니를 거르지 않도록 한 뒤, 섭취 횟수를 천천히 늘려가도록 했습니다. 당시 D씨는 식사를 잘하지 않아 죽 단계에 계속 머물러 있던 상태였기 때문에, 우선은 죽을 계속 섭취하되 식사나 간식을 하루 4회 섭취하는 것을 목표로 했습니다. 가뜩이나 입맛이 없어 식사를 잘하지 않던 D씨에게 하루에 5~6회씩 섭취를 하는 것은 무리라고 판단한 것입니다. 또한 간식은 과일이나 이를 활용한 음식을 섭취하도록 하여 거부감을 최소화할 수 있도록 했습니다. 다행히 얼마 지나지 않아 간식까지 잘 섭취하게 되었고 이후 점차적으로 식사를 이행해나가면서 섭취 횟수를 늘려가도록 했습니다.

영양 보충제로 부족한 영양을 보충합니다

D씨와 같이 1회 섭취량이 지나치게 소량인 경우, 하루에 5~6회씩 식사와 간식을 섭취하더라도 전체 섭취량이 절대적으로 부족하기 때문에 본인의 영양요구량을 충족하기 어렵습니다. 따라서 식사와 간식을 꾸준히 섭취하되, 영양 보충제를 병행하여 열량과 단백질 섭취를 높일 수 있도록 했습니다. 파우더 형태의 보충제를 죽이나 음료에 타서 섭취하거나 영양 음료를 자주 섭취하도록 한 것입니다.

이와 같은 노력과 회복에 대한 D씨의 의지가 합쳐져 식사에 대한 거부감은 점차 줄어들었고, 식사 횟수는 하루 5~6회 정도 유지하게 되었습니다. 초기에는 영양 보충제를 병행해도 섭취량의 부족으로 약간의 체중 감소가 발생했지만, 식사량이 점차 늘어나면서 체중도 차츰 늘기 시작했습니다. 마지막으로 연락이 왔을 때 식사량이 밥 2/3공기 정도로 정상 식사까지 회복되지는 않았지만, 충분한 간식 섭취로 부족한 영양을 보충하고 있었고, 더 이상 영양 보충제를 섭취하지 않아도 될 정도로 회복되었습니다. 식사에 대한 환자의 의지와 식사 환경의 변화가 얼마나 큰 힘이 될 수 있는지 알 수 있었던 사례였습니다.

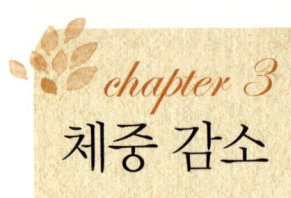
chapter 3
체중 감소

<U+00A0><U+00A0>**위 수술 후에는 대개 수술 전 체중의 10~20% 정도** 감소하게 됩니다. 수술 후 체중은 6개월~1년 후에 다시 증가하지만 대부분의 경우 수술 전 체중에서 5~10% 정도 감소된 상태로 유지됩니다. 일반적으로 위부분절제에 비해 위전절제 후 체중 감소 폭이 더 큽니다. 이는 수술 후 섭취량 감소, 식사 패턴의 변화, 영양소 흡수 불량 등으로 인해 나타나며, 주기적으로 체중을 측정하면서 체중 감소 여부를 확인하되, 지속적으로 체중이 빠질 경우 음식 섭취량에 문제가 있는 것은 아닌지 확인할 필요가 있습니다.

<U+00A0><U+00A0>수술 직후에는 식사량이 절대적으로 감소하므로 체중이 증가하기가 쉽지 않으며, 따라서 식사량이 증가할 때까지 식사 횟수를 늘리는 것이 무엇보다 중요합니다. 실제로 위 수술 후에는 평생 소식해야 한다는 강박관념에 수술 후 1년이 지나도 밥을 반 공기 이상 먹지 못하는 경우가 간혹 있습니다. 물론 불편함을 감수하면서 조급하게 식사량을 늘릴 필요는 없지만, 수술 후 3개월이 지난 후에도 평상시의 반 정도도 먹지 못하고 있다면 섭취량이 많이 부족한 상태입니다. 특히 열량 밀도가 낮은 미음이나 죽을 고집하지 말고 된죽이나 진밥으로 진행하고, 식후 별다른 불편감이 없다면 죽보다 밥의 형태로 식사를 하는 것이 열량 면에서 유리합니다.

<U+00A0><U+00A0>또한 적은 양으로 영양 섭취를 증가시킬 수 있는 식품이나 조리법을 선택하는 것도 도움이 됩니다. 특히 수술 후 식욕 저하로 인해 반찬을 다양하게 먹기 어려울 경

우 일품요리 형태로 조리하되 육류, 계란 등의 단백질 식품과 채소류, 견과류 등을 고루 사용하도록 합니다. 즉, 흰쌀죽보다는 고기죽, 닭죽, 콩죽처럼 단백질을 보강하거나 잣죽, 호두죽처럼 열량 밀도가 높은 식품을 이용하는 것이 바람직합니다. 기본적으로 찜, 구이 등 담백한 조리법을 권장하지만 식사량이 매우 적을 경우 식물성 기름을 적절히 사용한 부드러운 볶음 요리나 샐러드 드레싱 등을 활용하여 열량을 보충하는 것도 좋은 방법입니다. 다만 지방 섭취량을 갑자기 증가시킬 경우 설사 등 소화흡수장애가 발생할 수 있으므로 적응도를 살펴가며 사용량을 조절합니다.

식사량이 계속해서 적다면 최소한의 열량과 고른 영양 섭취를 위해 영양보충음료를 하루 2~3캔 섭취하면 도움이 됩니다. 시중에 음료 형태뿐만 아니라 분말 형태 등 다양한 제품이 판매되고 있으며, 맛도 다양해 기호에 따라 선택하면 됩니다. 만약 그대로 먹기 불편하거나 기호에 맞지 않을 경우 과일이나 커피를 약간 섞어 마셔도 좋습니다.

체중 감소 시 식사 요령

1. 적응도를 관찰하면서 식사량을 증가시킵니다.
2. 식사량이 적을 경우 섭취 횟수를 늘립니다.
3. 음식의 영양 밀도를 높입니다.
4. 영양보충음료를 활용합니다.

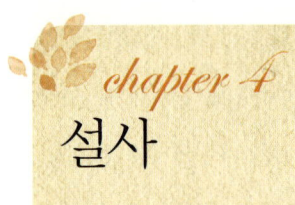

chapter 4
설사

위 수술 후에는 음식물의 이동 경로가 달라지고, 장 운동의 변화로 음식물의 소화흡수장애가 나타나 설사가 유발됩니다. 설사 시에는 음식이 장을 빨리 통과하여 우리 몸에 필요한 비타민 및 무기질, 수분 등이 제대로 흡수되지 못하므로 탈수 및 체중 감소의 원인이 됩니다. 따라서 부드럽고 맑은 음료를 자주 마셔서 수분을 충분히 보충하는 것이 필요합니다. 식사 사이사이 미음이나 보리차 등을 수시로 마시고, 카페인이 든 커피나 홍차 같은 음료와 탄산음료, 초콜릿 등은 피해야 합니다. 또한 설사로 손실된 전해질 보충을 위해 이온음료나 염분, 칼륨 등이 포함된 식품을 먹도록 하는데, 맑은 고기국물, 과일주스, 삶거나 으깬 감자 등이 좋습니다. 음식의 온도에도 장이 예민하게 반응할 수 있으므로 너무 차거나 뜨거운 음식은 피하고, 상온 상태의 음식이 가장 바람직합니다.

평소 우유를 좋아하지 않는 사람 중 유당불내성이 있는 경우가 많은데, 이 경우 우유를 마시면 배에 가스가 차면서 '꾸루룩' 소리가 나는 등 소화가 잘 안됩니다. 그러나 이런 경우에도 우유를 소량씩 마시기 시작하면 우리 몸이 적응을 하게 됩니다. 단, 설사 증상이 있는 상태에서는 우유나 유제품의 섭취를 피해야 합니다.

설사 시 우리가 먹는 음식의 영양소 중 가장 주의해야 할 것이 지방입니다. 지방은 당질과 단백질에 비해 2배 이상의 열량을 내므로, 소량으로 영양 밀도를 높이기 위해 적절한 사용을 권장합니다. 하지만 지방소화장애 때문에 설사를 하는 경우에는 지방이 많이 들어 있는 식품을 제한하도록 합니다. 기름을 사용하여 볶거나 튀긴 음식은 피하고, 땅콩, 호두, 잣 등의 견과류도 주성분이 지방이므로 견과류를 이용한 음식 섭취도 줄여야 합니다.

> **설사 시 식사 요령**
> 1. 수분을 충분히 섭취합니다.
> 2. 카페인이 든 음료 및 유제품의 섭취를 피합니다.
> 3. 기름지거나 자극적인 음식을 피합니다.
> 4. 섬유질이 많은 음식을 피합니다.
> 5. 소량씩 자주 섭취합니다.

만약 섭취한 지방이 몸 속에 흡수되지 않고 대변으로 빠져 나오는 지방변증이 있는 경우에는 MCT 오일을 사용하는 것이 도움이 됩니다. 또한 채소류는 섬유질이 많은 줄기나 껍질 부분은 제거하고 부드러운 부위를 택해 가급적 익혀 먹도록 하되, 꼭꼭 씹어먹거나 잘게 다져서 섭취하도록 합니다. 설사 증상이 있는 동안에는 과일은 생으로 먹지 않는 것이 좋으며, 특히 껍질째 먹는 일은 피하도록 합니다. 또한 정제되지 않은 곡류는 섬유질이 많으므로 현미, 보리, 통밀 등의 섭취를 피하는 대신 흰쌀을 이용하여 조리합니다. 탄산음료와 더불어 콩, 옥수수, 양배추 등은 장을 자극하는 가스를 생성시키는 경향이 있으므로 피하고, 시거나 매운 음식들도 장을 자극하므로 피하도록 합니다.

설사 시 허용 식품과 제한 식품

식품군	허용 식품	제한 식품
육류군	굽거나 삶은 소고기, 돼지고기, 닭고기, 계란, 생선	마른 콩, 강낭콩, 땅콩, 견과류, 땅콩버터, 양념이 강하고 기름진 육류 요리
곡류군	식빵이나 모닝롤, 국수, 쌀밥, 정제된 곡류, 껍질 벗겨 익힌 감자	전곡이나 견과류로 만든 빵, 고섬유 시리얼, 잡곡밥, 현미밥
과일과 채소	통조림과일, 익힌 과일, 익힌 야채, 주스류	껍질째 먹는 생과일, 말린 과일, 생채소
향신료, 후식, 음료	소금, 간장, 설탕, 식초 등	고추장, 고춧가루, 겨자, 커피, 홍차, 콜라, 말린 과일이나 견과류로 만든 후식류

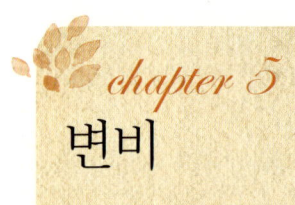

chapter 5
변비

위 수술 직후 정도의 차이는 있지만 변비가 많이 발생합니다. 가장 큰 원인은 식사량이 적기 때문이고 그 외 활동량 부족, 스트레스, 섬유소 섭취 부족 등이 복합적으로 작용합니다. 따라서 식사량이 점점 증가하고 활동량이 늘게 되면 변비는 자연히 완화되지만 변비를 유발하는 음식은 장 운동을 억제시켜 장유착이나 장폐색과 같은 합병증을 일으킬 수 있으므로 주의해야 합니다.

　변비를 예방하기 위해서는 수분을 충분히 섭취해야 합니다. 수술 직후에는 덤핑증후군을 예방하기 위해 음식과 함께 물을 급하게 마시는 것을 피해야 하지만, 공복 시를 이용해 식사 사이사이 물을 꾸준히 마시도록 합니다. 하루 7~8컵 정도의 수분이 필요하므로 외출할 때에도 물병을 가지고 다니며 목이 마르지 않더라도 수시로 조금씩 물을 마시도록 합니다. 보리차, 국 국물, 수프 등 수분을 많이 함유한 식품이 도움이 되지만, 커피, 콜라, 홍차 등 카페인이 포함된 음료와 탄산음료의 섭취는 피해야 합니다.

　변비를 예방하기 위해서는 규칙적인 생활이 중요한데, 식사 시간을 일정하게 하고 규칙적인 배변 습관을 갖는 것이 필요합니다. 운동은 장 운동을 활성화하는 데 도움이 되며 가벼운 산책이나 걷기 등 매일 조금씩 규칙적으로 운동하도록 합니다. 무엇보다 식사량 부족에 의한 변비가 가장 흔하므로 섭취량이 너무 감소되지 않도록 조금씩 늘려가야 합니다.

변비 시에는 섬유소가 많은 신선한 채소, 과일, 잡곡류 등을 섭취하는 것이 좋습니다. 섬유소는 소화되지 않고 대장으로 이동하여 다른 성분들과 함께 대변을 만드는데, 이때 물을 흡수하면서 부피가 증가하여 변을 부드럽게 배변시켜 주는 작용을 합니다. 하지만 수술 후 초기에는 거칠고 질긴 음식을 피해야 하므로 채소를 생으로 먹는 것보다 부드럽게 익혀 먹는 것이 좋고, 대신 간식으로 감자, 고구마 등을 삶거나 쪄서 먹도록 합니다. 콩, 옥수수, 밤 등은 알맹이째 바로 먹기보다는 곱게 갈아 죽이나 미음으로 끓여 먹도록 하고, 잣, 아몬드, 호두 등의 견과류도 죽을 끓일 때 곱게 갈아 첨가하면 변비 예방과 함께 열량 보충에도 도움이 됩니다.

우유 및 유제품도 변비를 완화시키는 데 도움이 됩니다. 유당불내성이 있는 경우에도 플레인 요거트나 치즈 등은 유당이 발효된 상태로 소화가 잘되므로 하루에 1개 이상 간식으로 먹도록 합니다. 생과일은 수술 후 2~3주경부터 껍질과 씨를 제거한 부드러운 과육 부분을 먹기 시작하다가 종류를 늘려가도록 합니다. 다만 감과 바나나는 오히려 변비를 유발하는 식품이므로 피하는 것이 좋고, 현미, 보리, 조 등의 통곡류를 이용한 잡곡밥은 수술 후 3개월 이후부터 섭취하되, 종류별로 조금씩 늘려나가는 것이 좋습니다.

변비가 너무 심해 고통스러운 경우에는 약물의 도움이 필요한 경우도 있습니다. 하지만 변비가 있다고 해서 주기적으로 관장을 하는 것은 일시적인 증상 관리는 되지만 장기적으로 볼 때 큰 도움이 되지는 않으므로 장 운동을 활발하게 하는 식습관 등 생활습관을 유지하는 것이 가장 바람직합니다.

변비 시 식사 요령

1. 식사 사이사이 물을 충분히 섭취합니다.
2. 규칙적인 생활을 유지합니다.
3. 식사량을 증가시킵니다.
4. 섬유소가 많은 식품을 섭취합니다.

환자사례

자꾸 장이 막힌 느낌이 들고
먹는 양이 줄어요

A씨(58세, 남성)는 평소 특별한 가족력이나 식사력 없이 잘 지내고 있다가 건강검진에서 위암이 발견되어 위부분절제술을 받은 환자였습니다. 당시 위암 3기였고 암이 진행되어 있던 상황이라 위의 2/3를 절제해야 했습니다. 처음 A씨를 만났을 때 가장 먼저 들었던 말이 '위를 잘라내어 이제는 입으로 음식을 먹지 못할 줄 알았는데 이렇게라도 먹을 수 있으니 다행이다'라는 말이었습니다. 아무래도 수술로 인해 식사에 대한 두려움이 생긴 것 같아 무리하지 말고 천천히 식사를 진행해나가면 충분히 회복될 수 있다는 사실을 설명해주었습니다.

사실 A씨의 회복 속도는 빠른 편이었고, 제공되는 병원식(위절제후식 연식)을 거의 다 먹을 정도로 식사량이 증가하고 있었습니다. 식사 후에 위장 운동으로 인한 통증이 약간 있었을 뿐 특별히 불편하거나 소화가 잘 안되어 가스가 차는 등의 증상도 없었습니다. 때문에 상처 부위가 회복되고 저하되었던 위장 기능이 정상으로 돌아오면 문제가 없을 것이라 생각되었습니다. 그러나 너무 안심하고 있었기 때문이었을까요, 어느 날 병원으로 한 통의 전화가 걸려왔습니다. 바로 A씨였습니다.

내 몸에서 보내는 신호를 무시한다면 그 결과는

전화를 했을 당시 A씨의 상황은 그야말로 처참했습니다. 건더기가 있는 음식을 전혀 먹지 못해 갈은 음식이나 특수영양음료를 섭취하고 있었는데, 하루에 섭취하는 양을 다 합쳐봐야 죽 반 공기나 겨우 될 정도였습니다. 수술 후 처음 1~2주 정도는 특별히 문제가 없었는데 식사를 하면 할수록 자꾸 속이 불편하고 음식이 잘 내려가지 않는 느낌이 들었다고 합니다. 식사 후 느꼈던 통증도 점차 심해지는 느낌이 들었지만, '잠깐 이러다 말겠지'하는 생각으로 지내다가 식사량이 급격하게 줄어들고 통증도 심해지니 전화를 한 것입니다. A씨의 상태를 판단하기 위해 식사 시 증상을 물어보니 위에서 음식이 내려가다가 장에서 막혀 내려가지 않는 느낌이 든다고 했습니다. 특히 건더기가 있는 음식을 먹으면 음식이 걸리는 느낌이 심해 언제부터인가 미음이나 음료처럼 흐르는 음식을 먹기 시작했고, 이것도 증상이 점점 심해지면서 한번에 먹을 수 있는 양이 줄어들었다고 했습니다.

원인은 바로 장유착으로 인한 장폐색

A씨의 증상을 듣자마자 떠오른 것은 바로 장유착입니다. 위 수술을 하게 되면 장에 미세한 상처가 나게 되는데, 장유착은 이 상처가 회복되면서 발생하는 현상입니다. 건더기가 있는 음식을 먹기 힘들 정도인 점으로 미루어 장폐색까지 진행된 것이 아닐까 싶었습니다. 이러한 판단이 들자마자 당장 병원에 가서 검사를 받아볼 것을 권했습니다. 유착으로 인해 장의 내부가 좁아지면 음식물이 통과하기 힘들 뿐만 아니라 혈액의 흐름까지 막힐 수 있습니다. 이러다 보니 음식을 먹었을 때 음식물이 통과하는 속도가 느려지면서 좁아진 부분에 쌓이게 되고, 심한 경우 부패할 수 있기 때문입니다. 따라서 장폐색이 맞다면 수술까지 해야 하는 경우가 많아 이러한 증상이 의심된다면 최대한 빨리 병원에 가서 검사를 받아보는 것이 좋습니다.

장유착의 증상과 발생 시 대처법

복부 수술을 받은 환자의 경우 대부분 장유착을 경험하게 되지만 대개 장유착이 발생했는지 느끼지도 못한 채 회복되므로 A씨와 같이 장폐색까지 진행되는 경우는 드물다고 할 수 있습니다. 또한 많은 환자들이 음식을 먹었을 때 약간의 통증을 느끼게 되고, 소화 능력이 저하되어 식사에 어려움을 겪게 되는데, 그러다 보니 통증에 둔감해져 장유착으로 인한 통증을 알아채지 못하고 지나칠 수 있습니다. 만약 음식물이 들어갔을 때 잠깐 통증이 느껴진다면 위나 장의 운동으로 인한 가능성이 높지만, 통증이 오랫동안 지속되거나 A씨와 같이 음식이 내려가다가 걸리는 느낌 혹은 막혀서 내려가지 않는 느낌이 든다면 장유착을 의심해볼 수 있습니다.

내 몸에서 다음과 같은 증상이 나타난다면 장유착을 의심하고 상황에 맞는 대처를 해야 합니다.

장유착 증상에 따른 대처법

	증상	대처법
발생초기	• 식사 후 배가 뒤틀리듯이 아프고 극심한 복통이 지속된다. • 음식을 먹었을 때 구토를 하고 열이 난다. • 장에 가스가 찬 느낌이 들고 바늘로 찌르는 듯한 통증이 느껴진다. • 복부 팽만감이 들고 속이 더부룩하다. • 배변량이 줄고 가스배출이 잘 되지 않으나 약간씩은 가능하다.	• 한두 끼 정도 금식하고 물이나 맑은 미음을 소량 섭취한다. • 배에 핫팩이나 따뜻한 수건을 얹고 휴식을 취한다. • 증상이 완화되면 식사를 이행해간다.
많이 진행된 상태	• 초기와 증상은 동일하나 배변이나 가스배출이 없다. • 건더기 있는 음식을 먹으면 내려가지 않는 느낌이 든다.	• 최대한 빨리 병원을 찾아간다.

이상 신호가 나타난다면 주치의와 상의하세요

내 몸에서 일어나는 변화 하나하나에 너무 지나치게 신경을 곤두세울 필요는 없지만 그렇다고 너무 둔감한 것도 좋지 않습니다. 물론 통증이 심해지거나 음식을 먹는 것이 점점 힘들어지는 등 바람직하지 않은 방향으로의 변화라면 더더욱 무시해서는 안됩니다. 이와 같은 변화가 있다면 외래를 방문할 때나 전화상으로라도 주치의에게 증상을 설명하고 확인받는 것이 좋습니다.

나중에 들은 바로, A씨의 증상은 장유착으로 인해 발생한 장폐색이 맞았습니다. 유착이 심하게 일어나면서 음식물이 내려가는 통로가 매우 좁아져 있던 상태에서 식사를 계속 하다 보니 음식물이 잘 내려가지 않아 점점 먹는 양이 줄었고, 이로 인해 체중이 지속적으로 감소했던 것이었습니다. 장폐색이 어느 정도 진행되어 있던 상태였음에도 불구하고 다행히 부패가 일어난 정도는 아니어서 유착된 부분을 분리하는 수술을 받는 것으로 그쳤다고 했습니다. 결국 장폐색 수술로 인해 식사는 다시 미음부터 시작해야 했지만 적절한 대처로 큰 문제가 발생하기 전에 막을 수 있어서 다행이었습니다.

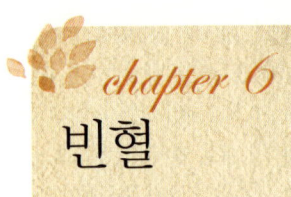

빈혈

위 수술 후 15~50% 정도의 환자에게서 철결핍성 빈혈이 나타나게 됩니다. 또한 위전절제술을 받으면 비타민 B_{12} 흡수에 필요한 내인성 인자를 생성하는 부위가 절제되므로 비타민 B_{12} 결핍이 생길 수 있습니다. 이로 인해 거대적아구성 빈혈이 유발됩니다. 일반적으로 비타민 B_{12}는 간에 수년간 사용할 용량이 저장되어 있기 때문에 빈혈은 대개 수술 3~5년 후에 발생합니다.

위 수술 후 발생하는 빈혈은 식품의 섭취량 부족에도 일부 원인이 있으므로, 가급적 철분 함량이 높은 간, 계란 노른자, 녹황색 채소, 미역, 다시마 등의 해조류를 충분히 섭취하면 좋습니다. 철분 흡수율은 개인의 철분 저장량에 따라 달라져 정상인의 철분 흡수율이 5~10%인데 반해, 철결핍성 빈혈인 사람의 흡수율은 20~30%로 증가합니다. 또한 식품 중 철분의 형태에 따라 흡수율이 달라지는데, 육류나 생선 같은 동물성 식품에 함유되어 있는 철분은 체내 흡수율이 높은 반면, 곡류나 채소에 들어있는 철분은 흡수율이 떨어집니다. 특히 단백질은 혈액을 만드는 중요한 구성 성분이 되므로, 육류, 계란 등의 동물성 식품을 꾸준히 섭취하려는 노력이 필요합니다.

또한 비타민 C가 철분의 흡수율을 높이므로 신선한 채소나 과일이 매 끼니마다 포함하도록 합니다. 조혈작용을 촉진시키는 엽산은 간, 엽채류, 과일류, 육류 등에 모두 들어 있으나 열에 약하여 조리 시 쉽게 분해되므로, 식사 단계에 따라 생과일이나 야채샐러드, 과일주스 중에서 선택하여 섭취하는 것이 좋습니다. 그리고 비타민 B_{12}는 간, 육류, 어패류, 우유 및 유제품 등에 많이 들어 있습니다. 반면 식사 도중이나 직후에 커피, 차, 청량음료를 마시지 않도록 합니다. 차 안에 들어있는 탄닌이나 인 성분이 식품 내 철분과 결합하여 흡수를 방해하기 때문입니다. 차와 음료는 식사 후 1시간 정도 지나 마시는 것이 좋습니다.

만약 철분 부족이 심할 경우 보충제를 섭취하는 것도 도움이 되는데, 철분은 위가 비어 있을 때 흡수가 가장 잘 되므로 식후 2시간 이상 지난 뒤에 섭취하십시오. 그러나 철분제는 위장을 자극하여 메스꺼움, 상복부 불편감, 복부 팽만감, 속쓰림, 설사 또는 변비를 초래할 수 있으므로 증상이 심할 경우에는 식사 후 바로 먹거나 여러 번 나누어 먹도록 합니다.

빈혈 시 식사 요령

1. 철분 섭취를 증가시킵니다.
2. 단백질, 엽산, 비타민 B_{12}, 비타민 C가 많이 들어있는 식품을 섭취합니다.
3. 식사 중간이나 직후에 커피, 차, 청량음료를 마시지 않습니다.

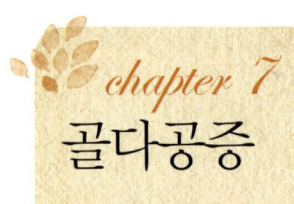

chapter 7
골다공증

위 수술 후 몇 년이 지나면 골다공증이 발생하는 환자가 일부 생깁니다. 따라서 평소에 골다공증 예방을 위한 식사를 통해 칼슘을 충분히 섭취하고, 골형성에 해로운 알코올의 섭취를 피하며, 금연하도록 노력해야 합니다. 또한 칼슘 흡수를 막고 배설을 증가시키는 커피, 홍차, 콜라, 코코아 등 카페인 음료를 많이 마시지 않도록 합니다. 칼슘은 뼈의 형성과 유지에 필요하고, 비타민 D는 칼슘 흡수에 필요하므로, 칼슘과 비타민 D가 부족한 식사를 할 경우 정상적인 골질량을 유지하기가 어렵습니다.

칼슘이 다량 함유된 식품은 우유, 치즈, 플레인 요거트 등의 유제품과 뼈째 먹는 생선, 갓, 고춧잎, 무청 등이 있는데, 야채류에 들어있는 칼슘은 체내 흡수율이 떨어지므로 우유 및 유제품을 섭취하는 것이 더욱 바람직합니다. 만약 유당불내증이 있는 경우에는 유당이 적은 음식을 선택하여 따뜻하게 데워 먹거나 적응할 수 있는 범위 안에서 양을 조금씩 늘리면서 연습하도록 하십시오. 그래도 우유가 맞지 않으면 플레인 요거트나 치즈 등으로 대신해도 됩니다. 골연화증 예방을 위해서는 1일 1회 이상 우유나 유제품을 섭취하고, 만약 음식만으로 충분한 칼슘 섭취가 어렵다면 의사의 처방에 따라 칼슘 보충제를 이용할 수 있습니다. 칼슘 보충제는 식후 바로 복용하는 것이 좋으며, 칼슘 보충제 복용 시 우유나 요구르트와 함께 먹는 것도 좋습니다. 단, 칼슘 보충제는 변비를 유발할 수 있으므로 적당한 섬유소와 충분한 수분을 섭취합니다.

　칼슘을 흡수하고 이용하는 데 도움을 주는 비타민 D는 청어, 참치, 꽁치, 멸치, 장어, 정어리 등의 생선과 육류의 간, 버터, 계란 노른자 등에 많으며, 피부에 자외선이 닿으면 피부에서 비타민 D가 만들어지므로 하루 한 시간 정도 햇볕을 쬐는 것이 좋습니다. 또한 염분을 많이 섭취하면 소변으로 배설되는 칼슘의 양이 많아지므로 가능한 싱겁게 먹는 것이 좋으며, 김치류 젓갈류, 장아찌 등의 염장 식품은 적게 섭취하도록 합니다.

골다공증 예방을 위한 식사 요령

1. 칼슘을 충분히 섭취합니다.
2. 비타민 D를 충분히 섭취합니다.
3. 규칙적인 운동을 합니다.
4. 카페인 섭취를 제한합니다.
5. 과다한 염분 섭취는 피합니다.

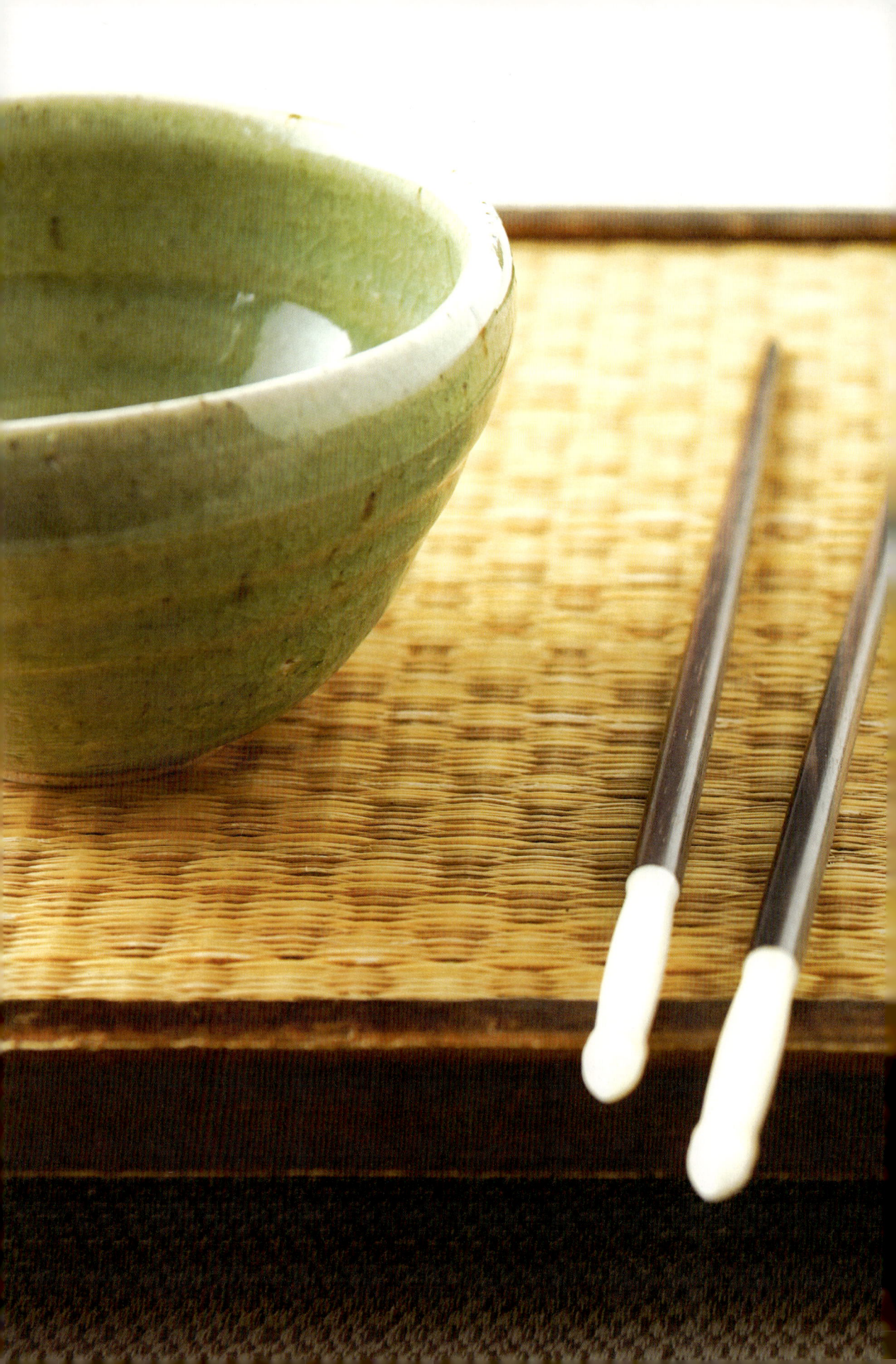

Part 6
상황별 식사 요령을 배우다

chapter 1 항암약물치료를 병행할 경우

chapter 2 외식이나 가공 식품의 경우

chapter 3 영양음료나 영양보충식품을 활용할 경우

chapter 4 건강보조식품과 민간요법의 경우

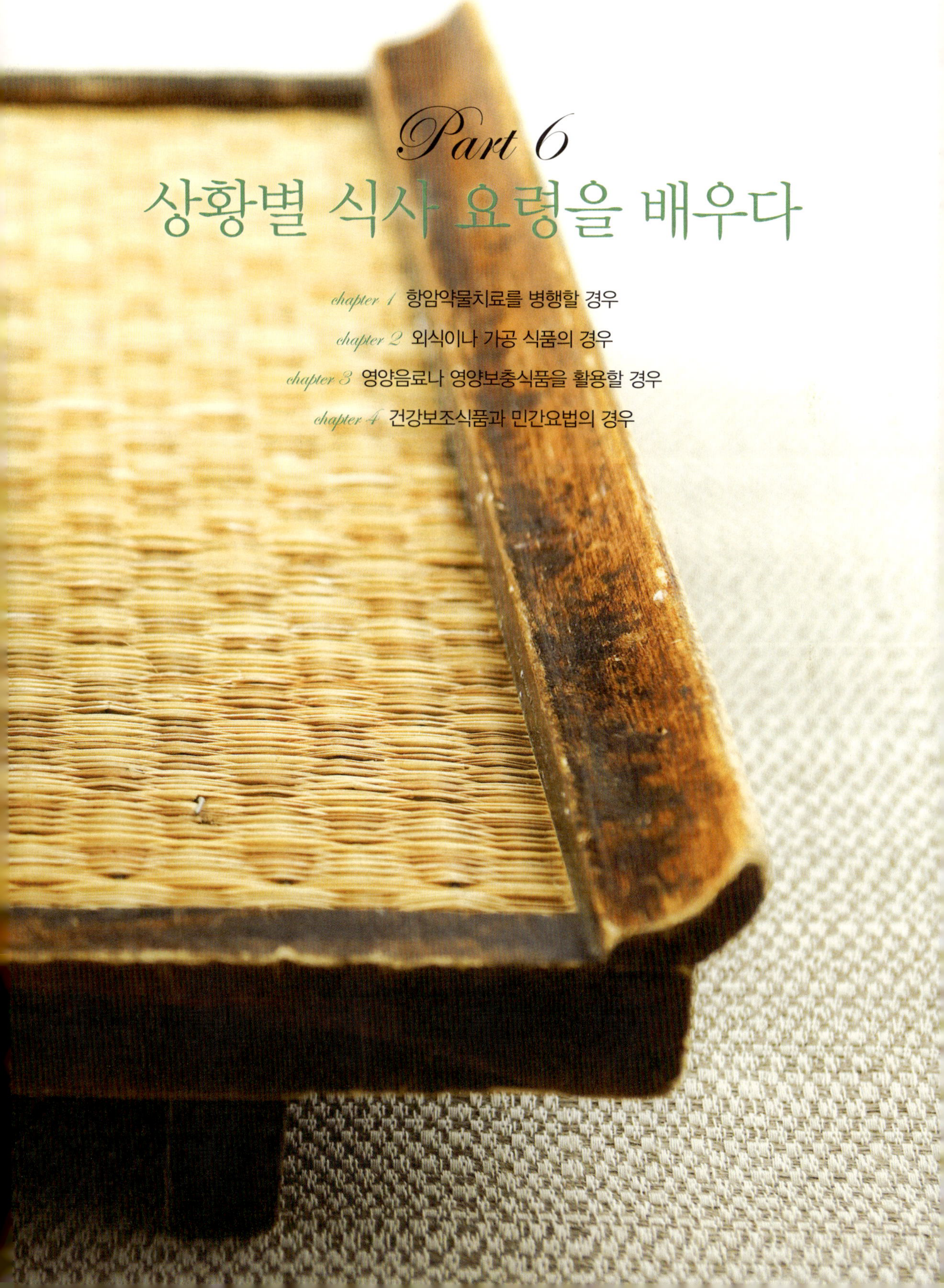

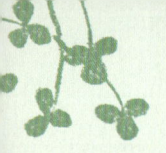

Intro

환자와 가족들은 청천벽력과도 같은 위암 진단을 받은 후 어려운 수술과 회복 과정을 거치면서 여러 가지 상황을 경험하게 됩니다. 평범했던 일상까지도 고민이 되고, 아무리 사소한 일이라도 모든 것이 생소하고 결정하기가 두렵다고 합니다. 설상가상으로 인터넷과 신문, TV 등 각종 매체의 암과 관련한 수많은 정보의 홍수와 유혹 속에서 이성적인 판단을 내리기가 매우 어려워집니다. 주변 상황이 이렇다보니 식사에 관한 고민은 두말할 필요도 없습니다.

따라서 이 장에서는 환자들이 가장 궁금해하는 내용을 중심으로 올바른 식사 요령을 설명하도록 하겠습니다.

chapter 1
항암약물 치료를 병행할 경우

조기 위암인 경우에는 수술로 위암 부위의 완전 절제가 가능하여 대개는 수술 후 항암 치료가 필요 없습니다. 그러나 진행성 위암의 경우 재발을 막기 위해 수술 후 보조 항암약물치료가 필요합니다. 최근에는 주변 장기로의 전이나 원격 전이로 인해 암 조직의 완전 절제술이 불가능한 경우에는 수술 전 항암 치료를 시행하여 암 덩어리의 크기를 줄인 후 수술을 시행하는 항암제 선행요법을 시행하는 경우도 있습니다. 이러한 항암약물치료는 수술 전에 하든 수술 후에 하든, 환자의 음식 섭취와 영양 상태에 많은 영향을 주게 되고, 이로 인해 환자의 고통은 더욱 커질 수 있습니다.

항암제 치료는 약제에 따라 백혈구 감소, 혈소판 감소, 간이나 심장 또는 신기능 장애, 설사, 오심과 구토, 구내염, 탈모 등과 같이 잘 알려진 부작용이 있을 수 있으나, 모든 환자에게 나타나는 현상은 아닙니다. 그러나 최근에는 보다 부작용을 줄인 좋은 약제들이 연구 개발되어 환자의 부담은 줄어들고 예후는 훨씬 좋아지고 있습니다.

다음은 항암 치료 시 나타날 수 있는 부작용에 따른 식사 요령입니다.

식욕 감퇴, 조기 만복감

- 3끼 식사에만 의존하지 말고 배고플 때마다 언제든지 음식을 먹도록 합니다.
- 적은 양을 먹더라도 포기하지 않고 꾸준히 먹는 자세가 필요합니다.
- 식사 전에 수분 섭취를 제한하고, 크래커 등 마른 음식이나 신선한 채소, 과일 등을 먹어 식욕을 증가시키도록 합니다.
- 한 번 먹을 때 열량 밀도를 높게 조리하거나 높은 음식을 선택합니다.

입과 목의 통증

- 죽이나 부드럽게 조리한 음식을 섭취하도록 합니다. 예) 잣죽, 깨죽, 영양죽, 으깬 감자, 스크램블 에그, 커스터드, 연두부 등
- 조리 시 재료를 갈아서 이용하도록 합니다. 예) 햄버거, 고기 완자 등
- 짜고 매운 자극적인 음식과 뜨거운 음식은 섭취하지 않도록 합니다.
- 입안을 식염수로 자주 헹궈줍니다.

입맛의 변화

- 레몬, 식초, 설탕 등을 이용한 새콤달콤한 음식을 차가운 온도에서 먹는 것이 도움이 됩니다.
- 쓴맛에 대한 예민도가 증가하고 단맛에 대한 예민도는 감소하므로 음식에 단맛을 첨가합니다.
- 식사 전 물 1L에 베이킹파우더 1큰술을 타서 입안을 헹궈내는 것도 좋습니다.
- 환자에 따라서 식재료 원래의 향과 맛을 좋아하는 경우도 있으므로 여러 가지 조리법을 시도해봅니다.

구강건조증

- 레몬 조각을 차게 하여 입에 물고 있으면 침 분비를 유도할 수 있습니다.
- 아이스캔디, 밀크셰이크, 레몬에이드 등 찬 음료를 자주 마시도록 합니다.
- 맑은 고기국물 소스들을 섞어 부드럽고 삼키기 쉽게 합니다.
- 찬물을 소량씩 자주 섭취하도록 합니다.

메스꺼움, 구토

- 소량씩 천천히 자주 먹습니다.
- 더운 음식보다 찬 음식이 도움이 됩니다.
- 크래커, 토스트 등 마른 음식이 도움이 됩니다.
- 식사 후 갑자기 움직이지 않습니다.
- 입안을 자주 헹궈 청결하고 상쾌한 상태를 유지하도록 합니다.
- 치료 1~2시간 전에는 음식을 먹지 않는 것이 좋습니다.

- 증세가 가라앉을 때까지 음식을 섭취하지 말고, 증세가 완화되면 유동식에서 점차 정규 식사로 이행합니다.
- 스포츠 음료를 차갑게 섭취하는 것도 도움이 될 수 있습니다.

설사

- 하루에 8잔 이상의 충분한 수분을 섭취하도록 합니다.
- 너무 차거나 뜨거운 음식은 피하고 자극적인 음식 섭취도 주의합니다.
- 커피나 홍차 등 카페인이 들어있는 음료와 탄산음료, 초콜릿 등의 섭취는 피합니다.
- 우유나 유제품 섭취 시 설사가 일어날 경우에는 금하는 것이 좋습니다.
- 설사가 심할 경우에는 수액제를 주사하며, 일단 금식을 하고 맑은 유동식부터 식사를 서서히 진행해야 합니다.
- 설사로 손실된 전해질 보충을 위하여 이온음료나 염분, 칼륨 등이 함유된 식품을 먹도록 합니다.

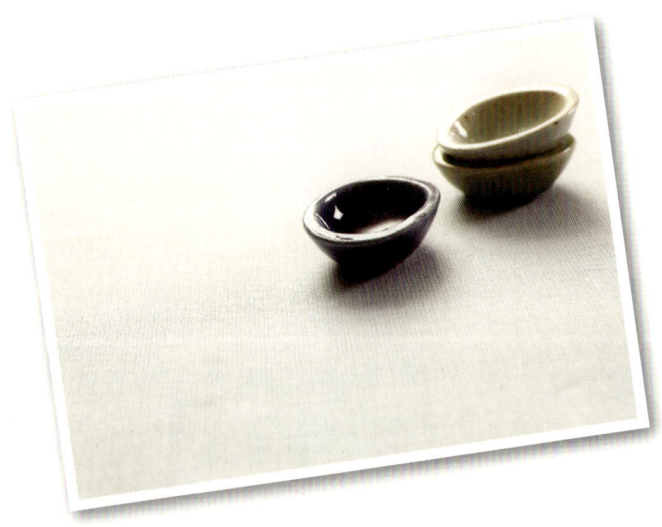

chapter 2
외식이나 가공 식품의 경우

요즘 같이 가족 구성원 모두가 바쁜 핵가족 시대에 환자를 전담하여 돌보는 일이란 참으로 어렵습니다. 특히 환자를 위해 매끼 식사를 준비하는 일은 더욱 신경 쓰이는 일입니다. 이러한 사회 변화를 반영하듯 최근에는 매우 다양한 음식이 개발되어 나오고 있습니다. 이러한 음식을 적절히 이용하는 방법에 대해 설명하도록 하겠습니다.

죽을 먹는 단계에서 단백질 섭취를 위해서는 흰죽보다 영양죽 섭취가 필요합니다. 만약 직접 조리하기 어려운 상황이라면 죽전문점을 이용하는 것도 무방합니다. 단, 음식점에서 파는 죽의 경우 간이 다소 강할 수 있으므로 주문 시 약간 싱겁게 조리해달라고 주문하면 됩니다. 또한 메뉴 선택 시 호박죽이나 잣죽과 같은 한 가지 식품으로 조리한 죽보다는 단백질 식품 등 여러 가지 식품군이 골고루 들어가 있는 죽을 선택하는 것이 좋습니다.

밥을 먹는 단계부터는 외식에서 선택할 수 있는 음식이 증가하게 됩니다. 그러나 외식 메뉴는 지나치게 자극적인 경우가 많으며, 단품 메뉴 선택 시 영양불균형의 문제가 발생할 수 있으므로 단백질 식품과 채소를 함께 먹을 수 있는 메뉴를 선택하는 것이 중요합니다. 단, 생선이나 고기를 날 것으로 먹을 경우 이들 식품에는 균이 많기 때문에 위산분비 감소로 살균능력이 저하되어 있는 시기에는 탈이 나기 쉬우므로 주의해야 합니다.

위절제술 후 회복기에도 외식은 가능합니다. 다만 본인의 소화 정도를 고려하여 먹을 수 있는 메뉴로 적정한 양을 섭취하되, 여러 가지 식품군을 골고루 섭취할 수 있는 것을 고르는 것이 좋습니다. 그리고 자극적인 음식은 피하고 약간 싱겁게 먹는 것이 필요합니다. 그러나 무엇보다도 중요한 것은 위생 문제입니다. 수술 후에는 면역력과 살균능력이 저하되어 있으므로 비위생적인 음식을 먹었을 때 탈이 나기 쉬우므로 음식의 위생 상태를 반드시 고려해야 합니다. 외식 시 회복 정도에 따라 식사량과 섭취 방법은 동일하게 적용하면 됩니다.

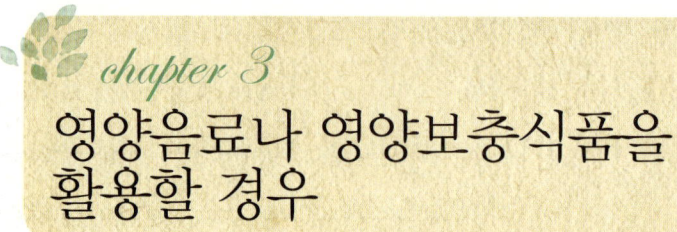

chapter 3
영양음료나 영양보충식품을 활용할 경우

식사량이 제대로 회복되지 않은 경우에는 영양음료나 영양보충식품을 활용합니다. 영양음료는 우리 몸에 필요한 영양소, 즉 탄수화물, 단백질, 지방뿐만 아니라 비타민, 무기질까지 골고루 함유하여 환자의 영양 상태를 유지하거나 영양을 보충하는 데에도 효율적이라고 할 수 있습니다. 특히 위절제술 후 초기 식사 시 1회 섭취량이 부족하여 심각한 체중 감소가 발생하거나 영양 불량이 나타나는 경우 간식으로 영양음료를 섭취하면서 영양 보충을 하는 것도 좋은 방법입니다. 제조사에 따라 다양한 제품이 있으며, 바닐라맛, 딸기맛, 커피맛, 단호박맛 등 맛도 다양하므로 기호에 맞는 제품을 선택하면 됩니다. 단, 소장 기능이 저하되어 있을 때에는 한꺼번에 많은 양을 섭취했다가 설사를 유발할 수 있으므로 처음에는 조금씩 섭취하면서 상태를 살피고, 1회 섭취량을 천천히 늘려나가도록 합니다.

영양음료가 입에 맞지 않는다면 파우더 제품을 활용할 수 있습니다. 파우더 제품은 죽이나 국처럼 국물이 있는 음식이나 음료에 타서 먹을 수 있어 매우 편리합니다. 파우더 형태도 음료와 마찬가지로 모든 영양소가 골고루 들어있는 제품이 있고, 단백질만 보충하기를 원하는 환자를 위해 단백질만 들어있는 제품도 있으니 본인에게 맞는 제품을 선택하여 활용하면 됩니다. 본서에서는 이러한 제품을 활용한 요리도 소개하고 있으니 참고하기 바랍니다.

구분	제품명	제조회사	포장단위	비고
일반용	뉴케어	대상	200cc/캔	커피맛, 딸기맛, 구수한맛, 검은깨맛
	그린비아 마일드케어	정식품	200cc/캔	단호박맛, 검은참깨맛, 메론맛
	메디웰	엠디웰	200cc/캔	
	엔슈어액	애보트	250cc/캔	커피맛, 바닐라맛
	엔슈어 파우더	애보트	400g/통	바닐라맛
	메디푸드 스탠다드	한국메디칼푸드	49g/포	
고단백	뉴케어 하이프로틴	대상	200cc/캔	
	그린비아 하이프로틴	정식품	200cc/캔	
	뉴케어 칼로리 1.5	대상	200cc/캔	
	메디푸드 1.5	한국메디칼푸드	200cc/캔	
	메디웰프로틴 1.5	엠디웰	200cc/캔	
당뇨용	뉴케어 당뇨용	대상	200cc/캔	
	그린비아 디엠	정식품	200cc/캔	
	메디웰 당뇨식	엠디웰	200cc/캔	
	글루서나	애보트	200cc/캔	
열량 강화제	맥시줄	한국메디칼푸드	132g/포	
	폴리코즈	애보트	349g/통	
단백질 보충제	프로맥스	한국메디칼푸드	250g/통	

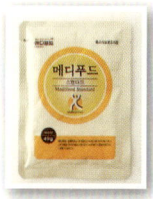
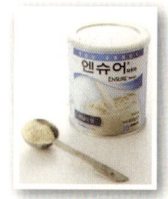
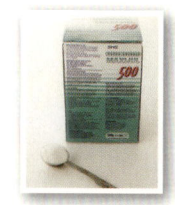
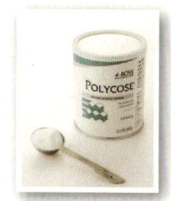
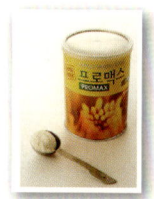

chapter 4
건강보조식품과 민간요법의 경우

우리나라만큼 각종 건강보조식품이 많은 나라도 흔치 않습니다. 특히 암 환자에게 있어 건강보조식품은 각종 건강기능성식품, 보약, 한약, 민간요법, 항암 식품 등이 한데 어우러져 암을 치료하는 명약으로 통하며, 누구나 한 번쯤은 시도한 경험이 있을 것입니다. 정확한 통계는 없지만 우리나라의 암 치료 시장에서 건강보조식품 시장 규모가 연간 약 20조원에 이른다고 합니다. 의료로 사용되는 규모가 5조원 정도임을 감안할 때, 실로 큰 규모의 시장입니다. 실제로 병원에서 위암 환자들에게서 받는 많은 질문들이 이러한 건강보조식품에 대한 내용들입니다. 건강보조식품에 포함되어 있다는 항암 성분은 그 식품의 일부 성분이 항암 효과가 있다는 의미이지 그 식품 자체가 항암 효과를 가지고 있다는 뜻은 아닙니다. 따라서 그 항암 성분이 우리 몸에서 효과를 내기 위해서 얼마큼 먹어야 하는지, 혹은 지속적으로 많이 먹게 되면 다른 부작용은 없는 지에 대해 과학적으로 입증되어 있지 않습니다.

따라서 이러한 건강보조식품 사용을 고려한다면 다음과 같은 사항을 염두에 두십시오. 우선 그 식품이나 치료법의 효과가 암 치료 효과 면에서 좋다는 것인지, 예방 면에서 좋다는 것인지를 구분하기 바랍니다. 즉, 암이 생기지 않도록 하는 예방 효과와 일단 암이 진단된 뒤 암을 없애는 치료 효과 그리고 암으로 인한 여러 증상을 조절하는 효과는 각각 서로 다른 개념입니다. 그냥 암에 좋다고 하는 것은 좀 더 따져 볼 필요가 있습니다. 특히 일부 건강보조식품은 '의사도 포기한 상태에서 이 제품만 꾸준히 복용했더니 기적처럼 완치 판정을 받았다'는 사례를 홍보물에 수록하여 환자들을 유혹하고 있으나, 아직까지는 먹기만 해서 이미 생긴 암을 치유할 수 있는 식품이나 제품은 개발된 바가 없으므로 이러한 상술에 넘어가서는 안됩니다.

대부분의 건강보조식품은 식품에 들어있는 성분 중에서 항암 효과가 있다고 알려져 있는 일부 성분을 추출해서 정제한 형태이거나 그러한 식품을 농축하는 형태를 띠고 있는데, 이와 같은 농축이나 추출과 같은 가공 공정을 거치면서 식품이 본래 가지고 있던 독성이 강해질 수 있습니다. 건강한 상태라면 이 정도의 독성은 간에서 해독하는 데 무리가 없지만 수술 후에는 위나 장뿐만 아니라 간이나 신장 등 체내 장기가 약해져 있을 수 있습니다. 수술 자체가 몸에 큰 스트레스인 이유도 있지만 마취약이나 진통제, 심지어는 영양 공급을 위해 혈액을 통해 맞았던 영양제도 간에 부담이 될 수 있습니다. 즉, 우리 몸에 들어온 모든 약제나 영양소는 간에서 대사되어 필요한 장소로 이동하게 되는데, 수술이나 수술 후 처치는 간의 부담을 증가시키게 되는 것입니다. 따라서 식품에 비해 독성이 강한 건강보조식품을 지속적으로 섭취하면 가뜩이나 힘들어하는 간에게 더 많은 부담을 주게 되고, 이로 인하여 간기능이 저하될 수 있으며, 심하면 간독성이 나타날 수 있습니다.

뿐만 아니라 수술 후 1~2년간은 항암제나 소화제, 빈혈약 등 다양한 약들을 복용하게 되므로 가급적이면 수술 후 적어도 1년 정도는 건강보조식품을 섭취하지 않는 것이 좋으며, 한약도 마찬가지입니다.

그래도 먹어야 할지 말아야 할지 판단이 안 선다면, 아기 이유식으로 먹일 수 있는가를 판단하여 보기 바랍니다. 또한 암이란 무엇을 덜 먹어서라기 보다는 더 먹어서 생긴 병이라고 생각하면 판단이 더 쉬워질 수 있습니다.

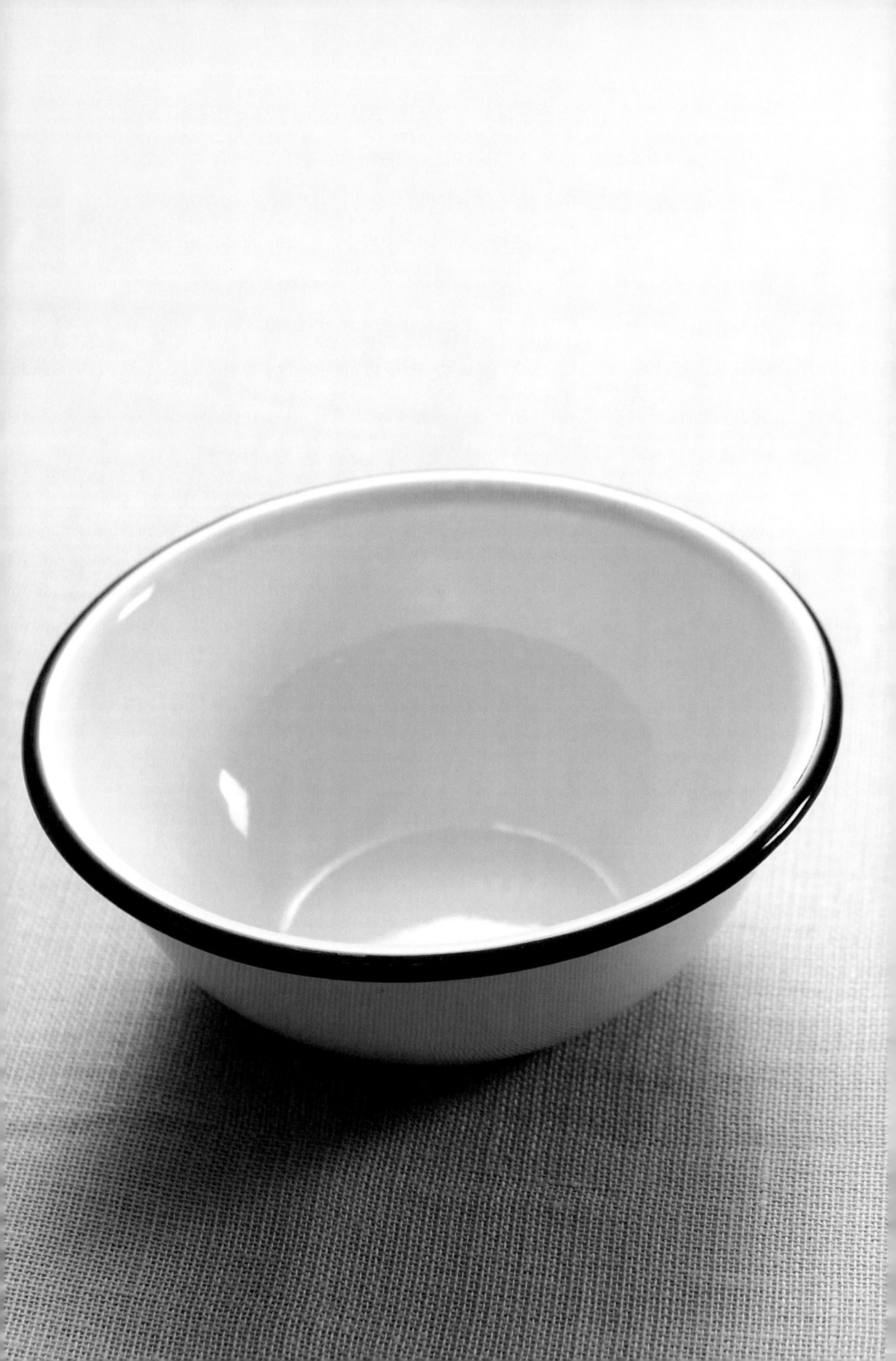

Part 7
위암 재발을 예방하다

chapter 1 표준 체중을 유지하며 건강 균형식을 실천하라

chapter 2 음식의 간은 싱겁게 하라

chapter 3 신선한 채소와 과일을 매일 섭취하라

chapter 4 직화에 검게 탄 육류는 피하라

chapter 5 가급적 소박하게 그리고 자연식으로 식사하라

chapter 6 항암 습관은 플러스시키고 발암 습관은 마이너스시켜라

chapter 7 술담배를 멀리 하라

Intro

위암 수술은 환자의 생활과 생명을 위협할 뿐만 아니라 자긍심과 사회생활에도 큰 충격을 주었을 것입니다. 특히 위암의 경우 수술 후 회복 기간 동안의 달라진 식사 섭취 형태와 가끔씩 시달리는 부작용들로 인해 점점 더 건강에 대한 자신감을 잃기도 합니다. 그러나 이 기간 동안 경험하게 되는 정신적 혼란과 슬픔, 절망, 두려움 등의 감정 변화는 정상적인 반응으로, 체력이 회복되면서 서서히 감소할 것입니다. 물론 환자마다 차이는 있으나, 대개 2~3개월 후부터는 식사량도 회복되고 체력도 좋아지면서 일상생활로의 복귀가 가능해집니다. 그때부터 환자들은 건강한 생활을 위하여 새로운 선택과 실천을 해야 할 것입니다.

암은 치료가 끝났다고 해도 재발 위험이 있으므로 재발을 막는 노력이 필요하며, 그 중에서도 좋은 식습관을 유지하는 것이 매우 중요합니다. 그렇다고 너무 강박적이거나 극단적인 채식주의자가 되는 것도 바람직하지 않습니다. 특히 위절제 후에 장기적인 부작용까지 고려하여, 표준 체중을 유지하면서 건강 균형식으로 돌아가야 합니다. 뿐만 아니라 금연, 절주, 적절한 운동 등을 통한 건전한 생활양식을 재설계하여 습관화하는 것이 최선이자 최상의 방법입니다.

chapter 1
표준 체중을 유지하며 건강 균형식을 실천하라

영양상태의 지표 중 가장 중요한 것이 표준 체중의 유지입니다. 표준 체중 유지는 암뿐만 아니라 당뇨, 고혈압, 심장 질환 등 각종 성인병 예방과도 직결됩니다. 수술 후 많은 환자들이 수술 전 체중의 5~10% 정도 감소된 상태로 고정됩니다. 그러나 체력에 크게 무리가 없고 고령일수록 표준 체중에서 5% 정도 감소된 상태의 유지는 크게 걱정할 필요가 없습니다. 단, 식사량을 증가시키지 못해 체중이 늘지 않거나 식사량은 일정한데 체중이 이유 없이 감소한다면, 의료진이나 병원의 임상영양사에게 상담을 받을 필요가 있습니다.

어느 정도 체중이 늘고 일상생활을 할 수 있으면 활동량에 맞추어 식사량을 조절하는 것이 좋습니다. 흔히 항암 음식을 많이 먹으면 건강에 좋을 거라 생각하지만, 많이 먹는 것과 균형 잡힌 식사는 다릅니다. 한 가지 식품만 먹거나 또는 피하거나, 혹은 유기농 식품만 고집한다고 해서 암이 예방되는 것은 아닙니다. 항암 식품이나 발암 식품이란 것은 없습니다. 단지 항암에 도움이 되는 식습관과 암을 유발하는 식습관이 있을 뿐입니다. 균형 잡힌 영양 섭취를 통해 우리 몸을 건강하게 만들면 그 자체가 바로 항암 효과의 기초가 되는 것입니다. 균형 잡힌 영양 섭취란, 우리의 주식인 밥을 기본으로 매끼마다 동물성 단백질 반찬 1~2종류, 다양한 야채류 2종류, 우유(과체중인 경우에는 저지방 우유)와 과일 1~2조각 정도를 섭취하는 것입니다. 여기에 항암 효과가 있는 야채류를 다양하게 섭취한다면 금상첨화입니다.

chapter 2
음식의 간은 싱겁게 하라

위암은 짠 음식과 관련성이 높습니다. 2007년 세계암연구재단 보고에서 소금 섭취량이 하루 1g 증가할 때마다 위암 위험률이 증가한다는 사실이 보고된 바 있습니다. 최근 한국영양학회와 대한암협회에서는 된장찌개나 된장국도 많이 먹으면 염분 섭취량이 높아져서 오히려 암 예방을 방해할 수 있으므로, 된장의 섭취를 하루에 된장 4큰술 정도(1일/회) 이하로 섭취할 것을 권장하고 있습니다. 또한 짜게 먹는 것은 고혈압, 심장 질환 등의 발생률도 높이므로 되도록 짜게 절인 장아찌나 젓갈, 김치의 반복적인 섭취는 피하고, 그 외에 염분 함량이 높은 대표적인 음식인 칼국수와 멸치볶음, 햄 등의 가공 식품을 주의하십시오.

뿐만 아니라 자극이 없는 부드러운 식사만 하다 보면, 문득 수술 전에 먹었던 매운 맛이 생각나기도 합니다. 물론 어쩌다 한 번 섭취하는 것은 괜찮다 하더라도 매운 맛은 강한 중독성이 있으므로 주의하기 바랍니다. 특히 달콤하면서 매운 음식은 대체로 짜며, 여러 맛이 어우러지면 짠맛에 대한 감각을 약화시키게 됩니다. 따라서 소금을 적게 먹기 위해서는 덜 맵고 덜 달게 요리하는 것이 좋습니다.

chapter 3
신선한 채소와 과일을 매일 섭취하라

1997년 세계암연구재단의 과일과 채소의 항암 효과, 특히 암, 위암, 폐암의 위험을 감소시킨다고 발표한 이래 다양한 연구를 통한 긍정적인 결과가 보고되고 있습니다. 물론 아직까지는 과일과 채소가 위암을 비롯한 다양한 암에 대해 예방 효과가 있다는 연구 결과도 있고, 또 다른 연구에서는 특별한 예방 효과를 발견하지 못해 아직은 근거가 충분하지 못한 면도 있습니다. 그러나 과일과 채소류는 비타민과 무기질 그리고 섬유소의 공급원이라는 사실만으로도 매일 챙겨 먹을 가치는 충분합니다.

2007년 세계암연구재단 2차 보고서에서는 과일과 채소의 섭취량을 하루 400g 이상 권장하기도 했습니다. 우리나라의 하루 평균 채소 섭취량은 368g으로 높아 보이지만 그 중 김치가 전체 채소 섭취량의 35%(141g)를 차지하므로 암 예방에 필요한 채소 섭취량으로는 부족합니다. 따라서 김치를 제외한 채소의 섭취량을 늘리는 것이 바람직합니다. 아무리 훌륭한 비타민이나 무기질 보충제도 건강한 식사를 대신할 수는 없습니다. 또한 일부 연구에서는 보충제 섭취 시 암 예방 효과가 나타나지 않는다는 결과들이 보고되었습니다. 따라서 암 예방을 위해서는 보충제보다 과일 및 채소를 신선한 식품 그 자체로 하루 5회 이상 섭취할 것을 권장합니다. 단, 체중 감소가 목적이라면 과일보다는 열량이 낮은 채소를 충분히 섭취하는 것이 바람직합니다. 빨강, 노랑, 보라, 하양 등 갖가지 색의 채소를 매일 충분히 드십시오.

chapter 4
직화에 검게 탄 육류는 피하라

구운 육류는 위암 발생을 높일 수 있다는 점에서 피할 것을 권합니다. 특히 불꽃에 직접 닿아 탄 육류 섭취는 암의 위험을 높이므로 더욱 조심해야 합니다. 소고기, 돼지고기, 생선 등의 살코기를 높은 온도로 조리하면 항암 물질인 아민이 생성됩니다. 미국암협회 연구에 의하면 일주일에 4회 이상 소고기를 먹는 사람은 그렇지 않은 사람보다 위암 발생율이 2배 높다고 합니다. 육류 조리 시 생성되는 아민은 식품의 형태, 조리 방법, 온도, 시간에 의해 결정됩니다. 아민류는 살코기를 익힐 때 생기지만 우유, 달걀, 두부, 그리고 동물 내장류를 조리할 때는 거의 생성되지 않습니다.

아민류의 생성량은 온도에 따라 달라집니다. 튀김, 삶거나 끓이기, 직화구이 등 고열로 조리하는 경우와 조리 시간이 길수록 생성량이 증가합니다. 붉은 색 육류는 동물성 단백질과 지방 함량이 높은 식품입니다. 그러나 전체적으로 일일 동물성 지방 섭취량은 총 열량 섭취량의 14% 이내로, 붉은 색 육류는 미국암협회 기준인 하루 80g 이하로 제한하는 것이 바람직합니다. 그 외 삼겹살 구이는 1인분인 200g 이상 섭취하지 않도록 하고, 일주일에 1~2회 이하로 섭취를 제한하십시오. 생선도 직화로 가열할 경우 발암 물질이 생성되므로 조리법에 유의해야 합니다. 또한 생선을 염장하는 경우에도 발암 물질이 생성되므로 염장 생선보다는 신선한 생선을 선택합니다.

chapter 5
가급적 소박하게 그리고 자연식으로 식사하라

아무리 항암 식품이라 할지라도 과도한 섭취는 피하는 것이 좋습니다. 또한 표준 체중을 유지하기 위해서는 기름, 소금, 설탕, 버터 등으로 과하게 조리한 음식은 피하고, 소박하고 신선한 음식을 좋아하도록 미각을 훈련하며, 그 양에 적응하도록 하는 것이 중요합니다. 평범하게 먹는다고 해서 반드시 단조로운 식단을 의미하는 것은 아닙니다. 매일 매끼 다양하고 신선한 식재료를 간단한 방법으로 준비하되, 한 종류는 생으로 먹어도 좋습니다. 음식 재료 고유의 맛을 음미하고 가급적 양념을 덜 넣도록 합니다.

건강한 조리 방법으로는 끓이는 것보다는 굽거나 찌는 것이, 튀기는 것보다는 재빨리 데치는 것이 더 좋습니다. 볶을 경우에는 기름을 흥건하게 두르고 튀기듯 조리하지 말고, 물이나 기름을 약간 두르고 센 불에서 살짝 볶는 것이 좋습니다. 소스나 양념은 가열할 때 넣지 말고 음식을 먹을 때 조금씩 찍어 먹는 것이 좋습니다.

성장이 멈추고 활동량이 적은 성인들의 경우는 필요한 열량이 줄어들게 됩니다. 따라서 무엇을 먹느냐 보다 적절한 양으로 골고루 먹는 것이 중요합니다. 소박한 식사 습관은 가족 모두의 건강을 위한 보험이 되며, 최고의 건강 유산이 될 수 있음을 기억하기 바랍니다.

chapter 6
항암 습관은 플러스시키고 발암 습관은 마이너스시켜라

치료가 끝나고 체력이 회복되면서 사회로 복귀하게 되면 수많은 먹거리의 유혹이 많아지게 됩니다. 그러다 보면 긴장이 느슨해지고 어느덧 무절제한 식생활로 돌아가게 됩니다. 삶의 질 차원에서 암 치료 후에 금욕적인 식생활을 권하고 싶지는 않습니다. 그러나 필요 이상 많이 먹을 필요도 없습니다. 자신도 모르는 사이에 발암 식습관이 몸에 배지 않도록 주의할 필요가 있습니다. 즉, 항암 식품으로 알려진 식품들을 자주 섭취하여 플러스시키되, 발암 식품으로 알려진 식품들은 섭취 횟수나 양을 줄여서 총 식사 섭취량에서 마이너스시키는 노력이 필요합니다. 이렇게 하기 위해서는 식품을 선택하거나 음식을 먹을 때 5초만 생각하고 결정하기 바랍니다.

매일 먹는 음식을 기억하기는 어렵습니다. 내가 지금 좋은 식습관을 유지하고 있는지 알기 어려울 때는 매일 먹는 음식을 간단하게 메모해 보십시오. 음식의 이름과 먹은 양을 기록하여 일정 기간마다 내가 어떤 음식을 주로 먹는지, 매일 먹어야 할 음식들은 잘 먹고 있는지, 건강에 도움이 되지 않는 음식을 먹고 있는 건 아닌지를 살펴보는 것이 좋습니다. 이렇게 평소 메모를 통해 본인이 일상에서 섭취하는 음식을 파악하는 습관을 가지면 평생 동안 지속될 건강한 식습관을 자연스럽게 가질 수 있습니다. 그렇다고 지나치게 완벽하려고 하지는 마십시오. 가끔은 실패할 수 있지만 그래도 좌절하지 않고 꾸준히 실천하는 의지가 더 중요합니다.

매일 플러스시킬 식품		가급적 마이너스시킬 식품	
항암 성분	식품	발암 성분	식품
항산화 영양소	각종 채소류나 과일	트랜스지방산	감자튀김, 도넛, 팝콘, 크루아상
필수 지방산	생선류, 식물성 기름	단순당류	사탕류, 단 음료수 등
섬유소	현미, 잡곡류, 야채나 과일	식품첨가물	과자, 육가공품, 인스턴트 식품 등
비타민	각종 채소류, 과일	포화지방산	갈비, 삼겹살, 버터 등
수분	보리차, 순수 물, 옥수수 차	알코올	과음

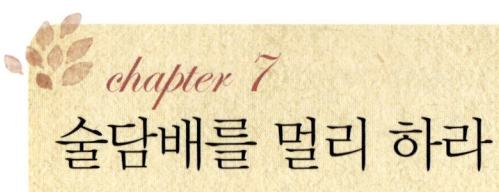

chapter 7
술담배를 멀리 하라

어느 정도 회복이 되면 많은 환자들이 꼭 물어보는 두 가지 질문이 있습니다. 바로 '술'과 '담배'입니다.

담배는 지금까지 밝혀진 가장 확실한 발암 인자입니다. 따라서 당연히 담배는 피우지 않아야 합니다. 담배는 흡연자에게만 영향을 미치는 것이 아니라, 주변의 비흡연자에게도 담배를 피운 것과 같은 나쁜 영향을 줍니다. 따라서 일상생활에서도 담배 연기에 노출되는 것을 삼가는 것이 좋습니다.

그러면 술은 어떨까요? 수술을 받은 위는 대부분 역류성 위염을 동반하고 점막이 무척 약한 상태입니다. 따라서 외부에서 오는 자극에 매우 민감합니다. 뿐만 아니라 알코올의 흡수가 빨라져 취기가 금방 오르고 간에 더 많은 부담을 줄 수 있습니다. 또한 항암 성분인 비타민과 무기질을 소모시켜 간접적으로 체내에 들어온 발암 물질의 작용을 도와주는 역할을 하게 됩니다. 따라서 술 또한 가능한 마시지 않는 것이 좋습니다. 특히 술과 더불어 안주를 먹다 보면 섭취량 조절이 안되어 탈이 나는 경우도 종종 보게 됩니다. 부득이한 경우 소주나 양주 같은 독한 술보다는 맥주나 와인 등 알코올 도수가 낮은 술로 맥주 2~3잔, 와인 1~2잔 정도가 적당합니다. 또한 대화를 안주 삼아 천천히 마시는 습관을 실천하기 바랍니다.

따르릉~   영양상담실입니다

정기 검사를 받도록 하세요

일단 치료가 완료된 후에도 암 환자는 불안감을 떨칠 수 없습니다. 특히 수술 당시 암이 많이 진행된 경우, 재발의 70%가 수술 후 2년을 전후하여 발생합니다. 따라서 이 기간 동안 재발에 대한 관찰이 매우 중요합니다.

암의 조기 진단이 치료와 회복 성과를 높이듯이, 재발 역시 초기에 진단해야 적절히 치료할 수 있습니다. 아울러 위 수술 후 발생할 수 있는 다양한 영양 문제(빈혈, 체중 감소 등)와 대사적 문제(간 기능이나 신장 기능 등)를 관찰하고, 필요한 경우에는 적절한 치료를 받아야 합니다. 정기 검사는 암의 병기와 진행 정도, 수술 범위 등에 따라 대개 6개월에서 1년 단위로 시행합니다. 그러나 보다 집중적인 관찰이 필요한 경우 이보다 더 짧은 주기로 시행할 수도 있으니 주치의와 의논하기 바랍니다. 이러한 정기 검사는 보통 5년까지 시행합니다.

위암의 경우 수술 뒤 5년 동안 재발 없이 지내면 일단 완치 판정을 받습니다. 왜냐하면 위에서 언급했듯이 위암 재발의 70% 이상이 치료 후 2년 안에 생기고, 2~5년 사이에 재발율은 약 25% 정도로 떨어지며, 5년 뒤에는 재발이 거의 드물어 전체 재발율의 5% 정도밖에 되지 않기 때문입니다. 하지만 수술 후 5년이 지나 완치 판정을 받더라도 1~2년마다 정기 검사를 받는 것이 좋습니다. 왜냐하면 이러한 정기 검사로 재발을 감시할 뿐만 아니라, 위 수술 후 시간이 지나면서 발생할 수 있는 영양적 문제 등을 발견하여 적절한 시기에 보충 치료를 할 수 있기 때문입니다.

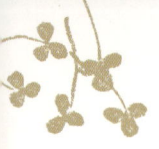

에필로그

세브란스병원의 입원 환자를 대상으로 한 영양 검사 결과, 전체 환자 중 영양 불량 위험도가 높은 환자가 약 12%였으며, 그 중에 71%가 암환자였습니다. 특히 암 중에서도 위암 환자의 영양 불량 위험이 가장 높은 것으로 나타났습니다. 그만큼 위암 환자에게는 균형 잡힌 영양 보충이 매우 중요합니다.

병원에서 위암 수술을 받으면 퇴원 전에 환자분과 보호자를 대상으로 전문영양사가 식사 관리방법에 대한 교육을 실시합니다. 하지만 교육 중에는 이해되던 내용도 막상 퇴원 후 식사를 준비하려면 어떤 식품을 선택해야 하는지, 어떻게 조리해야 하는지, 조미료는 무엇이 가능한지 등 세세한 것 하나하나가 궁금해지게 됩니다. 더구나 위 절제 후의 식사는 동일한 상태를 그대로 유지하는 것이 아니라, 시간이 지나면서 회복 단계별로 변화하는 식사이기에 시기별 주의사항이 달라집니다.

특히 조기 진단을 받아 수술만으로 해결이 되면 다행이지만, 진행성 위암의 경우에는 수술 후에 보조항암치료가 이어집니다. 보통 수술 후 한 달 후에 항암 치료를 준비하게 되는데, 이 시기까지 일상적인 식사 섭취가 가능해지면 항암 치료도 순조롭게 진행될 수 있습니다. 그러나 죽만 소량씩 섭취하고 있는 상태라면, 체력이 미처 회복되지 않은 상태이기에 연이은 항암 치료가 더욱 힘들어지고, 섭취량 부족으로 영양 상태는 더욱 나빠지게 됩니다. 이로 인해 항암 치료가 지연되는 등 치료 일정에도 차질이 생길 수 있습니다.

따라서 이 책에는 위암 수술 환자들이 식사에 대한 두려움을 극복하고 단계별로 적절한 영양을 섭취할 수 있도록 시기별, 증상별로 보다 구체적인 식사 지침을 담았습니다. 또한 이론적인 내용을 바탕으로 가정에서 쉽게 활용할 수 있는 80가지 메뉴를 제시하였습니다. 미음, 죽, 된죽, 밥 등 회복 단계별로 섭취 가능한 음식 및 조리 방법에 대해 실제적인 내용을 수록하였고, 다양한 식재료를 활용해 단조로운 식단에 변화를 줄 수 있는 방법을 제시하였습니다. 특히 일상적인 간식에 영양 보충제를 활용해 영양 밀도를 높일 수 있는 방법도 설명하였습니다.

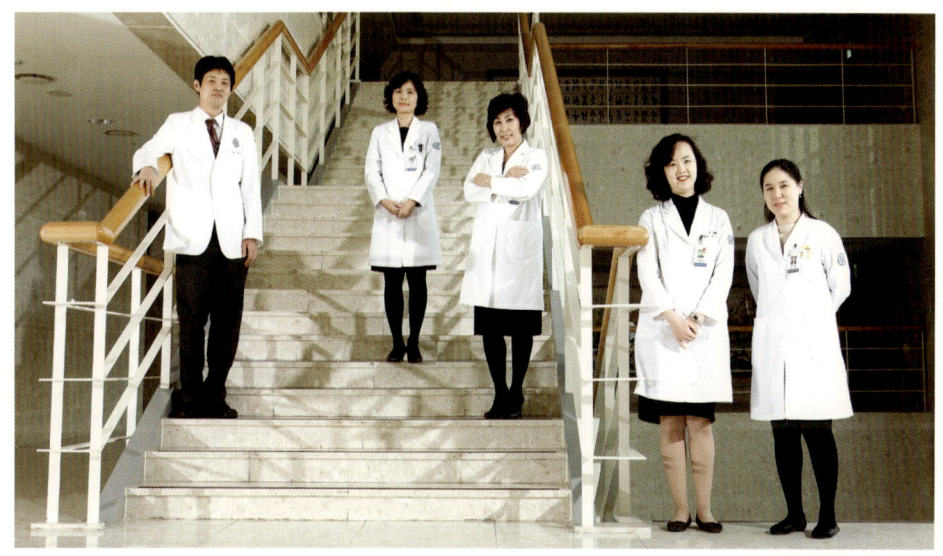

　위암 수술 후의 식사는 위장에 부담이 없는 재료로 소화가 잘되도록 부드럽고 담백하게 조리하는 것이 원칙입니다. 그러나 맛의 조화도 무시할 수 없는 부분이므로 새롭게 개발한 메뉴는 자체 시연회를 거쳐 맛과 영양을 검증하였습니다. 또한 위암클리닉 의료진을 대상으로 별도의 시식회를 통해 메뉴를 소개하고, 여기에서 논의된 내용을 토대로 수정 보완하여 지금의 책이 완성되었습니다.

　이 책에 제시한 대로 하나씩 적응해 나간다면 수술 후의 식사는 두려움의 대상이 아닌 즐거움을 주는 과정으로 다가올 것입니다. 그리고 하루빨리 정상적인 식사로 진행하는 데 큰 도움이 되리라 기대합니다.

연세 세브란스병원 위암클리닉&영양팀

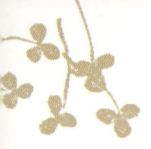

에필로그

'먹기 위해 사느냐, 살기 위해 먹느냐'라는 표현이 있을 정도로 우리 삶에서 '식사'는 매우 중요한 부분을 차지합니다. 사람은 음식을 통해 필요한 에너지를 주기적으로 공급받아야 생명을 이어갈 수 있고, 균형 잡힌 영양 섭취를 해야 육체적 건강을 유지할 수 있습니다. 뿐만 아니라 음식에서 느끼는 맛의 즐거움이나 함께 식사하는 사람들과의 관계 등은 정신 건강에도 큰 영향을 미칩니다.

이렇게 중요한 일이건만, 우리 주변에는 각종 질병 때문에 식사를 제대로 하지 못하는 환자분들이 너무나도 많습니다. 특히 암 환자들이 항암 치료를 받은 후 미각 변화나 음식 냄새에 대한 거부감 등으로 식사를 하지 못해 육체적·정신적으로 매우 고통스러워하는 경우를 자주 볼 수 있습니다. 이런 상황 속에서 암 종류와 그 치료법별로 식생활에서 주의해야 할 사항과 먹어야 할 음식이 달라질 수 있다는 생각을 많이 했습니다. 원론적인 이야기를 하는 건 누구나 할 수 있지만, 정말 실생활에서 실천하며 도움을 받을 수 있는 맞춤형 정보를 제공하는 건 저희와 같은 전문가들이 해야 할 사명이라는 생각이 들었습니다. 그래서 〈위암 수술 후 식사 가이드〉를 출간하게 되었습니다.

심한 궤양이나 위암으로 고통 받는 분들은 대부분 위의 일부 또는 전체를 절제하는 수술을 받게 됩니다. 물론 치료를 받으면서 어느 정도 시간이 지나면 일반적인 식사도 가능하게 되지만 완전히 회복되기 전까지는 여러 가지 주의사항을 잘 지키며 조심스런 식생활을 해야 합니다. 그러나 문제는 환자분들이 퇴원 후 가정에서의 올바른 식생활 방법을 모른다는 것입니다. 현실이 이렇다보니 음식을 먹는 문제 자체가 환자분들에게는 큰 스트레스로 다가오고, 환자 본인은 물론 함께 생활하는 보호자나 가족들까지도 힘든 시간을 보내게 됩니다.

따라서 이 책에는 위 절제 후 식생활에 반드시 필요한 세부 지침들을 담았습니다. 그 동안 반복되었던 단조로운 식생활을 벗어나 부작용은 최소화하면서 맛과 색감을 살리고 영양분까지 골고루 섭취할 수 있는 메뉴를 제공하고자 했습니다. 그리고 그 결과로 80가지 메뉴를 조심스레 내놓게 되었습니다. 또한 퇴원 후 가정에서 얼마든지 활용할 수 있는 실용 정보

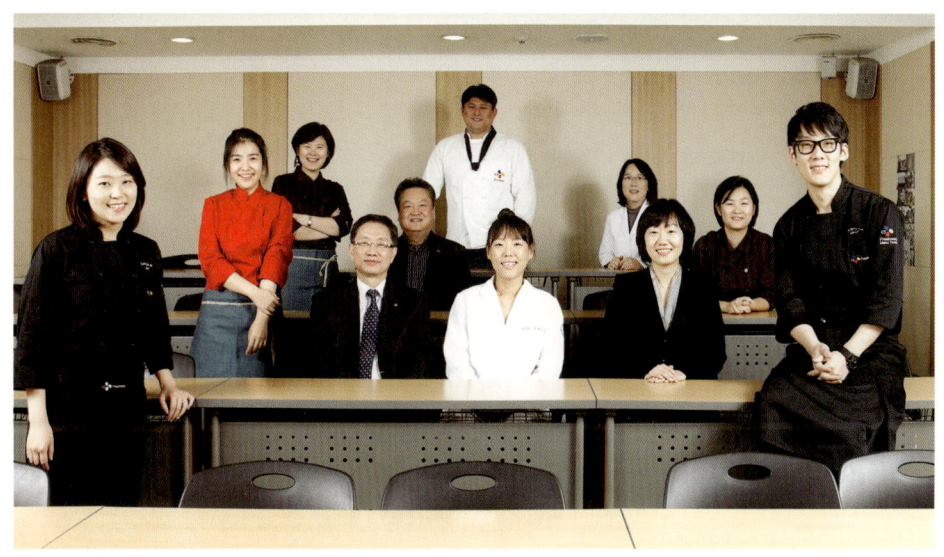

로 채우기 위해 많은 노력을 했습니다.

　부디 이 책이 환자분들의 쾌유에 조금이나마 도움이 되고 보호자분들의 걱정을 덜어줄 수 있는 좋은 동반자가 되었으면 하는 바람입니다. 또한 향후에도 다양한 질병과 그로 인한 식생활 변화로 힘겨워하는 많은 분들을 위해 전문 식단 연구와 개발에 노력을 아끼지 않겠습니다.

CJ프레시웨이

진행 총괄	노성훈(연세 세브란스병원 위암클리닉 팀장)
	박승환(CJ프레시웨이 대표이사)
	김형미(연세 세브란스병원 영양팀 팀장)
진행 지원	황성근(연세 세브란스병원 위암클리닉)
	송기연(연세 세브란스병원 위암클리닉 코디네이터)
	이호선(연세 세브란스병원 영양팀 임상영양파트장)
	송승은(연세 세브란스병원 영양팀 임상영양사)
	정아람(연세 세브란스병원 영양팀 임상영양사)
메뉴 기획	서희정(CJ프레시웨이 메뉴팀)
요리	송윤선, 심상현(CJ프레시웨이 메뉴팀), 이강석(CJ프레시웨이 연세 세브란스점 조리사)
푸드스타일링	김혜경, 임윤수, 김보람(CJ프레시웨이 메뉴팀)
식단 계획	정지현, 이정희(CJ프레시웨이 연세 세브란스점 영양사)
소품 및 식기 협찬	Belle Bonne, Sonia
	더키친_031-909-1118
	비블랭크_02-6407-9075
	우리그릇려_02-549-7573
	웅갤러리_02-546-2710
사진	이과용(leekw28@hanmail.net), 박강현(lipgrop@naver.com)

위암 수술 후 식사 가이드

초판 1쇄 발행 2011년 1월 5일
초판 29쇄 발행 2025년 11월 1일

지은이 연세 세브란스병원 위암클리닉, 연세 세브란스병원 영양팀, CJ프레시웨이
펴낸이 김영조
편집 김윤하, 최희윤 | **디자인** 오주희 | **마케팅** 김민수, 강지현 | **제작** 김경묵 | **경영지원** 정은진
외주디자인 ALL design group
펴낸곳 싸이프레스 | **주소** 서울시 마포구 양화로7길 44, 3층
전화 (02)335-0385 | **팩스** (02)335-0397
이메일 cypressbook1@naver.com | **홈페이지** www.cypressbook.co.kr
블로그 blog.naver.com/cypressbook1 | **포스트** post.naver.com/cypressbook1
인스타그램 싸이프레스 @cypress_book | 싸이클 @cycle_book
출판등록 2009년 11월 3일 제2010-000105호

ISBN 978-89-963757-4-6   13510

- 이 책은 저작권법에 따라 보호를 받는 저작물이므로 무단 전재 및 무단 복제를 금합니다.
- 책값은 뒤표지에 있습니다.
- 파본은 구입하신 곳에서 교환해 드립니다.
- 싸이프레스는 여러분의 소중한 원고를 기다립니다.